结核病学继续医学教育培训系列教材　　许绍发◎丛书主编

结核病护理新进展

首都医科大学附属北京胸科医院
北京市结核病胸部肿瘤研究所　组织编写

王秀华　聂菲菲◎主编

北京科学技术出版社

图书在版编目(CIP)数据

结核病护理新进展/王秀华，聂菲菲主编. — 北京：北京科学技术出版社，2017.1

（结核病学继续医学教育培训系列教材）

ISBN 978-7-5304-8768-6

Ⅰ.①结… Ⅱ.①王… ②聂… Ⅲ.①结核病-护理-继续教育-教材 Ⅳ.①R473.52

中国版本图书馆CIP数据核字（2016）第291882号

结核病护理新进展

主　　编：王秀华　聂菲菲
策划编辑：宋玉涛
责任编辑：周　珊
责任校对：贾　荣
责任印制：李　茗
图文制作：樊润琴
出 版 人：曾庆宇
出版发行：北京科学技术出版社
社　　址：北京西直门南大街16号
邮政编码：100035
电话传真：0086-10-66135495（总编室）
0086-10-66113227（发行部）　0086-10-66161952（发行部传真）
电子信箱：bjkj@bjkjpress.com
网　　址：www.bkydw.cn
经　　销：新华书店
印　　刷：三河市国新印装有限公司
开　　本：720mm × 1000mm　1/16
字　　数：361千字
印　　张：25.75
版　　次：2017年1月第1版
印　　次：2017年1月第1次印刷
ISBN 978-7-5304-8768-6/R·2227

定　价：68.00元

结核病学继续医学教育培训系列教材

丛书编委会

名誉主编 端木宏谨 傅 瑜 马 玙

主　　编 许绍发

副 主 编 张宗德 蔡 超 李 亮

编写秘书 周 爽 黄艳伶

《结核病流行和预防控制》

主 编 刘宇红 李 亮

《结核病诊断新进展》

主 编 陈效友

《结核病治疗新进展》

主 编 唐神结 李 亮

《结核病护理新进展》

主 编 王秀华 聂菲菲

《结核病合并相关疾病》

主 编 初乃惠 高微微

《结核病相关疑难病例》

主 编 高孟秋

编者名单

主　编

王秀华（首都医科大学附属北京胸科医院）

聂菲菲（首都医科大学附属北京胸科医院）

副主编

赵秋月（首都医科大学附属北京胸科医院）

赵　红（北京协和医学院护理学院）

郭爱敏（北京协和医学院护理学院）

孟桂云（新疆维吾尔自治区胸科医院）

编　者（以姓氏笔画为序）

于燕华（首都医科大学附属北京胸科医院）

马　丽（首都医科大学附属北京佑安医院）

王亚红（首都医科大学附属北京胸科医院）

王秀华（首都医科大学附属北京胸科医院）

王秀军（首都医科大学附属北京胸科医院）

朱红英（首都医科大学附属北京胸科医院）

任　珍（首都医科大学附属北京佑安医院）

刘　荣（首都医科大学附属北京胸科医院）

刘素芳（首都医科大学附属北京胸科医院）

李东霞（首都医科大学附属北京胸科医院）

李彦春（新疆维吾尔自治区胸科医院）
杨凤勤（新疆维吾尔自治区胸科医院）
吴　平（首都医科大学附属北京胸科医院）
陈国庆（新疆维吾尔自治区胸科医院）
陈慧敏（新疆维吾尔自治区胸科医院）
孟桂云（新疆维吾尔自治区胸科医院）
赵　红（北京协和医学院护理学院）
赵秋月（首都医科大学附属北京胸科医院）
段振兰（首都医科大学附属北京胸科医院）
聂菲菲（首都医科大学附属北京胸科医院）
原　红（首都医科大学附属北京胸科医院）
高翠红（新疆维吾尔自治区胸科医院）
郭爱敏（北京协和医学院护理学院）
矫晓克（首都医科大学附属北京胸科医院）
商雪辉（首都医科大学附属北京胸科医院）
韩　静（首都医科大学附属北京胸科医院）
曾志耘（新疆维吾尔自治区胸科医院）
雷国华（首都医科大学附属北京胸科医院）

序

人类与结核病的斗争经历了漫长的岁月，结核病至今仍是危害人体健康的主要传染病之一。人体以肺为主的多个组织器官都会感染结核分枝杆菌，结核病的临床诊断费时耗力，现代短程化疗也需历时 6 个月以上，还有复发和耐药之虞。在我国，结核病死亡率居各种传染病之首。

有效控制结核病是我们肩负的重任，面对摆在面前的诸多难题，我们首要的任务是学习、掌握相关的知识和技术，应对结核病危害的挑战。医学知识浩如烟海，在互联网上可以搜索到的结核病相关结果约 2430 万个。“结核病学继续医学教育培训系列教材”为我们解答了结核病相关难题，帮助我们提高结核病临床诊断的能力，从而使结核病患者获得更快、更好的治疗效果。

“结核病学继续医学教育培训系列教材”由首都医科大学附属北京胸科医院组织编写，总主编为首都医科大学附属北京胸科医院院长、北京市结核病胸部肿瘤研究所所长许绍发教授。该丛书的编写和出版将为解决结核病临床诊治面临的难题提供正确的思路和科学的方法。

“结核病学继续医学教育培训系列教材”共分为六册：《结核病流行和预防控制》《结核病诊断新进展》《结核病治疗新进展》《结核病护理新进展》《结核病合并相关疾病》《结核病相关疑难病例》。全套书涵盖内容全面，共 100 余万字。

首都医科大学附属北京胸科医院精心组织100余位来自全国各地各单位的专家，汇集了国内结核病及相关学科的高精尖人才，其中有白发苍苍的老专家，也有风华正茂的学科领军人物，更不乏年轻有为的后起之秀，他们来自结核病及相关学科的知名单位，大多是本学科的骨干，在临床、科研、防治领域辛勤耕耘，具有丰富的经验，取得了明显的成绩，获得了多项成果。专家们积极参与编写，使该丛书得以博采众长。该丛书体现了结核病的多学科特点，结核分枝杆菌多侵入肺部，但人体各组织器官皆可由此发病，不断发展的医学逐步将分子生物学、介入技术和磁共振等现代高科技手段引入结核病的诊断、治疗和预防。该丛书着眼于“三个结合”——理论与实际相结合、普及与提高相结合、临床与科研及防治相结合，对相关新技术在结核病领域的应用做了重点论述，对传统学科和新学科在结核病领域的应用做了全面介绍，并将多种相关疾病以及患者护理、感染控制、健康教育等融为一体。

期盼该丛书成为广大医务人员，尤其是从事结核病医疗、教学、科研和防治工作者的良师益友。让我们展望未来，共同实现控制结核病的远大目标。

端木宏谨

2016年11月

前言

结核病是严重危害人类健康的呼吸道传染性疾病，被称为“白色瘟疫”。我国是世界结核病高负担国家之一，结核病患者数位居全球第三，耐多药结核病患者数位居全球第二，中国结核病的预防控制事业任重而道远。

随着结核病医学学科和护理学科的飞速发展，新的护理理念、技术、方法等层出不穷。为了规范结核病护理行为，提高护理人员的护理能力和感染控制能力，缩小结核病护理水平的区域性差异，传播新的护理理念和技术方法，使护理人员在结核病的预防控制中发挥越来越重要的作用，迫切需要一本专业书来指导临床护理工作。

由此，首都医科大学附属北京胸科医院、北京协和医学院护理学院、新疆维吾尔自治区胸科医院等医疗机构的护理专家共同撰写的《结核病护理新进展》一书应运而生。本书编者秉承确保创新性、科学性、实用性的编写原则，从整体护理的角度阐述结核病患者护理的最新护理进展、健康教育、心理护理和社会支持，为广大结核病护理工作者提供理论指导。

尽管在撰写过程中，我们力图做到完美，但由于新的理念和方法层出不穷，本书的内容定会有不尽如人意的地方，欢迎广大读者提出宝贵意见和建议。

王秀华　聂菲菲

2016 年 11 月

目 录

第一章 绪 论

第一节 结核病的流行现状及疾病特点 …… 1
第二节 结核病护理的新特点 …… 2

第二章 护理程序在结核病患者中的应用

第三章 肺结核患者的护理

第一节 一般肺结核患者的护理 …… 17
第二节 耐药肺结核患者的护理 …… 28
第三节 老年肺结核患者的护理 …… 34
第四节 肺结核合并糖尿病患者的护理 …… 41
第五节 肺结核合并艾滋病患者的护理 …… 49
第六节 重症肺结核患者的护理 …… 57

第四章 常见肺外结核患者的护理

第一节 淋巴结结核患者的护理 …… 73

第二节　骨与关节结核患者的护理 …………………………………79
第三节　结核性脑膜炎患者的护理 ………………………………… 132
第四节　浆膜结核患者的护理 ……………………………………… 139

第五章 常见结核病围术期患者的护理

第一节　肺结核围术期患者的护理 ………………………………… 157
第二节　气管、支气管内膜结核围术期患者的护理 ……………… 179
第三节　胸壁结核围术期患者的护理 ……………………………… 187
第四节　纵隔淋巴结结核围术期患者的护理 ……………………… 194
第五节　颈淋巴结结核围术期患者的护理 ………………………… 199
第六节　难治性肺结核围术期患者的护理 ………………………… 205

第六章 结核病感染与控制措施

第一节　结核病感染危险性评估 …………………………………… 213
第二节　结核病的感染控制 ………………………………………… 220
第三节　结核病感染控制的团队合作 ……………………………… 224

第七章 结核病患者的健康教育

第一节　健康教育概述 ……………………………………………… 237
第二节　健康教育程序 ……………………………………………… 245
第三节　急诊结核病患者的健康教育 ……………………………… 249
第四节　门诊肺结核患者的健康教育 ……………………………… 255
第五节　住院肺结核患者的健康教育 ……………………………… 260
第六节　信息技术在结核病健康教育中的应用 …………………… 268

第八章 结核病患者的心理护理和社会支持

第一节 概述 …… 275

第二节 心理护理程序及方法 …… 278

第三节 结核病患者的心理问题及干预 …… 284

第四节 结核病患者的社会支持 …… 289

第九章 常见结核病诊疗技术的配合与护理

第一节 结核病患者胸部叩击和体位引流排痰技术与护理 …… 297

第二节 结核病患者纤维支气管镜检查技术与护理 …… 299

第三节 超声内镜引导下的经支气管细针穿刺活检技术与护理 …… 302

第四节 浅表结核超声药物导入治疗与护理 …… 304

第五节 静脉输液港技术与护理 …… 307

第六节 超声引导下中心静脉导管置管术技术与护理 …… 312

第七节 结核病患者选择性支气管动脉栓塞术的配合与护理 …… 319

第八节 结核性脑膜炎患者侧脑室引流护理技术 …… 322

第十章 抗结核药物治疗与护理

第一节 概述 …… 325

第二节 抗结核药物分类及特点 …… 331

第三节 抗结核药不良反应及护理对策 …… 346

附 录 结核分枝杆菌消毒技术规程及感染控制

第一节 医疗卫生机构消毒灭菌基本方法 …… 361

第二节 结核分枝杆菌的消毒灭菌方法 …… 365

第三节 标准预防 …… 372
第四节 医院隔离技术规范 …… 376
第五节 飞沫隔离标准操作规程 …… 385
第六节 空气隔离标准操作规程 …… 387
第七节 护理人员手卫生与洗手消毒规程 …… 389
第八节 环境清洁标准操作规程 …… 394

第一章
绪 论

结核病是一种严重威胁人类健康、影响社会经济发展的传染病，具有感染率高、发病率高、病死率高、并发症发生率高、耐药耐多药发生率高的特征。这些特征既增加了结核病传播和感染的风险，又给结核病的治愈造成困难，也对护理工作提出不同程度的挑战，要求护理人员与时俱进，用新的理念和技术为患者提供“全人、全程、全面”的护理服务，以促进患者早日康复。

第一节 结核病的流行现状及疾病特点

结核病是危害人类生命健康的主要传染性疾病之一。近年来，全球大力实施现代结核病控制策略，使得结核病的发病率在2000—2014年持续下降，4300万结核病患者的生命得以挽救。尽管结核病的防治取得了显著成效，但全球结核病疫情依然较为严重。据世界卫生组织（World Health Organization，WHO）最新估计，全球每年约有960万例新病例产生，每年约有150万人死于结核病，结核病已经取代艾滋病成为传染病的头号杀手。全球每年约新发48万例对两种最为有效的抗结核药物（异烟肼和利福平）耐药的耐多药结核病（multiple-drug-resistant tuberculosis，MDR-TB）病例。

我国结核病流行形势十分严峻，在 WHO 最新确定的结核病、耐多药结核病、TB/HIV 双重感染三类高负担国家中，中国均榜上有名。2014 年，我国新发结核病患者约 93 万，占全球患者数的 9.7%，仅次于印度和印度尼西亚，居全球第 3 位；现患结核病患者约 120 万，占全球 9.2%。2014 年，在登记结核病患者中，新发 MDR-TB 病例 5.2 万，占全球 17.3%，每年死于结核病的患者约 3.8 万。

结核病为一种以呼吸道为主要传播途径的慢性传染性疾病，病原菌为结核分枝杆菌。结核分枝杆菌可侵及全身多个脏器，如骨骼、肾脏、肾上腺、淋巴结和脑脊膜等，但以肺部受累形成肺结核最为常见，占 85%。肺结核（pulmonary tuberculosis）是由结核分枝杆菌引起的慢性呼吸道传染性疾病，排菌肺结核患者为结核病的重要传染源。结核分枝杆菌主要通过空气传播，健康人吸入患者咳嗽、打喷嚏、大声说话时喷出的带菌飞沫，或飞沫形成的带菌尘埃，就会引起结核分枝杆菌感染。由于结核病患者的病情和治疗复杂，病程比较长、服药种类多、药物的不良反应大、治疗费用高等，常常导致患者的治疗依从性较差，尤其是耐药结核病患者。另外，患者生理功能减退、心理功能障碍、工作和学习能力下降等，这些都严重影响患者的生存质量。

2015 年的结核病战略的愿景是“一个没有结核病的世界”，即“结核病不再导致死亡、疾病和痛苦”，总体目标是到 2035 年全球终止结核病流行。我国作为结核病高负担国家之一，要实现这一目标任重而道远。

第二节　结核病护理的新特点

结核病的慢性呼吸道传染的特点要求护理工作要做到以病患为中心，随着新治疗手段、新技术的不断推广而不断发展，开展多种方式的健康教育提高患者的治疗依从性，加强患者的心理和社会支持，提高患者的生存质量，同时做好结核病的感染控制，以减少疾病的传播。

一、开展新技术以提高护理水平

结核病护理随着临床的需求和护理学科的发展也在不断推进，新治疗手段、新理念、新技术、新管理模式层出不穷，护理人员应紧跟时代的脚步，更好地服务于患者。例如，新药的使用要求我们做好疗效的观察和副作用的护理，特殊人群如结核病合并其他疾病、老年肺结核、重症肺结核患者的护理；外科电视胸腔镜技术的迅速推广要求护理人员做好围术期的护理。又如，静脉输液中的经外周静脉置入中心静脉导管（PICC）技术和超声引导下的PICC技术已经应用于结核病患者，为长期静脉输液的患者带来了福音，从而减少了静脉损伤，提高了患者在输液治疗期间的生存质量。再如，护理不良事件管理，进行根因分析和针对原因进行整改都取得了很好的效果。

二、开展个体化健康教育，提高治疗依从性

结核病治愈的关键是全程遵医嘱服药，严格遵守“早期、联合、适量、规律、全程”的方针。由于结核病病程长，耐药结核病和并发症高发，提高服药依从性显得尤为重要。

抗结核治疗时间较长，患者每天服用药物的种类和数量较多，且药物的不良反应大，治疗费用高，这些都影响了患者的治疗依从性。部分患者服药依从性差是导致耐药和复发、难治的原因，因此，加强患者及其家属的健康教育势在必行。首都医科大学附属北京胸科医院设立专职的健康教育护理岗位，这些护理人员专门负责患者的健康教育，充分发挥有经验护理人员的专业能力，为患者答疑解惑，同时督导患者服药。健康教育可以让患者知道抗结核药物的使用原则，明白不遵医嘱服药的后果。对经短期治疗后症状减轻或消失的患者加强教育和管理，使患

者明确症状改善不是治愈的客观标准，引起患者的高度重视，提高患者的治疗依从性，从而提高结核病的治愈率。信息技术应用于结核病健康教育领域，如结核科普 App、医患微信群、QQ 群等为健康教育领域的广泛应用开辟了新的道路。

三、开展优质护理服务，提高患者满意度

结核病护理的从业人员以整体护理为指导思想，以护理程序为工作框架，更新服务理念，开展优质护理服务，自 2010 年启动“优质护理服务示范工程”以来，北京胸科医院分期分批开展优质护理服务，以实现患者满意、政府满意、社会满意为目标，夯实基础护理，变革护理分工方式、排班模式、绩效管理、岗位管理等。优质护理服务的开展，为患者提供了优质、安全、专业、人性化的护理服务，使患者的满意度不断提高。北京胸科医院通过加强各类结核病观察与护理、耐药结核病的护理、结核病并发症的观察与护理、重症结核病的抢救和监护等，尤其是加强结核病患者的心理护理和社会支持，不断提高患者的治愈率和生存质量。随着结核病医疗学科的不断发展，结核病护理学科也迅速发展，从转变护理理念着手，以整体护理思想为指导，运用护理程序的科学工作方法，不断探索，开拓创新，为患者提供全方位的护理服务，促进患者的康复。

四、加强结核病的感染控制，减少疾病传播

作为呼吸道传染性疾病，结核病的传播风险极大，因此，要求做好结核病的感染控制工作，防止或减少疾病的传播。为了有效地控制结核病的传播，需要通过管理控制、环境控制、个人呼吸防护这 3 个层次的管理来实现结核病的感染控制。管理控制是采取管理措施来减少暴露于带结核分枝杆菌环境的风险，如要求肺结核患者佩戴口罩。环境控制是采取工程系统来预防结核分枝杆菌的蔓延，减少空气中结核分枝杆菌飞沫的浓度，如开窗通风和采用紫外线灯。个人呼吸防护是通过个人防护进一步减少暴露于带结核分枝杆菌环境的风险，如护理人员佩

戴医用防护口罩。结核病的感染控制对于预防结核病的传播来说是一个重要的策略，所有医疗机构和人群聚集的地方都应该实施结核病感染控制措施。护理人员的结核分枝杆菌感染率和结核病患病率明显高于一般人群，研究结果显示，护理人员结核分枝杆菌感染的危险度是普通人群的 8.29 倍。临床工作中护理人员与患者接触频繁，接触时间最长、距离最近，感染结核病的风险较大，因此，关注护理人员的健康，避免护理人员被感染，这也是我们面临的重要课题。

（王秀华）

参考文献

[1] 马屿，朱莉贞，潘毓萱．结核病．北京：人民卫生出版社，2006.

[2] 綦迎成，孟桂云．结核病感染控制与护理．北京：人民军医出版社，2012.

[3] 李静玫，卢巍，王东亮，等．医院健康工作人员结核菌素测试结果分析．沈阳部队医药，2006，19（2）：114-115.

[4] Would Health Organization. Global Tuberculosis Report 2015.Geneva：World Health Organization，2015.

第二章 护理程序在结核病患者中的应用

护理人员在结核病防控中承担着大量的工作，主要职责有促进健康、预防疾病、恢复健康并减轻痛苦。首先，护理人员要激发人们的健康意识和需求，帮助人们免于结核病的侵袭；其次，通过发现和治疗活动性病例来减少结核病在社区的传播，预防疾病的发生；最后，确保患者接受规范的治疗以恢复健康，并依据患者的个人需求实施护理操作，使其减轻疾病的痛苦。护理程序（nursing process）是护理人员在为个人、家庭或社区提供护理照顾时所使用的工作程序，是一种系统的思考和解决问题的方法，也是护理活动的重要部分，体现了整体护理的思想，也是落实以患者为中心的护理的有效方法。

护理程序由 5 个步骤组成，即评估、诊断、计划、实施和评价。这 5 个步骤是相互连续、相互关联的，每一个步骤都不是独立存在的。评估是护理程序的第一步，在评估的基础上，经过分析，提出患者存在或可能存在的问题，进而制订护理计划、实施护理措施，最后对措施的执行效果进行评价，根据评价的结果对护理计划进行修改。

一、护理评估

评估（assessment）是有组织地、系统地收集资料，并对资料的价值进行分析判断的过程。评估时收集到的资料是否全面、正确将直接影响护理诊断和护理计划的准确性，因此，评估是护理程序的基础。评估在护理人员与患者第一次见面时即开始，直到护理照顾结束时才停止。良好的护患关系是在对患者的表现及结核病相关风险因素进行合理评估的过程中建立的。评估过程包括通过收集医疗档案中的数据以及与患者的交流，评价与结核相关的患者的身体、心理和社会状况。护理人员必须倾听患者的陈述，了解什么是患者最需要的、什么是患者正在努力完成的，患者要得到什么，以及结核病诊断对患者有着怎样的影响。

（一）健康史评估

患者出现如下情况时，应警惕结核病的存在。

（1）近期有结核病接触史，尤其是与排菌肺结核患者密切接触者。

（2）近期反复感冒迁延不愈者，或咳嗽、咳痰 2 周以上和（或）痰中带血者。

（3）有肺外结核病、糖尿病、硅沉着病、麻疹、胃大部切除、感染艾滋病等病史。

（4）近期内长期使用肾上腺皮质激素或免疫抑制剂等药物。

（5）近期内生活不规律、过度劳累、营养不良、妊娠、分娩等。

（二）身体状况评估

肺结核的临床表现可多种多样，轻重不等，20%的患者可无症状或症状轻微而被忽视，其影响因素包括患者的年龄、免疫状况、营养状况、并存疾病、有无接种过卡介苗、入侵结核分枝杆菌的毒力和菌量、病变的部位及严重程度等。

1. 呼吸系统症状　慢性咳嗽是结核病的常见症状，其他症状包括咳痰、咯血、胸痛、呼吸困难等。

2. 全身症状　典型肺结核的全身毒性症状为午后低热、乏力、食欲减退、体重减轻、盗汗等。有些女性患者还会伴有月经失调、易激怒、心悸、面颊潮红等表现。

（三）辅助检查评估

1. 痰结核分枝杆菌检查　痰结核分枝杆菌检查是确诊肺结核的特异性方法。痰菌阳性提示很可能具有传染性，检查方法可分为涂片法和培养法。培养法更敏感，培养阳性者还能做药物敏感性试验和菌型鉴定，可为治疗提供参考。采集痰标本时，对于无痰或不会咳痰的儿童，可于清晨抽取胃液检查结核分枝杆菌（吞咽至胃中）；对于成人，可应用雾化诱导痰液产生、纤维支气管镜或经气管穿刺吸引法采样。

2. 影像学检查　胸部 X 线检查、CT 检查是诊断肺结核的必要手段，对于了解病变部位、范围、性质、发展情况，选择治疗方案和评价治疗效果具有重要的参考意义。

3. 结核菌素试验（结素试验）　结核菌素是在液体培养基中提炼出来的结核分枝杆菌的代谢产物。结核分枝杆菌的纯蛋白衍化物（PPD）为纯结核菌素，在国际上广泛应用 0.1ml 为 5IU。

结核菌素试验常用皮内注射法，以 0.1ml 结核菌素稀释液在左前臂内侧皮内注射，使局部形成皮丘，72 小时后观察和记录局部硬结直径大小，小于 4mm 为阴性，5~9mm 为弱阳性，10~19mm 为阳性，不小于 20mm 或虽小于 20mm 但局部出现水疱和淋巴管炎为强阳性反应。阳性反应仅表示结核分枝杆菌感染，并不一定患病。成人结核菌素反应并无诊断意义，而 3 岁以下婴幼儿结核菌素试验阳性，即使无症状，也应视为活动性结核病，应给予治疗。

对于结核菌素试验的阴性反应结果应予以分析，因为除无结核分枝杆菌感染反应为阴性外，还有一些情况也会出现阴性反应，如应用免疫抑制剂、糖皮质激素或患麻疹、百日咳者，结核分枝杆菌感染后变态反应充分建立之前时，淋巴细胞免疫系统缺陷者和老年人等。

4. 纤维支气管镜检查　经纤维支气管镜对支气管或肺内病灶活检，不仅可提供病理学诊断，而且可以同时收集分泌物或冲洗液标本进行病原学诊断，可以提高诊断的灵敏度和特异性，对诊断困难病例具有重要价值。

（四）心理社会评估

1. 结核病耻感　新诊断的结核患者可能会感到紧张。对结核病患者的歧视和排斥是一种由来已久的社会现象，患者易产生病耻感，感觉自卑、孤独无助，从而回避社会，甚至产生悲观厌世情绪。患者常常不愿意与护理人员合作，但内心又强烈渴望与人进行交流，希望得到别人的支持与理解。

2. 治疗依从性　治疗依从性是个体遵从卫生保健建议行为的程度，如服药、规律饮食和（或）改变生活方式。治疗依从性是结核病取得良好疗效的一个主要因素，可潜在地减少发展成耐多药结核的可能性。影响依从性的因素是复杂的，包括社会经济因素、治疗社区的相关问题、治疗的改变及不良反应、疾病变数等。护理人员必须了解依从性的阻碍因素，并减少或消除这些障碍。

3. 评估患者的疾病知识和对疾病的理解　每位患者的疾病知识和对疾病的理解会有不同，了解患者知道哪些疾病知识，可帮助其纠正错误，为其提供所需要的信息，提高治疗依从性。

4. 社会支持与资源评估　包括患者的经济状况、治疗负担、家庭支持及社会支持系统。

二、常见护理诊断问题

根据收集到的资料确定护理诊断问题是护理程序的第二步。目前我国普遍使用的护理诊断以北美护理诊断协会（North American Nursing Diagnosis Association，NANDA）认可的护理诊断为蓝本。NANDA 对护理诊断（nursing diagnosis）的定义是关于个人、家庭、社区对现存或潜在的健康问题或生命过程的反应的一种临床判断，是护理人员为达到预期结果选择护理措施的基础，这些预期结果应由护理人员负责。

结核病相关的主要护理诊断问题有以下几点。

1. 知识缺乏　缺乏结核病防治的相关知识。

2. 有窒息的危险　与大咯血有关。

3. 营养失调（低于机体需要量）　与结核病消耗增加、摄入不足有关。

4. 焦虑 与疾病病程长、耐药有关。

5. 恐惧 与咯血或疾病恶化有关。

6. 疲乏 与疾病消耗、营养失调有关。

7. 家庭执行治疗方案无效 与长期化疗及药物的副作用有关。

8. 娱乐活动缺乏 与病程长、疾病有传染性有关。

三、护理计划与实施

在开始治疗时，确定治疗目标和预期治疗结果会减少混乱和误解。通过团队计划，护理人员和患者可以对于具体和可得结果的短期、中期和（或）长期目标达成一致。在实施计划过程中，护理人员需要掌握沟通、咨询、教育及组织协调技巧。

（一）药物治疗与护理

化疗原则为早期、联合、适量、规律、全程用药，目的是使疾病及时得到控制，减轻症状，使患者尽早康复，避免或减少结核分枝杆菌对外界的传播，保护易感人群。化疗药物的主要作用有杀菌、抑菌和灭菌。治疗结核通常要同时应用至少 2 种杀菌药物，以提高疗效，通过交叉杀菌作用减少或防止耐药菌形成。异烟肼、利福平、吡嗪酰胺、乙胺丁醇等是首选的几种药物。在护理人员直接督导下短程化疗（directly observed therapy short course，DOTS），确保肺结核患者在全疗程中规律、联合、足量和不间断地实施规范化疗，减少耐药性的产生，最终获得治愈。即使患者不住院治疗，同样可以收到良好效果。

1. 化疗方法与方案 由于患者对抗结核药物耐受性不一样、肝肾功能状况不同（尤其是老年患者），同时考虑耐多药结核病（MDR-TB）患者，制定化疗方案时要注意个体化，以确保化疗顺利完成，同时提高耐药结核痰菌阴转率。

（1）初治。肺结核的治疗有下列情况之一者。初治方案为强化期 2 个月 / 巩固期 4 个月。①尚未开始抗结核治疗的患者。②正进行标准化疗方案用药而未满疗程的患者。③不规则化疗未满 1 个月的患者。

常用方案：药名前数字表示用药月数，药名右下方数字表示每周用药次数，2个月的异烟肼、利福平、吡嗪酰胺/继续期4个月的异烟肼、利福平（2HRZ/4HR）；2个月的异烟肼、利福平、吡嗪酰胺/继续期4个月每周3次的异烟肼、利福平（$2HRZ/4H_3R_3$）；2个月的异烟肼、利福平、吡嗪酰胺、链霉素（乙胺丁醇）/继续期4个月的异烟肼、利福平、乙胺丁醇［2HRZS（E）/4HRE］。

（2）复治。肺结核的治疗有下列情况之一者需要复治。①初治失败的患者。②规律用药满疗程后痰菌又复阳的患者。③不规律化疗超过1个月的患者。④慢性排菌患者。

复治方案：复治患者的治疗要尽量个体化，根据药物敏感性试验结果制定治疗方案，疗程一般为8~12个月。

常用方案：2个月异烟肼、利福平、吡嗪酰胺、乙胺丁醇、链霉素/继续期6个月异烟肼、利福平、乙胺丁醇（2HRZES/6HRE），2个月异烟肼、利福平、吡嗪酰胺、乙胺丁醇、链霉素/继续期6个月每周3次的异烟肼、利福平、乙胺丁醇（$2HRZES/6H_3R_3E_3$），2个月每周3次的异烟肼、利福平、吡嗪酰胺、乙胺丁醇、链霉素/继续期6个月每周3次的异烟肼、利福平、乙胺丁醇（$2H_3R_3Z_3E_3S_3/6H_3R_3E_3$）。

（3）MDR-TB的治疗。对至少包括异烟肼（INH）和利福平（RFP）两种或两种以上药物产生耐药的结核病为MDR-TB，所以MDR-TB必须有痰结核分枝杆菌药物敏感性试验结果才能确诊。

MDR-TB化疗方案：主张采用每日用药，而非间歇用药。WHO推荐一线和二线抗结核药物可以混合用于治疗MDR-TB。一线药物中除异烟肼（INH）和利福平（RFP）已耐药外，仍可根据敏感情况选用吡嗪酰胺（PZA）、乙胺丁醇（EMB）。二线抗结核药物是耐多药肺结核治疗的主要药物，包括卡那霉素、阿米卡星、卷曲霉素、氧氟沙星、左氧氟沙星、莫西沙星、对氨基水杨酸钠、丙硫异烟胺、环丝氨酸等。对其他抗结核药均已耐药，有手术适应证者可进行手术治疗。

2. 化疗药物的不良反应及护理（表 2-1）

表 2–1　常用抗结核药物成人剂量、抑菌作用机制、主要不良反应和护理

药名	每日剂量 /g	间歇疗法一日量 /g	抑菌作用机制	主要不良反应	护理措施和（或）注意事项
异烟肼（INH，H）	0.3	0.6~0.8	抑制 DNA 合成	周围神经炎，偶有肝损害	观察药物作用，注意肝损害和神经毒性症状。指导患者遵医嘱服用维生素 B_6、戒酒、空腹服药，避免与抗酸药物同时服用
利福平（RFP，R）	0.45~0.6	0.6~0.9	抑制 mRNA 合成	肝损害、发热、寒战、胃肠不适、周围神经病、过敏反应	告知患者大小便、眼泪等会呈橘红色，使隐形眼镜永久褪色；监测肝脏毒性及过敏反应。妊娠 3 个月内忌用。早晨空腹或早饭前半小时服药
吡嗪酰胺（PZA，Z）	1.5~2.0	2.0~3.0	吡嗪酸抑菌	胃肠不适、肝损害、关节痛、高尿酸血症	指导患者进食的同时服药、警惕肝脏毒性反应，监测血清尿酸，注意关节疼痛、皮疹等反应
链霉素（SM，S）	0.75~1.0	0.75~1.0	抑制蛋白合成	听力障碍、眩晕、肾功能损害	每 1~2 个月测试听力。老年人、有肾脏疾患的患者慎用。监测尿量、体重和肾功能。有变化及时通知医师。液体摄入量维持在每日 2~3L，减少药物在肾小管的聚集
乙胺丁醇（EMB，E）	0.75~1.0	1.5~2.0	抑制 RNA 合成	视神经炎	服药前测视力和颜色分辨率，特别是对绿色的分辨率，每 1~2 个月复查 1 次

（二）营养支持

结核病患者身体处于慢性消耗状态，营养状况极差，需要合理地补充营养来增强机体的抵抗力，促进疾病的痊愈。

1. 进食高热量、高蛋白质、富含维生素的食物　结核病患者由于长期发热、盗汗等，增加了能量的消耗，对能量的需要较常人高，因此，患者应高热量饮食，每日摄入总热量在 8368~12552kJ。结核分枝杆菌长期感染造成组织破坏、蛋白丢失，患者多消瘦体弱，需要进食高蛋白食物，以 15~20g/（kg · d）为宜，其中优质蛋白最好达到 1/2。可以选择瘦肉、家禽、鱼类、蛋类、豆类、乳类及其制品。其中首选的是牛乳，因其含有丰富而全面的营养，不仅含有 8 种人体必需氨基酸，还含有多种维生素及较多钙、磷、铁等矿物质。不宜食用过多脂肪，因为过多的脂肪会增加消化系统尤其是肝脏的负担。

2. 调理饮食，增进患者食欲　有些患者服用抗结核药物后，常会感到胃中不适、反酸、恶心、食欲减退，造成营养摄入更加不足。可嘱患者饭后再服用对胃肠道有刺激的药物。营养师或家人应尽量提供色香味美、细软易消化的食物，以增加患者食欲。患者进食时还应做到心情愉快、细嚼慢咽、少食多餐，以减轻胃肠负担。

（三）健康教育

1. 指导患者正确服用抗结核药，提高治疗依从性　依从性是个体遵从卫生保健建议行为的程度，如服药、规律饮食和（或）改变生活方式。影响依从性的原因是复杂的，如经济因素、药物不良反应、疾病的变化、社会因素等。了解患者的情况是提高患者治疗依从性的关键。

告知患者抗结核药物的使用原则。患者每天服用药物的数量较多，往往会产生恐惧心理。因结核病疗程较长，尤其是复治患者，容易产生悲观心理。告诉患者规范的治疗能使多数患者治愈，同时列举成功的例子以鼓励患者，增强患者的信心。向患者讲明不遵医嘱服药会导致复发难治的严重后果，尤其应对经短期治疗后症状减轻或消失的患者加强教育和管理，向患者说明症状改善不是治愈的客观指标。有的患者虽然知道遵照医嘱服药的重要性，却不能主动服药，对这类患者，护理人员要起到督导作用，确保患者规律服药。

有些患者在出现药物不良反应后不愿继续服药，例如，服用利福平后会出现食欲缺乏、恶心等消化道症状，可遵医嘱调整药物剂量和服药时间，同时应为患者制定合理的膳食，以保证患者能够配合药物治疗。

最好的依从性指标包括：痰涂片从阳性转为阴性；症状发生改善；临床的改善。

2. 宣传消毒隔离知识，预防疾病传播

（1）嘱患者不要随地吐痰，有痰吐在卫生纸里后放入收集袋，然后统一焚烧或深埋。

（2）告诉患者不要对着别人咳嗽、打喷嚏，咳嗽、打喷嚏时用手帕遮住口鼻，以减少结核分枝杆菌的传播。

（3）房间每日开窗通风半小时，并用含氯消毒剂进行空气消毒，可以减少和杀灭房间空气中的病原微生物。

（4）单独使用餐具并定期煮沸消毒，患者使用过的物品可在阳光下暴晒 2 小时以上。

（5）外出到公共场所应戴口罩。

四、护理评价

评价是将患者的健康状况与护理计划中的预定目标进行比较并做出判断的过程。通过评价，护理人员可以总结护理过程中的收获和存在的问题，同时对患者进行新的评估。在长期的结核病（尤其是耐多药结核）治疗期间，许多因素会改变，因此，护理人员必须在患者同意下定期地评价患者病情的进展。患者的临床情况、个人的境况、心情、态度等的任何改变都应该被关注，并记录患者资料。

评价时应注意患者能否做到以下几点：①按照化疗原则遵医嘱服药。②科学膳食、规律生活。③病灶消退，痰培养转阴性，无并发症发生。④停止治疗前能恢复正常的活动。⑤有良好的心理状态，正确面对疾病。⑥正确采取预防传播的方法。

（郭爱敏）

参考文献

[1] 国际护士会 . 结核病指南 .2008.
[2] 郭爱敏，周兰姝 . 成人护理学 .2 版 . 北京：人民卫生出版社，2012.

第三章
肺结核患者的护理

第一节　一般肺结核患者的护理

一、概述

结核病被列为我国重大传染病之一，是严重危害人民群众健康的呼吸道传染病。根据 WHO 的统计，我国是全球 22 个结核病流行严重的国家之一，同时也是全球 27 个耐多药结核病流行严重的国家之一。2016 年全球结核病报告显示，据 WHO 估算，我国 2015 年新发肺结核病 91.8 万例，仅次于印度（284 万例）和印度尼西亚（102 万例），位居全球第三位。结核病是一种慢性传染病，其发病规律和流行特点决定了在今后相当长的时期内其危害将持续存在。当前，我国结核病疫情形势依然严峻，防治工作仍面临诸多挑战。耐多药结核病的危害日益凸显，结核病 / 艾滋病病毒双重感染的防治工作亟待拓展，流动人口结核病患者治疗管理难度加大，现行防治服务体系和防治能力还不能完全满足新形势下防治工作的需求。我国结核病防治工作仍然任重而道远，需要长期不懈的努力。

肺结核是由结核分枝杆菌引起的慢性传染性疾病，结核分枝杆菌主要通过呼吸道传播，排菌肺结核患者为其重要的传染源。结核分枝杆菌属分枝杆菌属，对人类致病的主要是人型结核分枝杆菌，其次为牛型结核分枝杆菌，具有抗酸染色的特性，对外界环境抵抗力较强，在阴暗潮湿处可生存5个月以上。结核分枝杆菌可侵及全身各个脏器，但以肺部最多见。健康人吸入带菌的飞沫后，结核分枝杆菌附着于肺泡上皮引起肺部感染。结核分枝杆菌的致病性、病变范围及发病时间取决于人体的免疫状态、机体的过敏反应和感染的菌量、毒力。

二、护理评估

（一）健康史评估

（1）评估患者是否为流动人口，居住或者工作环境是否拥挤。

（2）评估患者有无与结核病患者密切接触史。

（3）评估患者是否长期应用激素或者免疫抑制剂。

（4）评估患者是否有糖尿病、硅沉着病、肾功能不全、艾滋病、肿瘤、红斑狼疮、肝移植等病史。

（5）评估患者近期是否有反复感冒迁延不愈史。

（6）评估患者是否接种过卡介苗，询问患者最近是否行结核菌素试验，若有，询问试验结果。

（二）身体状况评估

1. 评估呼吸系统症状

（1）评估咳嗽、咳痰。咳嗽、咳痰是肺结核最常见的症状，患者多为干咳或只有少量黏液痰。有空洞形成时，痰量增多；合并细菌感染时，痰呈脓性且量增多，合并厌氧菌感染时有大量脓臭痰；合并支气管结核时，表现为刺激性咳嗽。

（2）评估咯血的性质和量。咯血是指喉以下气管、支气管和肺出血，血液经咳嗽由口腔咯出。肺结核患者咯血开始时大多为鲜红色，病情稳定后可转为黏稠暗红色。

咯血按量的多少分为 3 类。

1）小量咯血。24 小时内咯血量在 100ml 以内者。

2）中量咯血。24 小时内咯血量在 100~500ml。

3）大咯血。来势凶猛，一次咯血量在 100~500ml，或 24 小时咯血量在 500ml 以上。

咯血是肺结核的常见症状，约 1/3 肺结核患者有不同程度的咯血，这是由于结核病灶的炎症使毛细血管通透性增高，导致痰中带血。如病变损伤小血管则血量增加，若空洞壁的肺动脉瘤破裂则引起大咯血。有时硬结钙化的结核病灶可因机械损伤血管，或因为结核支气管扩张而咯血。

咯血易引起结核病灶散播，特别是中量咯血或大咯血时。咯血后会有持续高热。大咯血易造成失血性休克，还易出现血块阻塞大气道导致窒息。

（3）评估有无胸痛。当病变累及壁层胸膜时，相应的胸壁有固定性针刺样痛，随呼吸和咳嗽加重，患者侧卧位时症状减轻。

（4）评估呼吸困难。评估呼吸困难的类型（吸气性或呼气性）、持续时间、缓解方式（吸氧、更换体位、药物、停止活动），以及是否伴有喘鸣。慢性、重症肺结核的呼吸功能受损，可出现渐进性呼吸困难。肺结核合并感染，发生气胸、大量胸腔积液时，可出现呼吸困难。

2. 评估全身症状

（1）评估有无发热。肺结核患者大多为午后低热，多在 38℃以下。重症患者、急性粟粒性肺结核患者体温可达 39℃以上。患者常感手脚心燥热、面颊潮红。

（2）评估有无疲乏、无力。肺结核患者易感到疲劳，全身无力，休息后疲劳也不能缓解。

（3）评估有无盗汗。肺结核患者往往睡眠时出汗，颈部、腋窝和腹股沟区出汗较多，严重者可使内衣湿透。

（4）评估是否食欲缺乏，近期体重有无下降。

（5）女性患者还应评估是否有月经失调。有些女性患者可出现月经减少、经期不规则，甚至闭经。

3. 评估体征　体征取决于病变性质、部位、范围、程度。早期多无明显体征，若病变范围较大，患侧肺部呼吸运动减弱，叩诊呈浊音，听诊时呼吸音降低。继发型肺结核好发于上叶尖后段，故肩胛间区闻及细湿啰音有很大的提示诊断价值。纤维空洞性肺结核的体征有患侧胸廓塌陷，气管和纵隔移位，叩诊浊音，听诊呼吸音降低或有湿啰音，对侧有肺气肿体征。

（三）辅助检查评估

1. 实验室检查

（1）痰结核分枝杆菌检查。痰结核分枝杆菌是确诊肺结核、制定化疗方案和评价治疗效果的主要依据。检查方法有涂片法、分离培养法。应连续多次送检，痰菌阳性说明病灶是开放性的。

（2）其他检查。血液、胸腔积液检查等。

2. 影像学检查　胸部 X 线、CT 检查是早期诊断肺结核的重要方法。结核灶在 X 线上的表现有：浸润性病灶、干酪性病灶、空洞、纤维钙化的硬结灶、粟粒性病灶及胸腔积液等。

3. 结核菌素试验　结核菌素试验是判断机体是否感染过结核分枝杆菌的主要手段，结核菌素强阳性反应提示机体处于结核超敏感状态。

4. 纤维支气管镜检查　纤维支气管镜检查可直接观察气管、支气管等的内部情况，还可通过支气管镜吸取支气管的分泌物、毛刷刷检、活检钳活检等方法，进行病理学、细菌学、细胞学、免疫学、生化学检查等。

5. 超声波检查　B 型超声波是现代医学影像的重要组成部分，现已广泛应用于胸部、腹部脏器疾病的诊断。

6. 免疫学诊断和基因诊断　这种诊断技术具有灵敏度高、特异性强、快速、不依赖培养、便于检出低活力菌等优点。

7. 胸膜、肺的活体组织检查　胸膜穿刺活检术、肺穿刺活检术取胸膜、肺组织的活体组织进行检查。

（四）心理社会评估

（1）评估患者是否有不良情绪，如恐惧、焦虑、悲观、绝望等。

（2）评估患者及其家属对疾病的认识，是否对疾病抱有未知感和恐惧感。

（3）评估患者是否独自承受疾病的折磨，是否能向其他人倾诉。

（4）评估患者是否担心疾病会传染给身边的人，而把自己与外界隔离起来。

（5）评估患者的家庭功能是否健全，家庭成员之间的关系是否融洽，患者能否在家庭中感到温暖。

（6）评估患者是否有良好的社会支持系统，能否及时调整心态，更好地适应社会。

三、常见的护理诊断问题

1. 清理呼吸道无效　与肺部炎症、痰液黏稠、无力咳嗽有关。

2. 气体交换受损　与肺部炎症、痰液黏稠等引起呼吸面积减少有关。

3. 有窒息的危险　与大咯血有关。

4. 体温过高　与结核分枝杆菌引起肺部感染有关。

5. 胸痛　与结核分枝杆菌累及胸膜有关。

6. 营养失调（低于机体需要量）与结核病消耗增加、摄入不足有关。

7. 焦虑、恐惧　与结核病病程长及治疗预后不确定性有关。

8. 疲乏　与结核病毒性症状有关。

9. 知识缺乏　缺乏对疾病发生、发展、治疗等相关知识的了解。

四、护理计划与实施

化疗是肺结核的主要治疗方法，主要作用是缩短肺结核的传染期，降低死亡率、感染率和患病率。经过治疗和护理，避免结核分枝杆菌的扩散，使患者的病情逐渐恢复。

（一）药物治疗与护理

1. 治疗原则　遵循早期、联合、适量、规律、全程的原则是化疗成功的关键，否则，非但不能完全治愈，还会出现继发性耐药，从而增加治疗的困难和患者的经济负担。

（1）早期。活动性病灶内的结核分枝杆菌生长代谢旺盛，病灶局部血管丰富，如果此时局部药物浓度高，抗结核药物可以充分发挥其杀菌或抑菌作用，使炎症成分吸收，空洞缩小或关闭，痰菌阴转。所以，应早期治疗。

（2）联合。联合使用 2 种以上的药物，以增强和确保疗效，同时通过交叉杀菌作用减少或防止耐药性的产生。

（3）适量。指严格遵照适当的药物剂量用药。用药剂量过低不能达到有效血药浓度，影响疗效，易产生耐药性；剂量过大易发生药物不良反应。

（4）规律。即患者严格按照化疗方案规定的用药方法，按时服药，未经医师同意不可随意停药或自行更改方案，以免产生耐药性。

（5）全程。指患者必须按治疗方案，坚持完成规定疗程，这是提高治愈率和降低复发率的重要措施。

2. 常用化疗药物　治疗结核通常要同时应用至少 2 种杀菌药物，以提高疗效，防止耐药菌的形成。异烟肼、利福平、吡嗪酰胺、乙胺丁醇是首选的几种药物。

3. 观察抗结核药物的不良反应

（1）毒性反应。指药物引起机体发生功能异常或组织结构病理变化的反应，抗结核药物主要对神经、消化、心血管、泌尿、血液等系统产生影响。如链霉素、卡那霉素、异烟肼、利福平、吡嗪酰胺、对氨基水杨酸等对肝脏、胃肠道、神经、血液、听力、前庭功能及肾脏有一定毒性作用等。

（2）变态反应。又称过敏反应，是过敏体质患者对某种药物的特殊反应。如药物热、药疹等，严重者可出现过敏性休克。

（3）副作用。在正常剂量下出现与用药目的无关的反应称为副作用。如异烟肼会引起周围和中枢神经兴奋，利福平会出现食欲缺乏、恶心等胃肠道症状；吡嗪酰胺会出现尿酸升高；乙胺丁醇会引起视神经炎；喹诺酮类会引起失眠、头痛等。

4. 定期复查　定期复查血常规、尿常规、肝肾功能等。

（二）保持呼吸道通畅

1. 痰液观察　观察痰液颜色、性状、气味和量。

2. 咳嗽、咳痰的护理　鼓励和协助患者有效咳嗽、咳痰，及时清除口腔和呼吸道内痰液、呕吐物。痰液黏稠不易咳出者，鼓励患者多饮水，每日 1~2L，以湿化气道。病情允许时可扶患者坐起，给予拍背，协助咳痰，必要时吸痰，防止窒息。

3. 用药护理　遵医嘱应用止咳药、祛痰药，可采用超声雾化吸入，稀释痰液，促进痰液的排出。

（三）促进有效气体交换

1. 环境与休息

（1）保持室内空气清新，温湿度适宜。病室环境安静、清洁、舒适。

（2）肺结核患者症状明显，如有高热、咯血症状，或合并胸腔积液者，应卧床休息；恢复期患者可适当增加户外活动，如散步、打太极拳、做保健操等。

2. 体位指导　协助患者采取合适体位。对于意识障碍患者，如病情允许，可将床头抬高，增加患者肺通气量，或使患者取侧卧位，以预防或减少分泌物吸入肺内。注意每 2 小时变换 1 次体位，以促进肺扩张，减少分泌物淤积在肺部而引起并发症。

3. 氧疗护理　呼吸困难伴低氧血症者，遵医嘱给予氧疗。一般采取鼻导管持续低流量吸氧，氧流量 2~3L/min。并发慢性阻塞性肺病的患者，采用鼻导管持续低流量吸氧，氧流量1~2L/min，避免吸入氧浓度过高而引起二氧化碳潴留。注意观察患者呼吸频率、节律、深浅度的变化，观察皮肤色泽和意识状态有无改变，监测动脉血气分析值，如果病情恶化，准备气管插管和呼吸机辅助通气。

（四）维持机体正常体温

1. 体温监测　密切观察患者体温的变化，体温超过37.5℃的，应每4小时测体温1次。注意观察体温过高患者的早期症状和体征，体温突然升高或骤降时应随时测量和记录，并及时报告医师。

2. 降温护理　患者体温高于38.5℃时，应采取物理降温，如在额头上冷敷湿毛巾、温水擦浴、乙醇擦拭、冰水灌肠等。如应用药物降温，患者出汗后应及时更换衣服和被褥，保持皮肤的清洁和干燥，并注意保暖。

（五）咯血患者的护理

咯血是肺结核的常见症状，不仅可使患者情绪紧张、恐惧，而且大量咯血还可能导致窒息或休克的发生，因此，对咯血患者应严密护理。

1. 咯血的特点　咯出来的血常混有痰，泡沫状，色鲜红。咯血前常有喉部瘙痒，并有“呼呼”响声，除非有较多血液咽下，否则粪便潜血阴性。咯血后数天痰中带血。

2. 各类咯血的护理和大咯血的抢救

（1）小量咯血。患者应卧床安静休息，口服镇静止咳药物，对频繁咳嗽、痰黏稠不易咳出者，采用雾化吸入，以稀释血块和痰液，使痰便于咳出。每次咯血量较多或有继续咯血倾向者，可静脉注射或静脉滴注止血药。

（2）中量咯血。患者需绝对卧床，可肌注地西泮10mg或苯巴比妥0.1~0.2g，予以镇静。剧咳者可口服或皮下注射可待因0.03g，禁用吗啡。此阶段应积极治疗，防止发展为大咯血。

（3）大咯血。大咯血来势凶猛，随时可能危及生命，所以应就地紧急处理，不宜随意搬运，专人陪护，安慰患者，减少患者恐惧心理。大咯血的抢救配合与护理如下。

1）绝对卧床，保持气道通畅，患侧侧卧位，以免血液在重力作用下进入健侧肺。

2）咯血时取俯卧头低位，防止血吸入气道造成窒息。窒息是咯血致死的主要原因，一旦发现患者有胸闷、憋气、唇甲发绀、面色苍白、冷汗淋漓。烦躁不安等窒息征象，应立即使患者取头低脚高位，轻叩其背部，使其迅速排出气道内和口咽部的血块，必要时用吸痰管进行机械吸引，并做好气管插管或气管切开的准备与配合工作，以解除患者呼吸道阻塞。

3）药物止血。抗休克治疗止血药物首选垂体后叶素，其药理作用是直接兴奋血管壁平滑肌，使小动脉收缩，减少肺循环血量，使肺血管收缩而达到止血目的。必要时建立两条静脉通路，一条输注止血药物，另一条补充血容量及抗感染治疗，必要时输入新鲜的同型全血，以补充凝血因子。

4）咯血严重时应禁食。咯血停止后饮食应有足够热量，富含维生素和易消化的温凉饮食（半流食或流食为宜），禁止进刺激性强的饮食。

5）保持大便通畅，防止用力排便时腹压增加，再次发生咯血。

（六）营养支持

肺结核是一种慢性消耗性疾病，需要加强营养来增强机体抵抗力，促进疾病的康复。护理人员应向患者解释加强营养的重要性，每周为患者测 1 次体重并记录，观察患者营养状况的改善及进食情况。应为患者制订全面的饮食营养计划，让患者进食高热量、高蛋白、富含维生素的食物；同时调理饮食，增进患者食欲。

（七）心理护理

患者对结核病往往缺乏正确认识，患病后怕影响生活和工作。因结核病是慢性传染病，需要住院隔离治疗，家人和朋友不能与患者密切接触，加上疾病带来的痛苦，患者常出现自卑、多虑、悲观等情绪。护理人员要做好耐心细致的解释工作，告诉患者结核病是可以治愈的，向患者介绍有关病情的治疗、护理知识，使患者树立信心。选择适合患者的娱乐消遣方式，丰富患者的生活。疾病急性期则需让患者多休息。同时应做好患者及其家属的工作，保证家属既能做到消毒隔离，又能关心爱护患者，给予患者精神和经济上的支持。

（八）健康教育

1. 生活指导　嘱患者戒烟、戒酒；告诉患者应加强营养，多吃蛋白质含量丰富的食物，多吃水果、蔬菜以补充维生素，满足机体的营养需要；合理安排休息，养成规律的生活习惯，保证足够的睡眠；每日进行适量的户外活动，避免劳累；避免情绪波动及呼吸道感染；住处尽可能保持通风、干燥，这样有利于机体的康复。

2. 宣传结核病的知识，预防传染　控制传染源，早期发现患者并登记管理、监督用药。切断传播途径，提高群众对结核病的病因、传播途径、治疗和预防的认识，使人们养成不随地吐痰的习惯。

3. 宣传消毒隔离知识，预防医院内感染

（1）患者痰液用含有消毒液的容器盛装，或吐在卫生纸里，放入黄色塑料袋内，收集后统一焚烧处理。

（2）不随地吐痰，咳嗽、打喷嚏时要用手帕遮住口鼻，减少结核分枝杆菌的传播。

（3）排菌传染期患者不要互相串病房，与家人分居、分餐，不到公共场所，外出戴口罩。

（4）病室经常通风。定时开窗通风换气，保持室内空气新鲜，减少室内空气中结核分枝杆菌的数量。

（5）被服衣物在阳光下暴晒 2 小时以上，可杀灭结核分枝杆菌。

（6）餐具煮沸消毒 15 分钟以上。

4. 用药指导　向患者及其家属解释病情，嘱患者坚持正确服药。介绍服药方法、药物的剂量和副作用；详细说明坚持规律用药、全程用药的重要性，以取得患者及其家属的主动配合。

5. 定期复查　检查血常规、肝肾功能和胸部 X 线，便于了解治疗效果和病情变化。

五、护理评价

（1）患者是否按照化疗原则遵医嘱服药。

（2）患者是否能进行有效咳嗽，有效排出气道内分泌物，保持呼吸道通畅。

（3）患者体温是否在正常范围之内。

（4）患者是否能识别咯血先兆，并采取有效的预防措施。

（5）患者是否能积极配合治疗和护理，保证充足的营养摄入。

（6）患者是否有良好的心理状态，正确面对疾病。

（7）患者是否能正确采取预防肺结核传播的方法。

第二节　耐药肺结核患者的护理

一、概述

耐药结核病是指由耐药结核分枝杆菌所引起的结核病。我国目前耐药肺结核的疫情严重，患者数量多，分布不均，呈现经济发达地区疫情轻、经济落后地区疫情重，北部省份疫情重、南部省份疫情轻的趋势。调查数据显示：从涂阳肺结核患者分离的结核分枝杆菌总耐药率为 37.79%，其中初始肺结核为 35.16%，复治肺结核为 55.17%；总耐多药率为 8.32%，其中初治肺结核为 5.71%，复治肺结核为 25.64%；总广泛耐药率为 0.68%，其中初治肺结核为 0.47%，复治肺结核为 2.06%。据此估算，我国每年新发耐多药肺结核患者约 12 万例，其中广泛耐药肺结核患者近1万例。

由于耐药结核病病程迁延不愈，传染性增强，传染期必然延长，对健康人群造成严重威胁，同时患者流动求医的现象也很普遍，增大了耐药菌传播的机会，加大了传播范围，增强了传播力度，导致耐药结核病波及人群更加广泛，很有可能导致结核病再次成为“不治之症”。同时，我国耐药结核病波及的地域和人群更加广泛，耐药结核病至少需要24个月的抗结核治疗，严重者甚至需要36个月的治疗，且必须启用二线抗结核药物治疗，其治疗的不良反应往往较多、较大，患者不容易接受，容易造成依从性差、治疗不规律、失访等，对患者本人的身体健康造成极大的损害，且治愈率仅为50%~60%。耐药结核病已成为威胁我国结核病控制规划实施的主要障碍，也成为一个重要的公共卫生问题和社会问题。耐药结核病的流行，也给护理工作带来了新的挑战。耐药结核病的分类如下。

1.实验室分类　从实验室细菌学及耐药产生原因对结核分枝杆菌耐药进行分类。

（1）原发性耐药。指从未接受过抗结核药物治疗的结核病患者感染的结核分枝杆菌对一种或多种抗结核药物耐药，包括感染了已经耐药的结核分枝杆菌以及感染的敏感结核分枝杆菌在体内发生了基因突变而产生了耐药（天然耐药）。

（2）获得性耐药。指抗结核药物治疗开始时结核病患者感染的结核分枝杆菌对抗结核药物敏感，但在治疗过程中发展为耐药。获得性耐药多是由于治疗不当等因素使原来敏感的主体菌群被杀灭，而少数耐药突变株成为优势菌群形成的。

（3）初始耐药。已知结核病患者感染的结核分枝杆菌对一种或多种抗结核药物耐药，但其治疗史不详，包括原发性耐药和一部分未被证实的获得性耐药。

（4）天然耐药。指结核病患者感染的结核分枝杆菌在接触药物以前发生了基因突变，从而对药物产生耐受。其形成过程是结核分枝杆菌野生株在持续增殖过程中所产生的少数耐药菌株。这种耐药其实也属于原发性耐药的一种，这种菌株也称为野生型耐药突变株。异烟肼的天然耐药频率为10^{-6}，利福平为10^{-8}，链霉

素为 10^{-5}，乙胺丁醇为 10^{-5}，吡嗪酰胺为 10^{-4}~10^{-2}，氟喹诺酮类为 10^{-6}~10^{-5}。

2.WHO 分类　2014 年 WHO 在《耐药结核病规划管理指南伙伴手册》中将耐药结核病分为以下 5 种。

（1）单耐药结核病（MR-TB）。指结核病患者感染的结核分枝杆菌体外药物敏感性试验（DST）证实对 1 种一线抗结核药物耐药的结核病。

（2）多耐药结核病（PDR-TB）。指结核病患者感染的结核分枝杆菌体外 DST 证实对 1 种以上一线抗结核药物耐药（但不包括同时对异烟肼和利福平耐药）的结核病。

（3）耐多药结核病（MDR-TB）。指结核病患者感染的结核分枝杆菌体外 DST 证实至少同时对异烟肼、利福平耐药的结核病。

（4）广泛耐药结核病（XDR-TB）。指结核病患者感染的结核分枝杆菌体外 DST 证实除至少同时对异烟肼和利福平耐药外，还对任何氟喹诺酮类抗菌药物产生耐药，以及 3 种二线注射剂（阿米卡星、卡那霉素或卷曲霉素）中的至少 1 种耐药的结核病。

（5）利福平耐药结核病（RR-TB）。指结核病患者感染的结核分枝杆菌体外 DST 证实对利福平耐药的结核病，包括任何耐利福平的结核病，即利福平单耐药结核病、利福平多耐药结核病、利福平耐多药结核病、利福平广泛耐药结核病。

二、护理评估

（一）健康史评估

（1）评估有无耐药结核病接触史。

（2）评估既往有无结核病，是否应用过抗结核药物。

（3）如服用过抗结核药物，评估患者服用抗结核药的种类及用法。

（4）评估患者既往治疗史及病程，如治疗期间服药的依从性、是否全程规律服药等。

（5）评估患者是否合并其他疾病，如 HIV 感染是耐药结核病产生与传播的加速剂。

（6）评估患者家庭经济状况。

（7）评估患者既往接受结核病防治知识程度。

（8）评估患者社会支持水平。

（二）身体状况评估

1. 评估呼吸系统症状

（1）评估咳嗽的剧烈程度、频率、时间等，以及痰液的性质和量。

（2）评估咯血的性质和量。

（3）评估有无胸痛。当病变累及壁层胸膜时，相应的胸壁有固定性针刺样痛，随呼吸和咳嗽加重，患侧侧卧位症状减轻。

（4）评估呼吸困难。耐药重症肺结核呼吸功能受损，发生气胸、大量胸腔积液时，可出现渐进性呼吸困难。

2. 评估全身症状　有无低热、乏力、食欲减退、体重减轻、盗汗等，合并感染时多表现为高热。

3. 体征　患侧肺部呼吸运动减弱，叩诊呈浊音，听诊时呼吸音降低。耐药重症肺结核患者患侧胸廓塌陷，气管和纵隔移位，叩诊浊音，听诊呼吸音降低或有湿啰音，对侧有肺气肿体征。

（三）辅助检查评估

（1）细菌学检查，涂片、结核分枝杆菌培养及药物敏感性试验等，检测标本类型包括痰、胸腔积液、脑脊液、尿液等。

（2）基因诊断方法，线性探针测定法、Xpert MTB/RIF、基因芯片等，检测标本类型包括痰、胸腔积液、脑脊液、尿液等。

（3）影像学检查，X 线、CT 等。

（4）纤维支气管镜检查。

（5）超声波检查。

（四）心理社会评估

（1）评估患者有无焦虑、恐惧、抑郁、自卑等心理问题。

（2）评估患者的家庭状况，与家人及亲属关系是否和睦，是否能得到很好的照顾。

（3）评估患者的经济状况。

三、常见护理诊断问题

1. 焦虑、恐惧　与患者长期患病服药，担心疾病是否好转而忧虑不安有关。

2. 社交隔离　与治疗性隔离有关。

3. 有传播感染的危险　与暴露于空气中的结核分枝杆菌传播有关。

4. 营养失调（低于机体需要量）与耐药结核病消耗增加、摄入不足有关。

5. 清理呼吸道无效　与肺部炎症、痰液黏稠、无力咳嗽有关。

6. 气体交换受损　与肺部炎症、痰液黏稠等引起呼吸面积减少有关。

7. 知识缺乏　缺乏耐药结核病发生、发展、治疗等相关知识。

四、护理计划与实施

（一）心理护理

（1）耐药肺结核较长的治疗时间及药物带来的不良反应都会增加患者的忧郁、焦虑，而不良的精神、心理因素又会影响疾病的治疗和康复，因此，应根据患者的性格特征进行心理护理，教会患者保持情绪稳定，不可抱有悲观情绪，让患者保持乐观积极，增强战胜疾病的信心。告知家属和看护人，应注意患者的心理变化，尽量为患者创造一个温馨、轻松的家庭氛围，与患者一起多了解耐药肺结核的防治知识，使其保持积极的生活态度和良好的心理状态。

（2）因耐药肺结核活动期具有传染性，常需隔离治疗，患者会因此产生被遗弃及自卑心理。为患者提供情感上的支持可以减轻患者的自卑感。情感支持可以由医师、护理人员、家属和看护人提供。要经常关心安慰患者，消除患者的思想顾虑，鼓励患者认识自己的能力和潜力，及时给予患者帮助，使患者积极配合治疗，促进疾病的早日康复。

（二）做好消毒隔离工作

（1）耐药患者尽量安排单间居住，与其他患者分开治疗，防止耐药结核分枝杆菌在医院内传播。

（2）告知患者不能随地吐痰，咳嗽、打喷嚏时要用手帕遮住口鼻，减少耐药结核分枝杆菌的传播。

（3）患者痰液用含有消毒液的容器盛装或将痰液吐在纸内，包好后放入黄色痰袋内统一处理。

（4）耐药肺结核患者要与家人分室居住，居室内定时开窗通风，以降低居室内结核分枝杆菌的浓度。

（5）家属要掌握消毒隔离方法，掌握痰的处理方法和简便易行的消毒隔离措施，避免感染耐药结核分枝杆菌。

（6）耐药肺结核患者应尽量少去公共场所，外出自觉戴口罩。

（7）耐药肺结核患者被褥、衣物消毒，可采用阳光下暴晒 2 小时以上，餐具煮沸消毒。

（8）护理人员应做好自身防护，进入病房穿隔离衣，佩戴帽子、N95 口罩等，做好手卫生。

（三）饮食护理

（1）耐药肺结核患者疗程较长，不易治愈，治疗期间需要充足的营养以增强机体抵抗力，促进康复。

（2）耐药肺结核患者应进食高热量、高蛋白、富含维生素、易消化食物，如瘦肉、鸡蛋、牛奶、豆制品、新鲜蔬菜和水果等。

（3）耐药肺结核患者还要及时补充人体所需的矿物质，如钙、铁、锌、铜、碘等。

（4）耐药肺结核患者服药种类较多，在开始服药时，尽可能减少或禁吃海鲜类食物，待服药无过敏后，再进食海鲜类食物。

（四）健康教育

（1）增强患者战胜疾病的信心。告诉患者既然患了慢性病，就要有坚定打“持久战”的决心，指导患者自我调整，保持良好、乐观、积极的情绪，配合治疗，增强战胜疾病的信心。

（2）用药指导。耐药肺结核患者的治疗应坚持早期、联合、适量、规律、全程的原则。尤其是要向患者宣传不规则治疗的危害性及对预后的影响，使患者在今后的治疗中能积极主动地接受治疗、配合治疗、规则治疗、完成治疗。嘱患者及其家属牢记服药要求并遵医嘱，做到按时按量，不自行增减量和药物种类，不能漏服。对年龄偏大或记忆力减退患者，由于耐药肺结核患者服药种类多、时间长，不良反应也会相应增多，应让其家属全面了解所用药物的治疗作用及不良反应，做好监督工作。

（3）日常生活调理。嘱患者戒烟、戒酒；保证营养的充分；合理安排休息，避免劳累；避免情绪波动及呼吸道感染；住处尽可能保持通风、干燥。

（4）宣传消毒隔离知识，预防医院内感染。

（5）定期复查。检查痰、血常规、肝肾功能、胸部X线、CT等，便于了解治疗效果和病情变化。

五、护理评价

（1）患者是否有良好的心理状态，正确面对疾病。

（2）患者是否掌握并采取切断传播途径的方法。

（3）患者是否能积极配合增进饮食，保证必要的营养摄入。

（4）患者是否能进行有效咳嗽，有效排出气道内分泌物，保持呼吸道通畅。

（5）患者是否遵医嘱服药。

（6）患者是否了解耐药结核病相关知识，并有一定的维持健康的能力。

第三节　老年肺结核患者的护理

一、概述

老年结核病近年来有增加趋势，2010 年我国第五次全国结核病患病率调查结果显示，老年结核病患者占一半以上，其中年龄大于 60 岁组的肺结核患病率最高，其活动性、涂阳和菌阳肺结核的患病率分别为 1097/10 万（637/57456）、177/10 万（91/57456）和 323/10 万（179/57456），均高于总体水平 459/10 万（1310/252940）、66/10 万（188/252940）和 119/10 万（347/252940）。老年人由于机体衰弱，常患多种慢性疾病，如糖尿病、恶性肿瘤等，临床表现和胸部 X 线改变往往不典型，不仅易使潜伏感染复燃或重新感染，也增加了老年结核病的诊断和治疗难度。由于误诊率较高，老年结核病抗结核治疗的效果不如年轻人满意，成为社会上重要的感染源。由此看来，我国老年群体中，结核病问题相当严重，因此，了解老年结核病的护理知识显得十分重要。

二、护理评估

（一）健康史评估

（1）患者既往身体健康状况，如有无肿瘤、糖尿病、硅沉着病、慢性阻塞性肺疾病、胃大部切除、合并 HIV 感染等。

（2）患者近期反复上呼吸道感染迁延不愈，咳嗽、咳痰 2 周以上和（或）痰中带血者等。

（3）患者既往饮食习惯和卫生习惯。

（4）患者家庭照顾情况，是独居，还是有家属照顾。

（5）患者的文化程度及对疾病的认知。

（6）患者是否初次罹患结核，近期有无结核病接触史，尤其是与排菌肺结核患者的密切接触史。

（二）身体状况评估

老年结核病有以下特点。

（1）老年肺结核患者表现多不典型。无症状者高达26%，继发性肺结核和血行播散性肺结核患者的数量明显增多。

（2）结核病中毒症状不明显。老年人免疫功能低下，全身症状大多不明显，出现最多和最早的症状是咳嗽。据文献统计，老年肺结核各种症状出现的比例为：咳嗽67%，咯血33%，胸痛30%，气急27.7%，发热25.4%。依据该统计数据，建议老年人咳嗽持续2周以上者，应做胸部X线检查。

（3）老年结核性胸膜炎必须与肺癌胸膜转移相鉴别。老年结核性胸膜炎多为继发性，80%合并肺结核，血性胸腔积液又占11.4%，当胸腔积液检查结核分枝杆菌和癌细胞均为阴性时，应做胸膜活检，争取早期诊断。

（4）老年人粟粒性肺结核和其他肺外结核比年轻人常见，且误诊率很高。肺外结核的症状常较隐匿，且无特异性，如食欲缺乏、衰弱无力、倦怠等，常被认为是其他慢性病或衰老所致。

（5）老年人常伴发其他疾病。有文献报道，老年肺结核合并非结核性疾病者高达82.8%，明显多于中年组的44.4%和青年组的28.6%，其中以合并呼吸系统疾病最为多见，占45.0%，其次为合并心血管病占14.4%，合并糖尿病占8.5%。老年肺结核合并呼吸系统疾病、糖尿病时，因缺乏原发疾病的典型表现，且多就诊于综合性医院，普通内科医师缺乏对肺结核的高度警惕而未做肺结核的相应检查，故易造成老年肺结核长时间的延误诊断或漏诊、误诊。

（6）病变范围广泛，空洞性者多。据有关报道，老年肺结核X线表现中，空洞者占53%。

（7）病程长、难治、复治病例多。老年人肺结核多由青年期患病迁延而来，或青年时期已治疗，老年时由于免疫功能低下而引起复发，病程长，治疗难度大。

（8）老年人罹患结核性脑膜炎或腹膜炎时可以没有典型的相应体征。

（三）辅助检查评估

1. 痰结核分枝杆菌检查　这是确诊肺结核的特异性方法，检查方法有涂片法、培养法，培养法更敏感，培养阳性者还能做药物敏感性试验和菌型鉴定，可为治疗提供参考。

2. 影像学检查　X线、CT检查是肺结核诊断的必要手段，对于了解病变部位、范围、性质、发展情况，选择治疗方案和评价治疗效果具有重要的参考意义。

3. 结核菌素试验

4. 纤维支气管镜　可提高诊断的灵敏度和特异性，对诊断困难病例具有重要价值。

5. 超声波检查　常用B超检查。

（四）心理社会评估

老年结核病患者因健康状况不佳，部分患者经济条件差，或配偶离去，倍感孤单，特别渴求帮助，尤其是需要子女对自己的照顾。这部分老年人如果情绪不好，常常会产生失望感，甚至抑郁。

三、常见护理诊断问题

1. 清理呼吸道低效　与痰多黏稠而不易咳出有关。

2. 营养失调（低于机体需要量）　与患者机体消耗过多及摄入不足有关。

3. 焦虑 与患者结核并发症、长期治疗导致经济负担增加有关。

4. 遵守治疗方案无效 与记忆力下降、知识水平及药物的不良反应有关。

5. 有受伤的危险 与环境陌生、患者行动不便有关。

四、护理计划与实施

对老年结核病患者的护理要做好病情观察，加强用药护理、安全护理、生活护理、心理护理、健康教育及对症护理。

（一）用药护理

老年结核病治疗原则为安全、有效和合理用药。首选不良反应小的杀菌剂，对老年结核病患者要酌情放宽二线药品的使用范围，如氟喹诺酮类药品、利福喷丁等。老年人体液量明显少于年轻人，体内血浆白蛋白也明显偏低，肝肾功能也仅为年轻人的40%左右，因此，老年人极易在用药过程中出现不良反应，对药物不良反应也更为敏感。老年结核病患者在用药过程中必须高度重视各项不良药物反应的预防工作，尽量避免不良反应十分明显的药物，同时将抗结核药物会带来肝损害等症状提前告知患者家属，嘱患者每月进行1次肝功能检查。

（二）安全护理

1. 老年患者常见的安全问题

（1）跌倒。主要原因是老年人行动迟缓、思维能力减退、肢体平衡功能减退、大脑反应较迟钝，另外还有环境因素等。

（2）坠床。意识障碍的老年人常因发生躁动而坠床。

（3）走失。患者认知障碍，表现为对时间、人物、地点的定向障碍等，有些老年人常常迷失方向，毫无目的地四处乱走，缺乏自我保护意识。

（4）误吸。老年人由于神经反射减退，导致吞咽障碍，在进食中意外发生误吸。

（5）误食。还有些老年人因为视力减退，还会误食非食品类物质。

2. 护理措施

（1）做好安全因素的评估。对高危患者制定防范措施，严格执行。护士长督促检查措施执行情况，床头放置高危标志牌，并纳入交接班内容，认真做好交接班。

（2）改善生活环境。房间要光线明亮，地方宽敞，保持空气流通，物品放置妥当，根据情况给予床档。卫生间要有扶手，地面要铺防滑垫，鞋选择软底的为好。

影响老年人安全护理的因素还有很多，加强安全护理，提高老年人的生活质量，加强和完善安全护理的管理是从事老年护理事业的护理人员的一项基本职责。为了老年人的健康需求，我们必须加强自身修养，要掌握老年患者护理的技巧，做到勤巡视、严观察，防患于未然，以达到帮助老年患者恢复和维持适当的健康，提高生活质量的目的。

（三）皮肤护理

（1）老年人由于皮肤感知能力减退，末梢神经不敏感，容易引起烫伤、冻伤、擦伤、刮伤。最重要的是，活动受限和长期卧床的老年患者由于皮肤组织萎缩，弹性减弱，血液循环障碍或护理不当，易导致压疮的发生。

（2）要严密观察，防患于未然，防止压疮的发生。卧床患者要勤翻身、勤护理，骨隆突出部位要加垫保护，做好晨晚间护理。在使用暖水袋时要注意用毛巾包裹好暖水袋，勤观察。对高危患者要重点保护，并留家属陪护。

（四）饮食指导

1. 饮食合理　老年患者饮食应遵循清淡易消化、含优质蛋白、低热量、少食多餐的原则，多饮水，除糖尿病患者外，要多吃水果，保持大便通畅。卧床患者进食时体位要适合，抬高床头，取半卧位，以防止误吸。

2. 保证液体的摄入量　肺结核患者正规用药后，仍会有午后发热。老年患者发热时容易引起体液丢失过多，如在夏季，应设法降低室内温度，有条件者可使用空调，将室温控制在25℃左右，通过调节室温来帮助患者调节体温。无发热的时候，适量摄入蛋白质、碳水化合物等，多吃绿色蔬菜、瓜果，可为患者熬煮各种营养粥，如用瘦肉（鱼）、蔬菜煮粥，百合、白果、银耳、红枣、桂圆煮粥及各种豆子煮粥。发热时，高蛋白质、高热量饮食会使肺结核患者体温升高或长期不退热，所以，此时应清淡饮食。

（五）生活护理

（1）嘱患者要密切注意气候与结核病的关系，随着气候变化及时增减衣物，以防感冒、咳嗽。

（2）病情稳定、体质较好的患者可适当运动，但应注意夏季锻炼要在阴凉处散步、练太极拳、做健身操等，不要做剧烈运动或活动，以免刺激、损伤肺组织。体质过差者适合静养，可在室内听音乐、听广播、看电视等。

（3）生活要有规律，睡眠充足，合理安排生活。

（4）戒烟、戒酒，注意清洁卫生。

（六）心理护理

国外心理学家指出，感情的全部表达为7%言词加上38%声音，再加上55%体态语言。护理人员在护理老年患者过程中要不断学习，提高自身素质，尤其是培养良好的心理素质，通过自身的态度、语言、语速、行为、举止等有意或无意地去影响老年人的感受和认知，如进行沟通时面带笑容，与老年人握手；进行操作时耐心解释，动作轻柔；走路时步履轻快、面带微笑，发挥非语言作用去改变老年人不良的心理状态和行为，使其在住院期间保持愉悦的心情。

1. 尊重　每个人都有被认识、被尊重的需要。患者往往会从自己人格上的被尊重，来确认其地位上的被重视，因此，称呼患者时切忌以床号替代或轻率直呼其名。

2. 公平、公正　任何人都有要求被公平、公正对待的权利。不论贫富贵贱，均应一视同仁，特别是对来自农村的老年患者，因为他们常存在自卑、抑郁心理，护理人员应给予更多的关心，不让他们感觉受到歧视。面对某些老年人要求提供

“特殊”待遇时，针对其合理要求，应一律给予满足，而对不合理要求应婉言相劝，直至其放弃。

3. 宽容、大度　老年患者基础病多，生活质量差，尤其是离退休干部，由于工作上的人际关系没有了，容易产生孤独、抑郁、自卑、易冲动等情绪变化，并且经常会产生一些偏激的言语及行为。护理人员应以一颗宽容的心去倾听、理解他们。

4. 细心、耐心　老年人在漫长的人生道路上经历了生理上的变老和心理上的衰老过程。生理上的变化是缓慢的，但社会与心理变化是急剧的，加上如今独生子女多，他们的子女既要工作，又要照顾自己的子女，照顾老年患者的时间就相对比较少。因此，护理此类患者时，护理人员应本着“天使的职责”进行细心、耐心的照料，对他们提出的问题进行细致的解释，产生矛盾时，从他们的角度去思考，进行沟通交流。

（七）健康教育

老年人的生理特点之一就是健忘、记忆力差，可以成立健康宣教组，提高他们对健康知识和医疗信息的认知水平，每天固定时间对患者进行评估，针对各人的特点，再进行宣教。同时，将健康宣教还应穿插在各个护理治疗活动中，可以显著提高健康宣教效果，使患者战胜疾病的信心大增。

五、护理评价

（1）患者是否能及时咳出痰液，保持呼吸道通畅。

（2）患者营养摄入是否充足，体重是否增加。

（3）患者是否心情放松，积极乐观地配合治疗，遵守治疗方案。

（4）住院期间患者是否发生过跌倒、坠床等。

第四节　肺结核合并糖尿病患者的护理

一、概述

近年来，随着世界各国社会经济的发展和居民生活水平的提高，糖尿病的发病率和患病率逐年提高。据国际糖尿病联盟 2015 年 12 月发布的统计数据，在全球约有 4.15 亿糖尿病患者，20~79 岁成人中约有 8.8% 的人患有糖尿病。中国糖尿病患者人数为 1.10 亿，居全球首位，以目前的发展趋势，预计 2040 年将达 1.5 亿。糖尿病已成为威胁人类健康的重大问题之一，也是结核病发病的重要危险因素。结核病患者中糖尿病的患病率也较高，肺结核需经长期药物治疗，高血糖会加重肺部感染，损害组织和脏器功能，使病情恶化。加强结核病合并糖尿病患者的治疗和管理，不仅要保证直接督导下短程化疗的落实，确保抗结核治疗的有效实施，也要采取干预措施以保证糖尿病得到有效治疗，两种疾病联合治疗将有助于提高治疗效果。

二、护理评估

（一）健康史评估

1. 糖尿病患者有下列情况应考虑合并结核病

（1）体重明显下降，不能用饮食和治疗不当或其他原因解释。

（2）不能用其他原因解释的长期发热、盗汗、食欲缺乏、倦怠或原因不明的头痛、嗜睡等。

（3）咳嗽、咳痰症状持续 2 周以上，经抗感染治疗无效者。

（4）近期 PPD 试验转阳者。

（5）肺部病变短期内变化不大或正规抗生素治疗无效者。

2. 结核病患者有下列情况应考虑合并糖尿病

（1）用异烟肼、吡嗪酰胺、乙胺丁醇或对氨基水杨酸钠治疗期间出现尿糖或血糖波动者。

（2）结核病辅以肾上腺皮质激素治疗出现血糖波动者。

（3）经抗结核化疗，病灶经久不愈，甚至进展恶化或痰菌持续阳性者。

（二）身体状况评估

1. 肺结核症状　糖尿病患者感染结核病的症状以肺结核多见，表现为低热、咳嗽、咳痰、咯血、胸痛、呼吸困难等。

2. 结核病患者合并糖尿病的症状

（1）口渴多尿。患者的饮水量大量增多，排尿的次数和尿量也随之增多。

（2）疲乏无力。身体常常无原因地感到疲惫不堪，双腿乏力，双膝酸软。

（3）皮肤发痒。全身或局部皮肤发痒，肛门周围瘙痒，尤其女性患者有顽固性外阴部瘙痒。

（4）异常感觉。手足麻木、肢体发凉、疼痛、烧灼感、蚁走感、走路如踩棉花的感觉等。

（5）眼睛疲劳，视力下降。视物易疲劳、视力减退或出现视网膜出血、白内障、视力调节障碍等，且发展很快。

（6）男性发生阳痿，女性阴道异常干燥。

（7）反复感染，如疖、痈、经久不愈的小腿和足部溃疡，尿路感染等。

（8）肺结核病情发展迅速，难以控制，且容易复发。

（三）辅助检查评估

（1）血糖、糖化血红蛋白测定。

（2）葡萄糖耐量试验。

（3）尿常规、肾功能检查。

（4）眼底检查。

（5）影像学检查，X 线、CT 等。

（6）痰涂片或痰培养查结核分枝杆菌。

（7）纤维支气管镜检查。

（8）超声波检查。

（四）心理社会评估

糖尿病为终身性疾病，漫长的病程、严格控制饮食及多器官、多组织结构功能障碍易使患者产生焦虑、抑郁等心理反应，对治疗缺乏信心，不能积极应对，治疗的依从性较差。

三、常见护理诊断问题

1. 气体交换受损　与痰多或咯血有关。

2. 营养失调（低于机体需要量或高于机体需要量）　与胰岛素分泌或作用缺陷引起糖、蛋白质、脂肪代谢紊乱有关。

3. 焦虑　与糖尿病、结核病并发症、长期治疗导致经济负担增加有关。

4. 遵守治疗方案无效　与长期化疗及药物的不良反应有关。

5. 知识缺乏　缺乏糖尿病、结核病相关知识。

6. 潜在并发症　糖尿病足、低血糖、酮症酸中毒等。

四、护理计划与实施

结核病合并糖尿病的患者，治疗转归明显差于未合并糖尿病的结核病患者，并且糖尿病病情越严重或者血糖控制越差，治疗的效果也越差，因此，控制血糖是两病同时治疗的关键。

（一）一般护理

1. 充分休息　肺结核合并糖尿病的患者急性期应卧床休息，呼吸道隔离，病室内保持阳光充足、空气流通，并保持适宜的温湿度。

2. 皮肤护理　由于糖尿病会引起一系列病理、生理改变，使皮肤微循环障碍，皮肤屏障防御能力下降，加上结核病的慢性消耗，容易发生感染，做好皮肤护理至关重要。应保持皮肤清洁，床单、被褥整洁、干燥、平整、无渣屑，勤更换床单、被套，被褥应经常在日光下暴晒。患者应穿着宽松、透气性能良好的衣物，内衣裤及袜子应选择纯棉制品，鞋子的选择应以透气性能好、防潮及保暖为宜，尽量减少对皮肤的刺激。患者应特别注意口腔卫生，经常洗温水浴，每日用温水泡脚，以减少感染，促进全身皮肤及足部血液循环，改善机体营养状况；勤沐浴、更衣，保持皮肤清洁，禁止搔抓皮肤，防止皮肤破损引起感染。对于长期卧床患者，护理人员应协助翻身，防止发生压疮。

3. 饮食护理　饮食治疗是糖尿病患者最基本的治疗措施，对控制糖尿病和促进结核病康复有重要意义。糖尿病为慢性代谢性疾病，治疗上需严格控制饮食。结核病为慢性消耗性疾病，往往表现为消瘦、贫血甚至低蛋白血症等营养不良症状，故肺结核合并糖尿病与单纯糖尿病之间在饮食要求上存在差异，糖尿病合并肺结核要解决严格控制饮食与保证足量营养供给之间的矛盾，使之既能有效控制血糖，又要适当增加营养，以利于结核病康复。合理地控制饮食，可以减轻胰岛 β 细胞的负荷，有利于血糖水平的控制。所以，针对肺结核合并糖尿病患者，要合理配制膳食，选择易消化吸收，富含足够的热量、蛋白质及维生素的营养物质，如以乳类、豆制品、鱼类和瘦肉为主的优质蛋白，在控制饮食方面不必过于严格，总热量的摄取应较单纯糖尿病患者增加 10%左右，才能既控制好血糖水平，又有利于肺结核康复。肺结核合并糖尿病的患者应在医师的指导下采取正确的血糖控制措施，并密切监测血糖变化，为改善饮食和治疗提供依据。

（1）糖尿病合并肺结核的饮食原则。

1）当两病并存时应适当放宽饮食限制，食物成分所占比例为糖类 50% ~60%，蛋白质 20% ~30%，脂肪 15% ~20%。给予高蛋白、高维生素饮食，首选优质蛋白、含糖量低、高纤维素、高维生素的蔬果、粗粮及乳类食品；禁止食用或限制食用对肺结核合并糖尿病病情及治疗有负面影响的食物，如甜食、糖果、糖水、含糖糕点等；脂肪的摄入不宜过高，荤素搭配适当，不要过于油腻，以免影响消化；长期进食高糖、高脂饮食可诱发胰岛素抵抗。建议挑选下类饮食进行搭配，如粳米、大豆、豆腐、豆浆、排骨、鸡肉、鸭肉、鱼肉、猪肉、猪肝、兔肉、牛奶、酸奶、黄豆面、玉米、荞麦、燕麦、芹菜、紫薯、韭菜、山药、黄瓜、南瓜、胡萝卜、白萝卜、香菇、蘑菇、黑木耳、银耳、百合、莲子、枸杞，各色蔬菜及苹果、梨、桃、草莓、番茄等低糖水果，花生油、植物油；少选或不选用的食物有肥肉、无鳞鱼（如带鱼）、油炸食物、辛辣刺激食品、动物油等。

2）两病并存时，饮食上应注意求同存异，合理调控胰岛素抵抗。患者过度消瘦又会因营养不良而加重代谢紊乱，导致并发症的发生和加重病情。因此，糖尿病营养治疗的原则之一是维持理想体重，避免消瘦和肥胖。当两病合并存在时，应在遵循糖尿病营养治疗原则、控制总热量的基础上，适当供给优质蛋白质，改善患者的营养状况。因蛋白质在体内转化为葡萄糖的速度慢，有利于预防低血糖的发生，故睡前加餐可食用牛奶、鸡蛋等富含蛋白质的食品。

3）补充膳食纤维。膳食纤维可有效控制餐后血糖上升幅度，并可控制脂类代谢紊乱。

4）补充微量元素和维生素。微量元素和维生素对胰岛素的合成、分泌、储存、活性和能量底物代谢，以及肺结核的治疗、康复起着重要作用，对于缓解糖尿病和肺结核病情，增强患者抵抗力和免疫力也是非常重要的。

5）饮食安排应注意以下几点。轻体力劳动者按 125.4~146.3kJ/（kg · d）的标准供给热量。蛋白质摄入量占总热量的 15% ~20%，按 1~2g/（kg · d）计算，并且优质蛋白质占 50%以上。一般糖尿病患者每天摄入肉、蛋、鱼共 150g 左右，在合并肺结核时动物蛋白可增加到 200~250g。最好每天饮用 500ml 牛奶，也可摄入一些钙补充剂，同时进食一些动物肝脏或铁剂进行铁的补充。注意多吃新鲜绿叶蔬菜，血糖控制得较好的患者可以补充水果。要保证维生素A、B族维生素、维生素C、维生素D的供给。避免刺激性食物，禁止饮酒。可采取多餐制，每日进食5~6餐，以兼顾两种疾病的饮食治疗。由于肺结核合并糖尿病的患者多采用胰岛素治疗，加餐的目的是维持血糖相对稳定，睡前加餐是防止夜间发生低血糖行之有效的办法。加餐的食物也应在一日饮食计划之内，不可额外多吃。

（2）糖尿病合并肺结核患者血糖控制标准。

1）理想控制。治疗后，糖尿病症状消失，空腹血糖＜7.2mmol/L，餐后2小时血糖＜9.9mmol/L。

2）较好控制。治疗后，糖尿病症状基本消失，空腹血糖＜8.3mmol/L，餐后2小时血糖＜11.1mmol/L。

3）控制不良。治疗后，糖尿病症状仍然存在，空腹血糖＞8.3mmol/L，餐后2小时血糖＞13.8mmol/L。

（二）对症护理

1. 低血糖反应的观察和护理

（1）患者注射胰岛素后，密切观察其有无软弱无力、心悸、头晕、出汗、昏迷、抽搐等低血糖反应。若出现以上反应，应遵医嘱立即给予口服或静脉注射50%高渗葡萄糖溶液，继续给予10%葡萄糖溶液静脉滴注，必要时给予吸氧。

（2）严密监测血糖变化，血糖值异常时应立即通知医师，以便给予及时处理。

（3）根据血糖情况，遵医嘱及时、准确注射胰岛素，合理安排胰岛素的注射时间和进餐时间。如果患者食欲明显缺乏，应及时报告医师，适当调整胰岛素剂量。

2. 查结核分枝杆菌　入院后连续留取痰标本3次，查结核分枝杆菌。咳嗽剧烈者可用镇咳药；发热或咯血时给予对症处理。

3. 呼吸道隔离　糖尿病合并痰结核分枝杆菌阳性的患者，进行呼吸道隔离。开放性结核应住单间，如条件有限，可让同一病种的患者住在一起。

（三）用药护理

1. 注射胰岛素　按医嘱注射胰岛素，严格遵守时间，剂量准确，注射后15~30分钟进食。如出现低血糖反应，及时报告医师，给予相应处理。注射部位应经常更换，防止皮下脂肪萎缩和纤维增生。

2. 应用抗结核药物　要了解患者服药情况，询问患者用药后的不良反应，发现异常及时与医师联系。

3. 定期复查　由于抗结核药有一定的不良反应，加上结核病和糖尿病的相互影响，故在抗结核治疗期间应注意定期到结核病及糖尿病专科门诊随访，定期检查血常规、肝肾功能、胸部X线片、痰菌、尿常规，监测血糖变化。

4. 观察降糖药物反应　肺结核患者多对降糖药物较敏感，特别是在强化治疗时更要注意低血糖的出现，应监测血糖，根据血糖情况及时调整胰岛素用量。另外，在胰岛素治疗及口服降糖药后要及时就餐，以防低血糖的发生。低血糖是可以预防的，患者应随身携带糖果、饼干等食物，如出现心慌、出汗、乏力等症状时即刻进食，以防低血糖发生。

（四）心理护理

肺结核是能够治愈的传染性疾病，糖尿病是终身疾病，需要终身用药。两病并存时，糖尿病会降低肺结核的好转率，其原因可能是糖尿病患者长期高血糖造成的酸性环境有利于结核分枝杆菌的生长，而结核病又会促使糖尿病的症状加重，从而造成患者的思想负担过重。有些患者知道自己的疾病后，感到无所适从。入院后，患者需要隔离，因此，容易产生焦虑、孤独、抑郁、悲观心理，这种不良的心理状态会使血糖增高，加重病情。家属应在护理人员的帮助下，尽量为患者创造一个良好的休养环境，做到空气清新、阳光充足，多与患者沟通、交流，经常鼓励、安慰、支持患者，为患者提供一些介绍糖尿病和结核病相关知识的书籍，使其对疾病的发生、发展、治疗、日常护理及预后有一定的了解，使患者认识到全程治疗的重要性，明白结核病合并糖尿病并不可怕，正确掌握治疗原则和方法，及时与医师沟通，在医师的指导下配合治疗，就能取得很好的治疗效果。

（五）健康教育

1. 加强结核病合并糖尿病患者的教育　使患者严格控制饮食、规律生活、适当运动锻炼、合理用药，以稳定的情绪和愉悦的心情正确对待疾病。

2. 饮食控制是糖尿病治疗的基本措施　应限制动物脂肪的摄入，食盐量每日不超过 6g，合并高血压者每日食盐量少于 3g。多食用纤维素含量较高的食物，可延缓食物的吸收，降低餐后血糖的高峰。

3. 口服降糖药物，注意有无过敏反应及副作用　告知患者结核病合并糖尿病服抗结核药的时间比较长，在血糖控制不好的情况下，治疗效果不明显。

4. 加强患者的心理护理　主动向患者介绍环境，消除患者的陌生感和紧张感，保持环境安静，减少不良刺激。糖尿病患者中老年患者较多，护理患者时应保持冷静和耐心，说话速度要慢，尽量解答患者提的问题，耐心向患者解释病情，使之能积极配合治疗，并得到充分休息。

5. 休息与运动　鼓励患者参加适当的文娱活动、体育锻炼，以促进糖的利用，减轻胰岛负担。可根据患者的病情选择合适的运动方式，如散步、做操、打太极拳等。运动可在饭后 1 小时进行，每天 30~60 分钟，每天 1 次或每周 4~5 次，但应避免可引起过度疲劳、神经紧张的体育活动，以免兴奋交感神经及胰岛 α 细胞等，引起糖原分解和糖异生，导致血糖升高。肺结核合并糖尿病患者，在肺结核急性期合理休息可减少体力消耗，同时也有利于延长药物在病变部位的存留时间，有利于病灶组织的修复，并促进疾病的愈合。在肺结核急性进展阶段，结核中毒症状明显或合并咯血等并发症时，应指导患者绝对卧床休息至缓解期，病情稳定后再适当活动，以散步为主。

6. 出院指导　嘱患者坚持饮食治疗，指导患者掌握自测尿糖的正确方法，以此作为临床调整降糖药物方案的依据。告知患者遵医嘱服用抗结核药物的重要性，嘱咐定期检查血糖、尿糖、血常规、肝功能等，出现问题及时与护理人员取得联系，及时处理异常情况。

五、护理评价

（1）患者多饮、多食、多尿症状是否得到控制，血糖控制是否理想或较好，是否无低血糖情况发生，体重是否恢复或接近正常。

（2）足部有无破损、感染等，局部血液循环是否良好。

（3）发生糖尿病急性并发症时是否得到及时纠正和控制。

（4）患者能否定时遵医嘱服药，观察有无药物不良反应，如有不适应及时就诊。

（5）患者是否定期到医院进行影像学、血常规、肝肾功能及痰菌检查。

（6）患者是否有良好的心理状态，能够正确面对疾病。

第五节　肺结核合并艾滋病患者的护理

一、概述

艾滋病又称获得性免疫缺陷综合征（acquired immuno deficiency syndrome，AIDS）是由人免疫缺陷病毒（*human immunodeficiency virus*，HIV）侵入人体后特异性地侵犯和破坏辅助 T 淋巴细胞（CD_4^+T 淋巴细胞），导致人体免疫系统受损，功能下降。艾滋病容易并发各种机会性感染，肺结核就是艾滋病最常见的机会性感染。近年来，全球结核病疫情出现回升，其原因之一是 HIV 感染和艾滋病的流行；同样，结核感染也可加剧 HIV 感染的病程，两者互为影响。HIV 感染者中有 30% 合并结核，艾滋病和结核病双重感染，可加剧 HIV 感染的病程，造成机体细胞免疫严重受损，加重艾滋病的病死率。结核病和艾滋病同时传播已成为世界范围内最严重的公共卫生问题。

二、护理评估

（一）健康史评估

（1）评估患者有无结核分枝杆菌及 HIV 接触史。

（2）评估患者有无输血史、静脉吸毒史及家族史。

（3）评估患者有无不洁性接触史及冶游史。

（4）评估患者有无免疫力低下的表现。

（5）评估患者对疾病的认识程度、心理社会状况及生活自理能力。

（二）身体状况评估

1. 非典型的症状与体征　HIV 感染初期，会有发热、乏力、咽炎、头痛、口腔、食管或生殖器黏膜溃疡等非典型症状出现；逐渐会出现鹅口疮、口腔黏膜白斑、复发性带状疱疹及发热、体重减轻的全身症状；进一步会出现由细菌、病毒、真菌（如念珠菌）、寄生虫（如卡氏肺孢子虫）等引起的各种机会性感染，症状体征复杂多样，相互重叠，结核病的症状、体征失去了固有的特征。HIV 与结核病双重感染时，常有长期发热、体重减轻＞10%、慢性咳嗽、慢性腹泻、全身瘙痒性皮疹（皮炎）、全身淋巴结肿大、神经精神表现等复杂多样的症状和体征。

2. 肺外结核及播散性结核多见　HIV 感染者随着免疫功能削弱，结核分枝杆菌大量繁殖，经血循环向全身播散，引起多系统多器官结核病变。肺外结核以淋巴结结核最多，其次为结核性胸膜炎、结核性脑膜炎及结核性心包积液等。

（三）辅助检查评估

1. 实验室检查

（1）HIV 抗体检查阳性。

（2）免疫学检测。CD_4^+ 细胞计数减少、CD_4^+/CD_8^+ 比值下降等。

（3）结核菌素（PPD）试验阳性率低。

（4）痰结核分枝杆菌检查阳性率低。HIV 感染及艾滋病并发肺结核的分枝杆菌检查阳性率低，可通过纤维支气管镜刷检、灌洗液图片和培养检查或纤支镜下肺活检可提高检出率。

（5）其他检查。血常规、红细胞沉降率、抗 HCV-IgM 及 HCV-RNA、抗巨细胞病毒（CMV）-IgM、HBsAg 及抗 HBC、痰培养及穿刺液检查等。

2. X 线检查　艾滋病并发肺结核胸部 X 线表现多不典型。

（1）HIV 感染早期并发的肺结核，X 线表现与单纯肺结核相似。

（2）艾滋病并发的肺结核，常有以下特点。

1）双肺弥漫性粟粒样病变多见。

2）病变广泛，可侵及多个部位，早期肺上叶病变多见。

3）CD_4^+ 细胞计数＞ 300 个 / 微升，肺结核呈典型改变；CD_4^+ 细胞计数＜ 300 个 / 微升，病变呈播散性，可波及两肺或其他器官。

4）可伴有肺门纵隔淋巴结肿大。

5）也可呈弥漫性间质浸润。

6）常伴有胸腔积液、腹腔积液、心包腔积液。

3.CT 检查　CT 主要表现为肺段阴影、小叶融合阴影及腺泡样结节等多种病灶阴影共存，呈双肺随机分布，病灶中心浓密，周围浅淡而模糊。

（四）心理社会评估

（1）评估患者是否有恐惧、焦虑、抑郁、悲观等不良心理。

（2）评估患者经济情况：肺结核与艾滋病均有传染性，治疗期长，费用高。

（3）评估患者家庭及社会的支持情况：肺结核合并艾滋病患者不仅要面对疾病的折磨、死亡的威胁，还要承受来自社会和家庭的压力和歧视。

（4）评估患者精神及情绪是否稳定，有无报复、自杀等倾向。

三、常见护理诊断问题

1. 焦虑、抑郁、恐惧　与肺结核合并艾滋病预后不良、疾病折磨、担心受到歧视有关。

2. 有传染的危险　与血液及体液具有传染性有关。

3. 有皮肤完整性受损的危险　与腹泻以及慢性生殖器官的念珠菌或疱疹损害引起的会阴部和肛门的表皮剥脱有关。

4. 营养失调（低于机体需要量）与慢性腹泻、胃肠道吸收不良、厌食，或口腔、食管黏膜的损伤有关。

5. 有感染的危险　与免疫功能受损有关。

6. 有自杀的危险　与精神受创有关。

7. 社交孤立　与害怕被排斥或实际被排斥有关。

8. 气体交换功能受损　与肺内感染有关。

9. 活动无耐力　与肺结核造成体力消耗、合并肺炎和真菌感染有关。

10. 知识缺乏　缺乏与病情、药物治疗、家庭护理、感染控制有关的知识。

四、护理计划与实施

（一）护理目标

（1）患者可以正视现实，增强应对能力，恐惧感消失。

（2）患者免疫功能改善，降低感染发生率。

（3）患者各种感染及肿瘤得到控制，活动耐力增加。

（4）能摄入足够的营养物质，营养状况得到改善。

（5）能获得必要的社会信息，得到亲友关心，自卑心理减轻或消失，社会联络增加。

（6）能说出艾滋病的传播方式，并采取预防措施，未发生艾滋病的传播。

（二）护理措施

1. 心理护理　与患者多沟通，了解患者的心理状态，及时、有效地进行心理疏导；在治疗、护理操作时既要严格执行消毒隔离措施，又不要表现出恐惧心理，并注意保护患者隐私，使患者树立战胜疾病的信心，积极配合治疗；鼓励患者珍爱生命、遵守性道德，充分利用有效的社会资源及信息，积极地融入社会；教育患者家属、亲友正确对待患者，并增加其与患者沟通的机会，帮助患者增加必要的社会联络，获取社会支持，帮助他们树立生活的信心，同时注意自我防护，防止 HIV 的进一步传播。

2. 休息与活动 将患者安置于清新、安静、舒适的隔离病室内，采取严格的血液、体液隔离措施，实施保护性隔离，防止各种机会性感染。急性感染期、艾滋病期应绝对卧床休息；无症状感染期者可从事正常工作、学习，但应避免劳累；症状明显的患者应卧床休息，护理人员协助患者做好生活护理，患者待症状减轻后可逐步起床活动，动静结合，适当进行一些力所能及的活动，使活动耐力逐步提高。

3. 饮食护理 创造良好的进食环境，鼓励患者摄取高热量、高蛋白、高维生素、清淡易消化饮食。呕吐者可遵医嘱在饭前 30 分钟给予止吐药，腹泻但能进食者应给予少渣、少纤维素、高蛋白、高热量、易消化的流质或半流质饮食；鼓励患者多饮水或果汁、各种肉汤等；不能进食、吞咽困难者给予鼻饲或遵医嘱静脉高营养；每周测 1 次体重。

4. 病情观察 观察生命体征、神志、营养状况、体重等；密切观察发热的程度，有无肺部、胃肠道、中枢神经系统、皮肤黏膜等机会性感染表现和恶性肿瘤等。及早发现，及时治疗。

5. 症状护理 患者可出现体重下降、乏力、发热、咳嗽、胸闷、气促、腹泻等症状，并持续多日以上，导致生活质量和治疗信心受到严重影响。

（1）咳嗽、咳痰的护理。持续低流量吸氧以减轻患者呼吸困难及焦虑感，并指导患者进行呼吸锻炼，采取雾化吸入，促进有效的排痰。

（2）腹泻的护理。对腹泻患者遵医嘱给予抗生素、止泻剂，严重者静脉补液，以维持水、电解质平衡；同时做好肛周护理。对发热患者做好相应的护理。对呼吸困难、发绀者给予吸氧，协助患者取舒适体位以利呼吸，遵医嘱使用有效抗生素。

（3）皮肤及黏膜护理。加强皮肤、口腔护理，预防继发感染。床铺应平整、干燥、清洁，对卧床不起的患者定时翻身、拍背以防发生压疮和肺部感染；注意口腔黏膜破损或继发感染，必要时遵医嘱给予抗生素，口唇干裂时可涂润滑剂。

6. 用药护理　艾滋病合并结核分枝杆菌感染，两种疾病相互影响、互为因果。结核病合并艾滋病患者的治疗原则和方法与 HIV 阴性患者相同，结核病可以治愈，但复发率与病死率更高，抗结核治疗及抗 HIV 治疗可提高患者的生活质量及延长生命。

（1）及早进行规范抗结核治疗，化疗应遵循早期、联合、适量、规范、全程的原则。

（2）告知患者应坚持规律用药，完成规定疗程，90%以上的初治肺结核患者是可以治愈的，坚定患者治疗的信心。

（3）护理人员应注意做好用药指导。抗结核药和抗 HIV 药均有不良反应，患者常常因药物的毒副反应而中断治疗，用药过程中注意观察有无胃肠道反应、肝肾毒性、神经系统毒性等，出现反应及时报告医师，并配合处理。

（三）职业防护及消毒隔离

1. 职业防护

（1）医源性感染的控制是预防艾滋病传播的关键之一，主要包括防止体液和血液传播，防止患者用过的锐器如注射器误伤皮肤而造成感染。若皮肤被锐器损伤，处理方法有以下 3 种。

1）用肥皂和清水冲洗污染的皮肤，用生理盐水冲洗黏膜。

2）如有伤口，应轻轻挤压，尽可能挤出损伤处的血液，用肥皂水或清水冲洗。

3）伤口用消毒液（如 70%乙醇、0.5%碘伏等）浸泡或涂抹消毒，并包扎伤口。被暴露的黏膜，应用生理盐水或清水冲洗干净。

（2）预防用药。

1）用药时间。预防性用药应当在发生 HIV 职业暴露后尽早开始，最好在 4 小时内实施，最迟不得超过 24 小时；超过 24 小时的，也应当实施预防性用药。

2）用药方案。预防性用药方案分为基本用药程序和强化用药程序。①基本用药程序：两种反转录酶抑制剂，使用常规治疗剂量，连续服用 28 天。如齐多夫定与拉米夫定联合制剂每次 300mg，每日 2 次，连续服用 28 天，或参考抗病毒治疗指导方案。②强化用药程序：强化用药程序是在基本用药程序的基础上，同时增加一种蛋白酶抑制剂，如硫酸茚地那韦或利托那韦，均使用常规治疗剂量，连续服用 28 天。

2. 消毒隔离

（1）被血液、体液污染的被褥、衣物经高压灭菌后与一般同类物品统一清洗。

（2）患者的痰液、呕吐物、排泄物用含氯消毒液浸泡 4 小时后进行处理。

（3）盛放标本的容器必须坚固，以防渗漏与破损，容器外不得污染，并做好特殊标记，标本用过后，经消毒处理再弃掉，化验单要始终保持清洁，不得与标本及容器直接接触，更不许把化验单缠在容器外送检。

（4）实施治疗护理时需穿隔离衣，戴一次性手套，接触被 HIV 阳性污染的血液和体液这种高风险性操作时需戴双层手套。

（5）尸体处理时戴口罩和手套、穿隔离衣，所有伤口、针孔应用含氯消毒剂消毒处理，再以防水敷料包好，用浸透含氯消毒剂的棉球将身体七孔填塞，用一次性尸单包裹尸体，在外面做好隔离标志。房间物品必须进行终末消毒。

（四）健康教育

1. 做好用药指导　详细讲解药物治疗的不良反应和应对方法，使患者密切配合治疗及护理。

2. 教会患者自我观察　使患者了解感染的症状和体征，了解危急症状，学会必要时采取应急措施和恰当的护理。

3. 生活指导　注意个人卫生，尽量避免到公共场所，不要接触有传染性疾病的患者。颈部淋巴结肿大、有皮疹者不要穿高领、紧身衣服及用手搔抓，以免擦破皮肤导致感染。教会家属与看护人掌握自身防护的知识和方法，直接参与护理者应注意皮肤有破损时不能接触患者，孕妇、儿童应尽量避免接触患者。

4. 预防疾病传播指导　要控制 HIV 传播，必须做好预防疾病传播的指导。根据患者受感染的途径，有针对性地帮助和指导他们戒除不良行为，如通过静脉注射毒品的患者劝其戒毒，节制性生活，双方均为 HIV 感染者进行性生活时使用双层避孕套，可防止其他致病菌交叉感染，注意避孕，禁止哺乳、献血、供组织和器官；生活中发现皮肤、黏膜损伤要妥善包扎，防止血液污染物品；控制结核病传播，对肺结核合并艾滋病患者，注意呼吸道隔离，防止结核病传播。

5. 心理指导　患者一经确诊，多有否认、敌对、焦虑、悲观、绝望等心理反应。护理人员应平等待人，不歧视艾滋病患者，做好家属的思想工作，实施保护性治疗。总之，要针对不同患者、不同发病时期出现的不同心理问题，根据不同文化背景、不同的社会境况及不同个体素质，因人而异地提供个性化心理护理，使患者的心理问题得到解决，配合治疗护理。

五、护理评价

（1）患者是否保持良好的心理状态，树立战胜疾病的信心。

（2）患者能否自我观察，了解感染的症状和体征，了解危急症状，并学会必要时采取应急措施和恰当的护理。

（3）患者是否提高依从性，能够积极配合治疗并主动预防疾病传播。

（4）患者的症状是否得到明显改善。

第六节　重症肺结核患者的护理

一、概述

结核病是一种慢性传染病，可侵及全身各系统、各脏器，其中肺结核为最常见的类型，约占结核病的85%。由于营养不良、抵抗力低下、反复发作等原因，肺结核病情可进展为重症肺结核。重症肺结核是指各型血行播散型肺结核、3个肺野以上的浸润型肺结核及慢性纤维空洞型肺结核。患者排菌量大，病变活动，病损广泛，机体免疫力低下，随着干酪样坏死空洞的形成，肺纤维化、肺气肿和损毁肺等不可逆性病变的增多，可合并肺感染、咯血、自发性气胸等，极易发生呼吸衰竭。随着医学科学的发展，可增加重症医学科（ICU）的建立，利用先进仪器和设备对危重患者提供有效的抢救、治疗和护理，提高重症肺结核患者的抢救成功率。

重症肺结核患者的病情变化迅速，护理人员应熟练掌握相关的监测技术、使用方法、指标及临床意义，动态观察病情变化，根据检验结果对患者进行及时、完整、准确的评估，主动积极地采取纠正措施，使患者得到有效救治。以下介绍重症肺结核ICU监测技术及相关概念。

（一）呼吸频率和模式监测

1. 临床观察法　用肉眼观察患者的呼吸频率、模式、活动度等。

重症肺结核患者常因肺部呼吸面积减损而出现程度不同的呼吸困难，望诊可见胸廓不对称，患侧呼吸运动减弱，胸廓塌陷，触诊气管向患侧移位。结核病合并下列症状时可引起不同程度的呼吸困难，如肺不张、胸腔积液、气胸、广泛的胸膜增厚、损毁肺等。重症肺结核患者常见的异常呼吸模式有以下几种。

（1）潮式呼吸（Cheyne-Stokes 呼吸）。呼吸由浅慢逐渐变为深快，然后再由深快逐渐变为浅慢，之后经过约 20 秒呼吸暂停，再开始重复如上过程，即呼吸呈周期性“浅慢—深快—浅慢—暂停”；呼吸过程中呼吸暂停时间可变，呼吸周期 30 秒至 2 分钟。肺结核合并糖尿病发生昏迷、肺结核并发充血性心力衰竭时。

（2）间断呼吸（Biot's 呼吸）。不规则的间歇呼吸，一段时间加强呼吸，之后呼吸突然停止，然后又突然开始呈周期性“深呼吸—呼吸停止”。见于肺结核并发尿毒症时。

（3）深度呼吸（Kussmal's 呼吸）。快速规律的深呼吸，呼吸频率超过 20 次 / 分。见于肺结核合并糖尿病酮症酸中毒及出现呼吸性酸中毒时。

（4）长式呼吸（Apeustic 呼吸）。长时间喘息、吸气后紧跟短的、无效的呼气。多见于肺结核患者发生大咯血时。

2. 多功能心电监护仪监测法　根据呼吸时胸廓大小的改变引起两电极间电阻抗的变化来监测呼吸频率和呼吸模式。

3. 测温法　通过置于鼻孔或口处的热敏组件，连续测量呼吸气流的温度来监测呼吸频率和模式。

（二）体温监测

发热是肺结核的常见症状之一，表示病灶处于活动或恶化进展阶段。加强体温监测不仅能及时了解病情变化，并可根据情况采取相应的治疗护理措施。

体温监测常用玻璃管汞体温计和电子测温仪两种监测工具。

1. 玻璃管汞体温计　临床护理中常用玻璃管汞体温计测体温，此方法操作方便、易于消毒，但具无连续性、易碎、重症肺结核患者极度消瘦测皮肤温度不准确等缺点。

2. 电子测温仪　主要有热敏电阻测温器或热电偶测温器，带测温头的导线状温度传感器可以按需要置入不同位置的部位和深度，亦可根据特殊要求将测温头放置于某些导管内，常用于 ICU 内不规则发热的患者。

（三）胸部X线检查

每日床旁X线检查，有利于观察病情变化，还可清楚地观察气管插管、气管切开套管、胃管、胸腔引流管、动脉或静脉插管等的准确位置，为诊断、治疗和护理提供可靠的依据。

（四）脉搏血氧饱和度（SpO_2）监测

重症肺结核患者发生呼吸衰竭和急性呼吸窘迫综合征（ARDS）时，监测SpO_2不仅能精确调节最低吸入氧浓度，减少氧中毒，还能确定患者行机械通气的时机，选择合适的通气方式，为撤离呼吸机和拔除气管导管提供参考。

1. 检测方法和原理　脉搏监测血氧饱和度是一种无创性连续监测动脉血氧饱和度（SaO_2）的方法。将传感器置于患者的手指、脚趾、耳垂或前额处，传感器根据氧合血红蛋白和解氧血红蛋白在红光和红外光场下有不同的吸收光谱的特性，获取血氧饱和度数值。

2. 指标判读　一般情况下，SpO_2的数值与动脉血氧分压值相关，正常值大于95%。SpO_2监测可用于评估患者对呼吸机治疗、吸痰和撤离呼吸机等的反应。

3. SpO_2监测特征　SpO_2监测具有无创、连续、方便、快捷等优点，但监测时应注意避免影响因素，尽可能获得准确的临床信息。

（五）动脉血气监测

动脉血气监测有着非常重要的临床意义，血气分析结果能帮助判断患者有无呼吸功能障碍和酸碱平衡失调，为及时采取有效治疗护理措施提供重要依据。

1. 动脉血氧分压（PaO_2）　指物理溶解于动脉血液中的氧产生的张力，正常值为80~100mmHg（1mmHg=0.133kPa），随年龄增长而降低。动脉血氧分压低于80mmHg称为低氧血症，低于60mmHg为呼吸衰竭的诊断依据，低于40mmHg提示细胞代谢缺氧，严重威胁生命。

2. 动脉血二氧化碳分压（$PaCO_2$）　指物理溶解于动脉血液中的二氧化碳产生的张力，正常值为35~45mmHg。动脉血二氧化碳分压由肺调节，通气不足时动脉血二氧化碳分压升高，出现呼吸性酸中毒；通气过度时动脉血二氧化碳分压降低，出现呼吸性碱中毒。

3. 酸碱值（pH） pH 为血液中氢离子浓度的负对数，正常值为 7.35~7.45。

4. 动脉血氧含量（CaO_2） 指 100ml 动脉血液中所含氧的毫升数，正常值为 8.55~9.45mmol/L（19~21）ml/dl。

5. 动脉血氧饱和度（SaO_2） 指单位血红蛋白含氧百分数，或与氧结合的血红蛋白百分数，正常值为 93%~99%。

6. 碳酸氢根（HCO_3^-） 反映代谢方面情况的指标。

（1）实际碳酸氢根（AB）：直接从血浆测得数据，受代谢和呼吸双重影响。当 $PaCO_2$ 升高时，HCO_3^- 升高，正常值为 21~27mmol/L。

（2）标准碳酸氢根（SB）：在隔绝空气、37℃、$PaCO_2$ 为 40mmHg、SaO_2 为 100%时测得的 HCO_3^- 含量。不受呼吸因素的影响，基本反映体内 HCO_3^- 储量的多少，比 AB 更为准确，但不能测出红细胞内缓冲作用，也不能反映全部非呼吸酸碱失衡的程度。正常值为 22~27mmol/L。健康人 AB 与 SB 的值一致，酸碱失衡时两值不一致：AB ＞ SB，存在呼吸性酸中毒；AB ＜ SB，存在呼吸性碱中毒。

7. 剩余碱（BE） BE 反映缓冲碱的变化情况，正常值为 -3~3mmol/L。BE 为正值提示代谢性碱中毒，BE 为负值提示代谢性酸中毒。

二、护理评估

（一）健康史评估

既往有无慢性肺疾病或与肺疾病相关的住院史。询问以往有无呼吸困难发作，每次发作与体力劳动、体位、季节、气候的关系；有无心脏病、糖尿病及肾脏疾病等；近期是否接触过放射治疗及胸腹腔手术；有无吸入刺激性气味和粉尘；有无过敏史。

（二）身体状况评估

1. 评估患者发病缓急　观察患者的临床表现，如呼吸困难程度、是否发绀、有无精神神经症状，是否有心动过速、心律失常，是否有消化道出血等。

2. 评估有无异常呼吸　观察呼吸的频率、节律和深度，有无呼吸形态的改变，有无异常呼吸音，有无胸廓畸形及异常运动、鼻翼扇动、“三凹征”等，有无皮肤苍白或发绀。

3. 评估伴随身心状况及症状　轻度呼吸困难患者常有疲乏、情绪紧张、失眠等现象；重症者由于缺氧、二氧化碳潴留，出现烦躁不安、意识模糊、嗜睡，甚至昏迷。同时了解有无发热、胸痛、咳嗽、咳痰、粉红色泡沫痰、心悸、发绀、面色苍白、四肢厥冷等伴随症状。

（三）辅助检查评估

1. 实验室检查　检查血常规、动脉血血气分析、血清电解质以了解有无贫血、电解质和酸碱平衡紊乱；还可根据病情选做其他检查，如血糖及酮体、血尿素氮和肌酐等。

2. 影像学检查　可进行 X 线检查，因心肺疾患引起的呼吸困难多有明显的 X 线征象，不同疾病可有相应的变化。

3. 支气管镜检查　可直接观察支气管的病变，并可采取细胞或组织进行生化、免疫、细菌等检查。

4. 肺功能检查　了解慢性呼吸困难患者肺功能损害的性质与程度。

5. 心脏检查　怀疑由心脏疾病引起的呼吸困难患者应做心电图、超声心动图、心向量图等检查。

（四）心理社会评估

评估患者的心理社会状况，呼吸衰竭患者常因呼吸困难产生焦虑或恐惧。出于治疗的需要，患者可能需要接受气管插管或气管切开，进行机械通气治疗，由此加重焦虑情绪。各种监测及治疗仪器也可能加重患者的心理负担。因此，应了解患者及其家属对治疗的信心和对疾病的认知程度。

三、常见护理诊断问题

1. 清理呼吸道无效

（1）主要特征。咳嗽无效或没有咳嗽，不能排除呼吸道分泌物。

（2）次要特征。呼吸音异常，呼吸速率、节律、深度异常。

2. 焦虑

（1）患者在无呼吸机支持时不能有效地进行呼吸。

（2）患者不能维持正常的气体交换。

（3）患者对预后充满恐惧感。

3. 语言沟通障碍

（1）与思维混乱有关。

（2）与脑缺血有关。

（3）与语言能力出现障碍有关，气管内插管、气管切开术使脑组织缺氧和 CO_2 潴留，导致语言表达障碍、意识障碍。

（4）与听力受损有关。

4. 有感染的危险

（1）病理生理因素。与患者机体防卫功能受损有关，继发于慢性疾病、癌症、肾衰竭、糖尿病、免疫抑制、免疫缺陷、白细胞改变或不足、呼吸系统紊乱、肝脏疾病。

（2）治疗因素。与微生物局部侵入有关，继发于手术、气管切开、肠内喂养。

（3）情境因素。

1）与患者防卫功能受损有关，继发于长期不活动、长时间住院、营养不良、感染史。

2）与病原体接触（从医院获得）有关。

5. 有皮肤完整性受损的危险

（1）病理生理因素。与降低组织的血液供应和营养有关，继发于糖尿病、贫血、心肺功能失调、体温过高、营养失调、肥胖、脱水、水肿、瘦弱、营养不良。

（2）治疗因素。

1）与降低组织的血液供应和营养有关，继发于禁食状态。

2）与机械刺激或压力的影响有关，继发于约束带、鼻胃插管、气管插管。

（3）情境因素。

1）与化学性创伤有关，继发于排泄、分泌、毒剂或有害物质的刺激。

2）与继发的活动障碍有关。

3）与体格消瘦有关。

6. 自理能力缺陷综合征　与继发的缺乏合作有关。

7. 睡眠形态紊乱

（1）入睡或保持睡眠状态困难。

（2）烦躁、情绪异常。

8. 便秘

（1）病理生理因素。与因缺氧造成的肠蠕动降低有关；与梗阻有关。

（2）治疗因素。与麻醉和外科手术对肠蠕动的影响有关。

（3）情境因素。与肠蠕动减少有关，继发于不能活动、缺乏锻炼；与不能在排便时独处有关。

9. 腹泻

（1）病理生理因素。与吸收不好或炎症有关；与感染过程有关。

（2）情境因素。与个人对一些细菌、病毒或寄生虫没有免疫力有关。

10. 不舒适

（1）与不活动或姿势不当有关。

（2）与留置各种管道有关。

11. 气体交换受损

（1）主要特征：用力时感到呼吸困难。

（2）次要特征：意识模糊或紧张不安；嗜睡及疲劳；肺血管阻力增加；氧含量降低、氧饱和度降低，经血气检查测定二氧化碳增加；发绀。

12. 营养失调

（1）主要特征：摄入饮食低于推荐的每日供应量，体重下降。

（2）次要特征：体重低于标准体重和身高的 10%~20%。

13. 口腔黏膜改变

（1）与感染有关，如糖尿病。

（2）与机械刺激有关，继发于气管内插管或鼻胃管。

（3）与营养不良有关。

（4）与唾液分泌减少有关。

14. 有误吸的危险

（1）与意识水平下降有关，继发于麻醉、昏迷。

（2）与咳嗽和呕吐反射抑制有关。

（3）与咽喉反射抑制有关，继发于气管切开或气管内插管、镇静。

（4）与一次喂入量过多有关。

四、护理计划与实施

（一）病情观察

观察患者的意识状态、呼吸、血压、脉搏、尿量、胸部体征、体温、皮肤、血气、痰等的变化。

1. 意识状态　观察患者处于清醒、浅昏迷或深昏迷状态。

2. 呼吸　机械通气过程中要密切监测患者自主呼吸的频率、节律与呼吸机是否同步。

3. 胸部体征　机械通气时，注意观察两侧胸廓活动度、呼吸音是否对称，否则提示气管插管进入一侧气管或有肺不张、气胸等情况。

4. 脉搏　机械通气时气道内压力增高、回心血量减少，可引起血压下降、心率反射性增快。

5. 体温　体温升高是感染的一种表现，也意味着氧耗量及二氧化碳产量增多；体温下降伴皮肤苍白湿冷，则是休克的表现，应找出原因，采取相应措施。

6. 尿量　由于心输出量减少和血压下降，可引起肾血流灌注减少，血中抗利尿激素、肾素和醛固酮水平升高，使尿液的生成与排出减少。

7. 皮肤　皮肤潮红、多汗和表浅静脉充盈，提示有二氧化碳潴留；肤色苍白、四肢末梢湿冷，提示有低血压、休克或酸中毒的表现。在机械通气过程中，如出现表浅静脉充盈怒张，提示周围静脉压增高，循环阻力增加，应及时通知医师，对呼吸机参数进行调节。

8. 痰液的观察　根据痰液量、颜色及性状的改变，正确判断病情变化并采取相应的治疗措施。

（二）维持安全及有效的通气治疗

（1）机械通气时最重要的是维持连续性及紧密性，以确保患者获得足够的供氧和通气。

（2）为确保体弱患者在发生意外时及早得到抢救，呼吸机报警系统要保持启动。

（3）护理人员要在床旁监测，以防发生意外；观察患者是否因病情恶化或机械障碍引起呼吸窘迫和呼吸衰竭。

（4）床旁要有简易呼吸器、吸痰装置及其他急救用品，以便急救时使用。

（5）躁动的患者必要时应给予肢体约束，以防患者在无意中拔除气管插管而发生生命危险。

（三）维持足够的供氧

（1）按医嘱设定呼吸机参数，随时检查，保证呼吸机未被意外改动。

（2）留置胃管，及时引流胃内过多的空气和液体，以减轻胃胀，增进肺部扩张。

（3）使用加湿器，以防因气道分泌物过多而产生气道阻塞，配合胸部物理疗法，促进患者气道内分泌物排出。

（4）机械通气期间，遵医嘱使用镇静剂和止痛剂，以减少不适及焦虑。必要时，应放置防咬牙垫或防咬器于患者口中。

（5）根据病情定时为患者变换体位，这不仅可以防止压疮的发生，也可以促进肺内气体的分布变化，减少肺内痰液的潴留。

（四）提供人工气道有关的护理

1. 环境管理

（1）在医院未设置 ICU 的情况下，将患者置于单人房间，便于管理和抢救治疗。

（2）室内给予通风，每日用含氯消毒液擦拭房间地面 4 次。

（3）保持室内温度 24℃ ±1.5℃，湿度 60%~70%。

（4）严格执行消毒隔离制度，定期做空气培养。

（5）正确运送和管理患者的检验标本。

2. 人员

（1）限制探视与工作人员，进入室内者应戴好帽子、口罩，进出病房时严格执行洗手制度。

（2）谢绝上呼吸道感染者入内。

3. 套管的固定

（1）插管后应拍胸部 X 线片，调节插管位置使之位于左、右支气管分叉隆突上 1~2cm。

（2）记录插管外露长度。经口插管者应从门齿测量，经鼻插管者应从外鼻孔测量。

（3）固定好插管位置后，每班测量 1~2 次并记录。

（4）用通透性良好的水胶型皮肤贴膜将导管固定于口腔周围。

（5）气管切开伤口不宜过大，否则插管易脱出。

（6）对神志不清、躁动不安的患者应给予适当的肢体约束，必要时应用镇静剂，尽量减少患者头部的活动或强调头颈部一致转动。

（7）寸带的松紧以能容纳一个手指为宜。

4. 气囊的管理　气囊充气后，压迫在气管壁上，可达到密闭固定的目的，保证潮气量的供给，预防口腔和胃内容物的误吸。但气囊充气量过大，压迫气管黏膜过久，会影响该处的血液循环，导致气管黏膜损伤，甚至坏死。气管的毛细血管压力为 20~30mmHg，达 22mmHg 时对气管血流具有损伤作用，在 37mmHg 时可完全阻断血流。最理想的气囊压力应小于毛细血管渗透压 25cmH_2O。可以采用最小闭合容量技术及最小漏气技术掌握气囊充气量。

5. 人工气道的湿化　人工气道建立后，使患者失去鼻腔等上呼吸道对吸入气体的加湿加热作用，气体直接进入气道，并且机械通气时被送入流速、容量较大的气体，使呼吸道失水，痰液变黏稠，损伤黏膜纤毛运动系统的功能，使痰液不易排出，甚至阻塞人工气道。吸入气温一般为 32~37℃，若在 32℃以下，气温不足，达不到湿化的目的；若温度在 40℃以上，会造成气道损伤。

6. 吸痰　建立人工气道的患者，因会厌失去作用，咳嗽反射减低，使咳痰能力丧失，因此，吸痰至关重要。

（1）吸痰前必须预吸氧。使用连接氧源的简易呼吸器进行手动充气 2~3 分钟。机械通气患者给予纯氧吸入 3~5 分钟。

（2）吸痰管插入过程中不能带负压，以避免过度抽吸致肺萎陷。在吸痰管逐渐退出的过程中打开负压，抽吸时旋转吸痰管，并间断使用负压，不仅能增强吸引效果，还能减少黏膜的损伤。

（3）吸痰动作要轻快，每次吸痰时间不宜超过 15 秒，每次吸引间期应吸入纯氧。

（4）吸痰过程中密切监测心电、血压和脉搏血氧饱和度。一旦发生异常，立即停止抽吸，并吸入纯氧。

（5）在整个吸痰过程中应严格遵守无菌操作。

（6）气道分泌物的抽吸应掌握指征，患者有分泌物潴留的表现时再进行吸引。吸痰过度会刺激气管黏膜，使分泌物增加。

（7）吸痰管的外径以能顺利插入的最大外径为妥，一般应略小于人工气道内径的1/2。

（8）吸引时负压不得大于50.7mmHg，以免损伤气道黏膜。尤其对支气管哮喘患者，应避免吸引时的刺激，以免诱发支气管痉挛。

7. 人工气道常见的并发症

（1）气道黏膜溃疡、感染、出血及气道狭窄。

（2）气管食管瘘。

（3）人工气道堵塞。

（4）气管导管脱出。

（5）感染。

（五）维持足够的心输出量及组织灌注

（1）间歇正压通气能够令胸腔内的压力增大，导致心脏受压，心脏的回流、输出、组织灌流因而减少。

（2）观察患者的血压、脉搏、心电活动、尿量及外周组织灌注情况，及早发现病情变化。

（六）维持胃肠道的正常功能及提供足够的营养

（1）尽早留置鼻胃管。

（2）应用胃黏膜保护剂。

（3）确保患者摄取足够的营养，协助患者进行肢体锻炼，轻度活动可以促进胃肠蠕动。

（4）不能采用鼻胃管鼻饲者，尽早应用全肠外营养。

（七）预防感染

（1）护理人员应该勤洗手，减少院内感染。

（2）严格执行无菌操作技术。

（3）减少呼吸机管道不必要的拆卸，以防管路内的细菌播散到病房中。

（4）监测感染。

（八）维持基本的生理照护

1. 眼部护理　定时为患者滴人工泪液，帮助患者闭眼，以防止眼睛受损。

2. 口腔护理　可减少口腔溃疡及口腔定植菌的误吸。

3. 皮肤护理　保持患者的皮肤清洁干燥，经常变换体位，按摩皮肤受压部位，以防发生压疮。

4. 排泄护理　观察患者排泄功能是否正常，找出原因，对症处理。尿失禁患者及早留置尿管，晨晚间护理时给予会阴冲洗，大便失禁患者及时给予肛周护理。

5. 肢体护理　长期卧床患者应定时协助进行肢体活动，帮患者穿上抗栓塞长袜，以免发生下肢静脉栓塞。

（九）心理支持

（1）提供舒适的环境，比如室内安装柔和的灯光，保持安静，控制病室的湿度和温度。

（2）钟表放在患者视线所及范围内，帮助患者建立准确的时间定向力。

（3）与患者保持沟通，不能说话的患者给纸和笔或利用眼神及肢体语言交流。

（4）患者焦虑时，护理人员应给予适当的心理安慰和支持。

五、护理评价

（1）患者是否发生误吸，痰液稀释为Ⅰ度，易于吸出。

（2）患者是否表现出有效咳嗽及肺部气体交换增加，呼吸道是否通畅。

（3）患者的生命体征、血氧饱和度及各项检查结果是否均有所改善。

（4）患者的营养状况是否得到改善。

（5）患者是否发生压疮。

（6）患者是否能保持稳定的情绪、良好的心态。

（7）患者气管插管期间是否能与护理人员进行有效的沟通。

（8）患者应用呼吸机辅助期间肢体功能是否得到了锻炼。

（李东霞　矫晓克　聂菲菲　刘　荣　王秀军　安　丽　任　珍）

参考文献

[1] 苏鸿熙 . 重症加强监护学 . 北京：人民卫生出版社，1996.
[2] 刘又宁 . 机械通气与临床 . 北京：科学出版社，1998.
[3] 谈光新 . 结核病现代诊疗 . 江苏：江苏科学技术出版社，2000.
[4] 张敦熔 . 现代结核病学 . 北京：人民军医出版社，2000.
[5] 周郁秋 . 社区护理学 . 北京：华夏出版社，2000.
[6] Carpcnito LJ. 护理诊断手册 . 北京：科学技术文献出版社，2001.
[7] 张珍祥 . 内科学 . 北京：人民卫生出版社，2001.
[8] 姜亚芳，余利君 . 健康评估 . 北京：中国协和医科大学出版社，2002.
[9] 陈丽华 . 内科护理学 . 北京：人民卫生出版社，2002.
[10] 王肇俊，尤犁明，孙国真 . 内科护理学 . 北京：人民卫生出版社，2002.
[11] 梁涛，郭爱敏 . 临床护理学 . 北京：中国协和医科大学出版社，2002.
[12] 谢惠安，阳国太，林善梓，等 . 现代结核病学 . 北京：人民卫生出版社，2002.
[13] 严碧涯，端木宏谨 . 结核病学 . 北京：人民卫生出版社，2003.
[14] 彭卫生，王英年，肖成志 . 新编结核病学 . 北京：中国医药科技出版社，2003.
[15] 端木宏谨 . 结核病防治 . 北京：中国协和医科大学出版社，2004.
[16] 肖和平 . 结核病防治新进展 . 上海：复旦大学出版社，2004.
[17] 王保国，周建新 . 实用呼吸机治疗学 .2 版 . 北京：人民卫生出版社，2005.
[18] 马玙，朱莉贞，潘毓萱 . 结核病 . 北京：人民卫生出版社，2006.
[19] 刘成玉，靳艳，朱大乔 . 健康评估 . 北京：人民卫生出版社，2006.
[20] 刘淑媛，陈永强 . 危重症护理专业规范化培训教程 . 北京：人民军医出版社 .2006.
[21] 陈红琴 . 实用 ICU 护理手册 . 北京：人民军医出版社，2006.
[22] 张波，高和 . 实用机械通气治疗手册 .2 版 . 北京：人民军医出版社，2006.
[23] 周建新，席修明 . 机械通气与呼吸治疗 . 北京：人民卫生出版社，2007.
[24] 尤黎明，吴瑛 . 内科护理学 .4 版 . 北京：人民卫生出版社，2008.
[25] 许绍发，李琦，张静波，等 . 耐药结核病临床医生使用指南 . 北京：中国疾病预防控制中心，

2008.
[26] 徐丽华，钱培芬．重症护理学，北京：人民卫生出版社，2008.
[27] 王丽娟．实用结核病护理学．北京：科学出版社，2009.
[28] 唐神结．耐药结核病防治手册．北京：人民卫生出版社，2009.
[29] 闻曲．刘义兰．喻姣花．新编肿瘤护理学．北京：人民卫生出版社，2011.
[30] 高微微，李琦，高孟秋，等．特殊人群结核病治疗．北京：科学出版社，2011.
[31] 尹洪云，张青，唐神结．临床结核病学．北京：人民卫生出版社，2011.
[32] 郭爱敏，周兰姝．成人护理学.2 版．北京：人民卫生出版社，2012.
[33] 吴惠平，李荣．临床常用药物不良反应观察与护理．北京：人民卫生出版社，2012.
[34] 李亮，李琦，许绍发，等．结核病治疗学．北京：人民卫生出版社，2013.
[35] 綦迎成，孟桂云．结核病感染控制与护理．北京：人民军医出版社，2013.
[36] 葛均波，徐永健．内科学.8 版．北京：人民卫生出版社，2013.
[37] 唐神结，许绍发，李亮．耐药结核病学．北京：人民卫生出版社，2014.
[38] 宋明萍，王静．老年住院患者安全管理．临床中老年保健，2003，6（1）：641.
[39] 贾书，乔翠君，李鸿梅，等．老年初治肺结核并糖尿病 63 例临床分析．中国防痨杂志，2004，26（6）：349-350.
[40] 吴薇薇．结核病合并艾滋病的护理体会．护士进修杂志，2005，2：182-183.
[41] 吴清芳，谭卫国，杨应周，等．耐多药肺结核患者的成因分析及护理对策．现代护理，2005，24（11）：2109-2110.
[42] 翟淑丽．耐多药肺结核诊治分析．医药论坛杂志，2006，27（8）：74.
[43] 王涛，王仲元，陈红兵，等．老年血行播散型肺结核 30 例临床分析．中国基层医药，2006，13：577-578.
[44] 方玉安，金袭.2 型糖尿病合并肺结核口服抗痨及降糖药应用体会.临床肺科杂志，2006，11（3）：385.
[45] 吴英杰．老年患者心理护理体会．中国实用医药.2007，2（1）：113-114.
[46] 于凤云．护士语言在老年心理护理中的运用．家庭护士，2007，5（9）：29-30.
[47] 樊绘，周琳，张丽好，等．化疗联用母牛分枝杆菌菌苗在菌阳肺结核临床疗效观察及评价．临床肺科杂志，2007，12（3）：281-282.
[48] 麻荣.1 例艾滋病合并Ⅱ型肺结核的护理．当代护士，2007，6：68-70.
[49] 解立新，刘文宁．机械通气技术治疗呼吸衰竭的临床应用进展．武警医学，2007，18（8）：623-625.
[50] 陈卫华．耐多药肺结核的整体护理体会．当代护士，2008，3：14-15.
[51] 王文渊，王归真.2 型糖尿病患者 167 例低血糖原因分析．中国社区医师，2008，10（6）：66.
[52] 米宁．在院老年患者安全护理与干预．医疗装备，2010，23（9）：43-44.
[53] 王晶，闫峰，赵红丽，等．两组老年人肺结核东头调查分析．当代医学，2010，16（24）：46.
[54] 马念芳．肺结核合并糖尿病 372 例心理状况评估及护理对策．齐鲁护理杂志，2010，16（16）：1-2.
[55] 王桂英．护理干预促进肺结核合并糖尿病患者康复的效果研究．中国实用护理杂志，2010，26

（19）：8-10.
［56］王桂英．肺结核咯血患者的护理．国际护理学杂志，2010，29（9）：1333.
［57］李兵，徐昌辉，施克传．肺结核合并糖尿病的诊治分析．实用心脑肺血管病杂志，2011，19（10）：1723-1724.
［58］弭凤玲，杜建，姜晓颖，等．我国合并糖尿病初治涂阳肺结核患者治疗效果的系统评价和 meta 分析．医学研究杂志，2011，40（9）：51-55.
［59］翁秀凤，李网娣．肺结核合并糖尿病的护理干预．实用临床医药杂志，2011，15（6）：52-54.
［60］卫英，胡丽．糖尿病并发肺结核 54 例的护理．护理与康复，2011，10（10）：868-869.
［61］解丽洁．艾滋病合并肺结核患者 81 例心理护理体会．实用医技杂志，2011，18（1）：99-100.
［62］白洁．老年结核病的诊断与治疗．求医问药 .2012，10（8）：54-55.
［63］谭秋萍，景小勤．老年患者心理护理．航空航天医学杂志 .2012，10（23）：1268-1269.
［64］张敏．人性化护理在老年人生活护理中的效果分析．基层医学论坛 .2013，17（15）：1918-1919.

第四章 常见肺外结核患者的护理

结核分枝杆菌通过呼吸系统感染人体，使人患肺结核，病菌还可以通过血液或淋巴系统播散到人体的各个脏器。发生在肺部以外各部位的结核病统称为肺外结核。常见肺外结核有以下几种：淋巴结结核、骨与关节结核、结核性脑膜炎、浆膜结核（胸膜炎、心包炎、腹膜炎）、泌尿生殖系统结核等。此外，还有肠结核、皮肤结核、肝脾结核、眼结核、胰腺结核、乳腺结核、肾上腺结核等。

第一节 淋巴结结核患者的护理

一、概述

淋巴结结核是淋巴结受到结核分枝杆菌感染后出现的一系列疾病的总称。

淋巴结分布于全身，包括体表和深部淋巴结，是肺外结核的好发部位。据统计，淋巴结结核的发生率居肺外结核的首位，儿童和青少年发病多见。体表淋巴结结核以颈部淋巴结结核最为常见（占 68% ~90%），女性多于男性，发病部位以右侧居多；腋窝淋巴结结核次之（占 10% ~15%）。深部淋巴结结核包括胸腔、腹腔及盆腔淋巴结结核。

二、发病机制及病理

（一）颈部淋巴结结核发病机制及病理

1. 发病机制

（1）淋巴结感染多来自头颈部器官，口、咽、喉等部位结核病原发灶内的结核分枝杆菌沿淋巴管达颈部淋巴结，多引起颈上淋巴结结核。一般在颈部淋巴结被累及时，原发病可能已愈合而不留任何痕迹。结核分枝杆菌来自纵隔可以向上蔓延累及颈部淋巴结，以及锁骨上、颈深部的下群淋巴结，往往同时有胸腔内结核病变和纵隔、支气管淋巴结结核。

（2）血行感染结核分枝杆菌。通过血行播散至颈部而导致的淋巴结结核，是全身结核的一个局部表现，常为双侧淋巴结结核，这是一种慢性、局限于淋巴结的粟粒性结核病。病变的特征是其范围不大，不易与周围组织粘连，干酪样坏死及形成瘘管的趋势也不多。

（3）淋巴结结核的再燃。既往被感染的淋巴结结核在遭到新的非结核性感染或免疫功能低下时引起的再燃，易发生于病毒感染后。

2. 病理　淋巴结结核的病理改变可分为 4 个阶段。①淋巴组织增生，形成结节或肉芽肿。②淋巴结内干酪样坏死、液化。③淋巴结包膜破坏，互相融合，合并淋巴结周围炎。④干酪样物质穿破至周围软组织，形成冷脓肿或窦道。一般淋巴结结核的病理分为 4 个类型：干酪型结核、增殖型结核、混合型结核、无反应型结核。

（二）腹内淋巴结结核发病机制及病理

1. 发病机制　尽管该病常为全身结核的一部分，但单独发病亦非少见，年老体弱、糖尿病、艾滋病等机体免疫力下降患者易感染。感染途径有血行播散和非血行播散（即肠道感染，结核分枝杆菌通过小肠直接侵及引起），以后者常见，主要是通过淋巴道播散，直接侵犯邻近器官。腹内淋巴结结核多见于青年。

2. 病理　腹内淋巴结结核，由于其受累的范围及分布情况、与邻近器官的相互影响等，致其病理改变与多种并发症关联。临床所见常为多种病理改变同时存在，其基本组织病理学改变为：①结核性肉芽肿性淋巴结炎；②结核性淋巴结干酪样坏死；③结核性淋巴结脓肿；④结核性淋巴结钙化。

三、护理评估

（一）健康史评估

既往的生活习惯、不良嗜好、疾病史、个人史、家族史、有无结核病接触、是否患过结核病等。

（二）身体状况评估

1. 症状

（1）颈部淋巴结结核。全身症状轻者一般可无任何症状，较重者可出现慢性结核中毒症状，如低热、盗汗、乏力、纳差等。局部有肿胀感、疼痛和压痛等。

（2）腹内淋巴结结核。临床主要特点有发热、腹痛及轻压痛，少数有腹部肿块、腹水等，消化道并发症有肠梗阻、肠瘘、消化道出血等。

2. 体征　颈部淋巴结结核以右颈、双颈上部多见，局部有肿胀感、疼痛和压痛等。有明显淋巴结周围炎时，常融合成团，与周围组织和皮肤粘连，移动受限，自觉痛和压痛，可触及高度肿大淋巴结。

浸润型淋巴结常先有中心部位软化，以后逐渐或突然增大，有波动感，形成皮下寒性脓肿。若有继发感染，局部出现红、肿、热、痛等急性炎症表现。波动变表浅，极易破溃，流出稀薄的干酪样脓液，形成经久不愈的窦道。

（三）辅助检查评估

1. 结核菌素试验　结核菌素试验呈强阳性对诊断有重要意义。

2. X 线检查　发现淋巴结钙化、肺部或其他部位的结核病变，如腹部平片显示弥漫斑点状和斑块钙化灶，或局限性斑点状钙化灶及肠梗阻表现，空回肠多个阶梯样液平面。

3. CT 检查　颈部淋巴结结核影像特点为病变数目多，常融合成团，侵犯区域常多种病理改变同时出现。腹内淋巴结结核 CT 检查可明确淋巴结受累范围及分布情况、明确淋巴结周边情况和融合情况，可发现钙化淋巴结等。

4. B 超检查　可检查颈部淋巴结结核、腹内淋巴结结核，B 超表现为多个淋巴结融合粘连，显示不同时期的结核病理共存特征。

5. 实验室检查

1）淋巴结穿刺脓液中找到抗酸杆菌（涂片阳性率 30%左右，培养阳性率 25% ~75%）。

2）淋巴结摘除或细针穿刺组织活检，阳性率可高达 90%以上。

3）血常规、肝肾功能检查。

（四）心理社会评估

患者对疾病的心理反应、认识程度，家属对患者的关心程度及家庭经济承受能力。

四、常见护理诊断问题

1. 体温过高　与感染淋巴结结核有关。

2. 有皮肤完整性受损的危险　与颈部淋巴结结核有关。

3. 营养失调（低于机体需要量）　与机体消耗增加、摄入减少有关。

4. 知识缺乏　缺乏淋巴结结核的相关知识。

5. 焦虑、抑郁　与担心疾病的预后有关。

五、护理计划与实施

（一）一般护理

1. 饮食护理

（1）提供足够的营养。淋巴结结核同样是慢性消耗性疾病，因此，要制订全面的饮食营养计划，为患者提供高蛋白、高热量、富含维生素的饮食。蛋白质不仅能提供热量，还可增加机体的抗病能力及机体修复能力。多食鱼、瘦肉、蛋、牛奶、豆制品等富含植物蛋白的食物，成人每日蛋白质摄入量应为1.5~2.0g/kg，同时应摄入一定量的新鲜蔬菜和水果。

（2）增进食欲。增加饮食的品种，采用患者喜欢的烹调方法。患者进食时应心情愉快、细嚼慢咽，促进食物的消化吸收。

（3）监测体重。每周测1次体重并记录，判断患者营养状况是否改善。

2. 休息与运动

（1）淋巴结结核患者症状明显，伴有咯血、高热等症状时，应卧床休息。

（2）恢复期的患者可适当增加户外活动，如散步、打太极拳、做保健操等，加强体质锻炼，充分调动人体内在的自身康复能力，增强机体免疫功能，提高机体的抗病能力。

（3）轻症患者在坚持化疗的同时可进行正常工作，但应避免劳累和重体力劳动，保证充足的睡眠，做到劳逸结合。

（二）用药护理

1. 全身化疗

（1）向患者及其家属逐步介绍有关抗结核药物的知识，可借助科普读物及文字知识帮助患者及其家属理解。

（2）相对于其他结核病，淋巴结结核化疗时间要长，强调早期、联合、适量、规律、全程的治疗原则。使患者树立治愈疾病的信心，积极配合治疗。督促患者按时服药，使患者培养按时服药的习惯。

（3）观察药物的不良反应，鼓励坚持全程化疗，不要自行停药，防止治疗失败而产生耐药结核病，增加治疗困难和经济负担。

2. 局部治疗　局部治疗是全身化疗过程中的一种有效的辅助治疗手段，可局部用药与局部手术治疗。

（三）心理护理

淋巴结结核同样属于慢性消耗性疾病，病程长，病情有时反复，需要长期服药。患者知道自己的疾病后，需要一个心理接受的过程。

患者可表现出悲观失望，怕周围的人嫌弃自己而产生自卑感，甚至厌世。焦虑、抑郁、孤独的情绪对病情恢复不利。

护理人员要认真倾听患者的倾诉，并耐心地解释，使他们正确对待疾病。要给予患者心理上的支持，来减轻患者精神和心理上的压力，使患者愉快地接受治疗，坚定信心，早日康复。

（四）健康教育

（1）向患者及其家属进行知识宣教，讲解结核病的预防控制。指导患者坚持规律、全程化疗，注意药物的不良反应，一旦出现异常应及时就诊，听从医师的处理。

（2）室内保持良好的通风，患者外出时最好戴口罩。衣服、被褥、书籍在烈日下暴晒 6 小时以上，进行消毒处理。

（3）指导患者戒烟、戒酒，加强营养，合理膳食，忌服辛燥食物。

（4）指导患者合理安排休息，避免劳累，避免情绪波动及呼吸道感染，适当地进行户外锻炼，增强抗病能力，运动以不感觉累为宜。

（5）指导患者保持情绪安定、心情舒畅，积极配合治疗。

（6）嘱患者病情发生变化应随时就诊，定期复查。

六、护理评价

（1）患者及其家属是否能够采取有效的措施处理发生的情况。

（2）患者体温是否降至正常。

（3）患者是否能够保持皮肤完好，是否有预防措施。

（4）患者是否能够保持营养均衡，满足机体需要量。

（5）患者及其家属是否对淋巴结结核知识有一定的了解。

第二节　骨与关节结核患者的护理

一、脊柱结核护理

（一）概述

近年来，随着人口急剧增长及流动性增加，受生活习惯的影响以及耐药结核分枝杆菌，尤其是耐多药结核分枝杆菌的出现与扩散，全球结核病发病率呈逐年上升趋势，目前全球有结核病患者 3000 万左右，每年新增 800 万 ~1000 万。骨与关节结核是较常见的肺外结核，其中脊柱结核发病率居首位，占全身骨与关节结核的 50% 左右，发病年龄以 20~30 岁最多见，胸腰椎发病率较高，颈椎、骶尾椎较少发病，且大多数发生在椎体。

脊柱结核是结核分枝杆菌侵犯脊柱的一种继发性病变。

（二）病因及发病机制

脊柱结核是一种继发病变，约 90% 继发于肺结核，此外，邻近脏器的病灶也可以直接扩散到脊柱。脊柱结核也可通过静脉或淋巴传播导致发病。当机体抵抗力较强时，病菌被控制或消灭；机体抵抗力降低时，病菌可繁殖形成病灶，并出现临床症状。

（三）病理和分型

1. 依据病理变化分型　在临床上为了便于观察到局部的变化，根据相关病理变化分为以下两型。

（1）干酪渗出型。此型多见于儿童患者，骨与关节破坏严重，以渗出病变为主，形成寒性脓肿，这是病灶扩展的重要组成部分。如病情进一步恶化，可沿自然腔道或肌肉间隙向远离病灶处扩展形成流注脓肿，最后直至皮下形成体表脓肿，体表脓肿破溃形成窦道，长时间可导致继发感染。胸椎椎旁脓肿可穿入肺组织或胸腔；腰大肌脓肿可穿入毗邻的空腔脏器，如结肠或膀胱等。

（2）肉芽增殖型。此型多见于成人患者，病变发展慢、骨骼破坏较轻、寒性脓肿小。

上述两种病理分型的区分不是绝对的，可能同时或先后出现于同一患者。

2. 依据病变部位分型　根据病变的部位不同，将脊柱结核分为四型（图 4-1）。

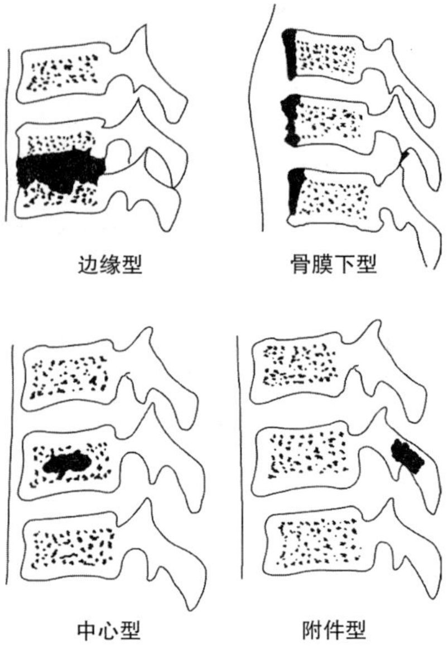

图 4-1　脊柱

（1）边缘型（骨骺型）。最常见，往往相邻椎体骺部同时受累，X 线片显示椎间盘狭窄。

（2）骨膜下型。常见于胸椎椎体前缘，脓肿在前纵韧带和骨膜下，纵向广泛剥离，多椎体前缘被破坏，此类型应与胸主动脉瘤侵蚀椎体相鉴别。

（3）中心型。病变起于椎体中心骨松质，椎体破坏后塌陷呈楔形。

（4）附件型。病变原发于棘突、横突、椎板或上下关节等致密骨处。本型中 25% 并发不同程度的脊髓功能损害，应与椎体附件肿瘤，特别是脊椎转移瘤相鉴别。

（四）护理评估

1. 健康史评估

（1）了解患者有无肺结核或其他结核病史，了解结核病的发病时间、药物治疗情况及痰结核分枝杆菌培养结果。

（2）了解患者有无食物、药物过敏史。

（3）了解患者肝肾功能及心肺功能，评估患者对手术的耐受力。

2. 身体状况评估　评估患者全身症状、局部症状及体征等。

（1）全身症状起病隐匿，发病日期不明确。患者有倦怠无力、食欲减退、午后低热、盗汗和消瘦等全身中毒症状。偶见少数病情恶化，急性发作，体温达39℃，多误诊为重感冒或其他急性感染。有些病例则无上述低热等全身症状，仅有患部钝痛或放射痛，也易误诊为其他疾病。

（2）局部症状与体征。

1）局部症状。局部疼痛，多为轻微钝痛，劳累、咳嗽、打喷嚏或持重物时可加重。

2）局部体征。

①疼痛。患处局限性钝痛，早期疼痛轻，随病情进展逐渐加重；劳累、活动后加重；在乘车震动、咳嗽、打喷嚏时加重，卧床休息后减轻；夜间加重。如果突然出现症状加重，多为椎体压缩或病变累及神经根，疼痛可沿脊神经放射，上颈椎放射到后枕部、下颈椎放射到肩部或臂部；胸椎沿肋间神经放射至腹部，常误诊为胆囊炎、胰腺炎、阑尾炎等；第 11、12 胸椎可沿臀下神经放射到腰背部或臀部，为此 X 线检查时多仅摄腰椎片，导致下段胸椎病变被漏诊；腰椎病变沿腰神经丛多放射到大腿的前侧，偶尔牵涉大腿后侧，易误诊为腰椎间盘突出症。

②活动受限。病变周围软组织受到炎症刺激，发生疼痛、保护性挛缩，影响脊柱活动。颈椎与腰椎活动度大，容易查出，胸椎活动度较小，不易查出。脊柱的活动主要有屈伸、侧弯和旋转。如患者无特殊固定体位，让患者主动屈曲、伸展、侧弯，观察活动是否受限。

③异常姿势。患者常有特定姿势异常，部位不同，姿势各异。颈椎结核患者常有斜颈、头前倾、颈短缩和双手托下颌体位。胸腰椎、腰椎及腰骶椎结核患者站立或行走时呈挺胸凸腹的姿势，坐时喜用手扶椅，以减轻体重对受累椎体的压力。正常人可弯腰拾物，脊柱结核患者因病不能弯腰，而是屈髋屈膝，一只手扶

膝，另一只手去拾地上的东西，称为拾物试验阳性。

④脊椎畸形。主要为结核分枝杆菌侵袭破坏造成椎体间形态结构改变所致，颈椎和腰椎可有生理前凸消失，胸椎、胸腰段以后凸畸形多见，多为角型后凸，用手触摸，一触即知。脊椎侧弯不常见，也不严重。脊椎后凸畸形，弯腰受限为脊柱结核的特征性表现。

⑤压痛及叩击痛。早期病变较深且较局限，故局部压痛可不明显，可采用纵向叩击法检查。患者坐直，医师一手扶住患者胸前，一手握拳纵向叩击患者头顶，此时患者常有病损椎体隐痛。当局部畸形出现后，用手按压后凸棘突，患者即能感到明显疼痛。

⑥寒性脓肿和窦道形成。常为患者就诊的最早体征，就诊时 70% ~80%脊柱结核并发寒性脓肿（图 4-2），常被误认为肿瘤。位于深处的脊椎椎旁脓肿需通过 X 线、CT 或 MRI 检查显示出。寰枢椎病变可因咽后壁脓肿引起吞咽困难或呼吸障碍；中、下颈椎脓肿出现在颈前或颈后三角；胸椎结核椎体侧方呈现张力性梭形或柱状脓肿，可沿肋间神经血管束流注至胸背部，偶可穿入肺脏、胸腔，罕见穿破食管和胸主动脉；胸腰椎、腰椎的脓肿可沿一侧或两侧髂腰肌筋膜或其实质间向下流注于腹膜后，穿入结肠等固定的脏器，向下直至髂窝、腹股沟、臀部或腿部；骶椎脓液常汇集在骶骨前方或沿梨状肌经坐骨大孔到股骨大转子附近。脓肿可沿肌肉筋膜间隙或神经血管束流注至体表。经治疗可自行吸收，或自行破溃形成窦道。窦道继发感染时，病情将加重，应尽量避免。

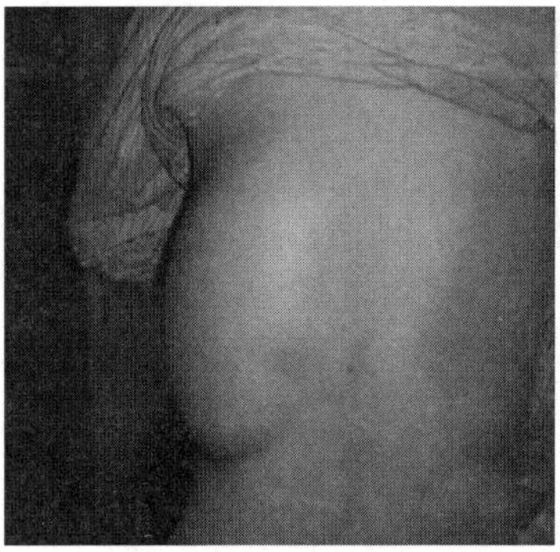

图 4-2　腰椎结核并发腰大肌脓肿

⑦脊髓受压。结核性炎症蔓延到椎管或椎体畸形压迫脊髓，可出现脊髓受损症状，脊柱结核特别是脊椎、胸椎结核患者应注意有无脊髓压迫、四肢神经功能障碍，以便早期发现脊髓压迫并发症。若炎症控制不理想，直接累及蛛网

膜下腔，引起结核性脑膜炎，预后极为不良。脊柱结核合并脊髓损伤是预后最差的一种类型。

3. 辅助检查评估

（1）X 线检查可以了解病变大致部位，可见椎体破坏塌陷、椎间隙狭窄，显示椎旁及腰大肌脓肿阴影；X 线检查在疾病早期多为阴性，起病后 6 个月左右，椎体骨质 50%受累时，常规 X 线片才能显示出。X 线早期征象表现为椎旁阴影扩大，随后出现椎体前下缘受累、椎间变窄、椎体骨质稀疏、椎旁阴影扩大和死骨等。椎体骨质破坏区直径＜ 15mm 者，侧位 X 线多不能显示出，而体层摄片破坏区直径在 5mm 左右就能查出。在椎体松质骨或脓肿中有时可见大小死骨。

1）脊柱生理弧度的改变。颈椎和腰椎变直，胸椎后凸增加。严重时，颈椎和腰椎也可向前屈曲。

2）椎体改变。早期改变轻微、局限，特别是边缘型，常常仅见椎体某一边角局限性毛玻璃样改变，或密度不均，容易遗漏。当病变广泛，死骨形成时，X 线表现典型，呈大片密度不均影，常常是破坏和硬化并存，死骨无血运，密度高，与周围边界清楚。椎体破坏压缩时，椎体变窄，边缘不齐。结核椎体空洞，多表现为小而局限，边缘硬化，常有死骨。

3）椎间隙改变。间隙变窄或消失，边缘不齐、模糊。如为中心型椎体结核，早期椎间隙也可无变化。

4）椎体周围软组织。多以病变椎体为中心，颈椎可见椎前软组织阴影增大，气管被推向前方或偏于一侧。胸椎可见不同类型的椎旁脓肿阴影。腰椎可见腰大肌阴影增大、增深，说明脓液增多。如软组织阴影不是很大，但有明显钙化，说明病情已经稳定。

（2）CT 检查可清晰显示椎体病灶部位有无空洞和死骨，早期发现细微的骨骼改变以及脓肿的范围，还可以显示椎间盘、椎管的情况。对常规 X 线片不易获得满意影像的部位更有价值。结合临床资料综合分析，如椎旁扩大阴影中有钙化灶或小骨碎片时，有助于脊柱结核的诊断。但 CT 有时还是无法鉴别脊柱结核和脊柱肿瘤。

（3）MRI 检查可早期诊断（临床症状出现 3 个月后，X 线、CT 检查均不明显时），了解局部病变性质、有无椎旁脓肿，判断脊髓受压情况及变性与否。

（4）B 超检查椎旁脓肿和腰大肌脓肿情况。

（5）实验室检查。

1）血常规。改变不明显，可有淋巴细胞增高。如有合并感染，白细胞总数和中性粒细胞增高，病程长者，红细胞和血红蛋白均可降低。

2）血沉。血沉在活动期升高，多在 30~50mm/h，如明显升高，提示病情活动或有大量积脓。静止及治愈期逐渐下降至正常，如再次升高说明有复发的可能，无特异性。

3）结核分枝杆菌培养。一般取脓液、死骨、结核肉芽组织进行培养，阳性率约为 30%，具有定性诊断价值。但培养时间长，阳性率不高。

（6）结核菌素试验（PPD 试验）阳性反应是一种结核特异性变态反应，它对结核分枝杆菌感染有肯定的诊断价值。PPD 主要用于少年和儿童结核病诊断，对成人结核病诊断只有参考价值，它的阳性反应仅表示有结核分枝杆菌感染，并不一定患病，若试验呈强阳性者，常提示人体内有活动性结核。PPD 对婴幼儿的诊断价值比成年人大，因为年龄越小，自然感染率越低，而年龄越大，自然感染机会越多，PPD 阳性者也越多，因此，诊断意义也就越小。

4. 心理社会评估　脊柱结核为消耗性疾病，病程较长，症状重，住院期间患者心情复杂，一方面希望尽快手术治疗，另一方面对治疗信心不足，担心治疗效果。因此，我们需要针对不同患者的不同心理反应进行心理疏导，使患者安心接受治疗。

（五）常见护理诊断问题

1. 恐惧、焦虑　与病程长、担心疾病的预后有关。

2. 疼痛　与脊柱结核和手术有关。

3. 低效型呼吸形态　与颈椎结核及咽后壁寒性脓肿有关。

4. 有皮肤完整性受损的危险　与局部长期受压、体液刺激、机体营养状况不良等有关。

5. 躯体移动障碍　与结核、手术或截瘫有关。

6. 营养失调（低于机体需要量）与食欲缺乏和结核病消耗有关。

7. 知识缺乏　缺乏疾病治疗及康复相关知识。

（六）护理计划与实施

脊柱结核是结核分枝杆菌全身感染的局部表现，其治疗必须遵循局部与系统兼顾的综合治疗原则，包括保持充足的睡眠、加强营养、局部制动、化疗及手术治疗等。抗结核药物治疗是脊柱结核的根本治疗方法，应贯穿整个治疗过程，合理、规律、系统、长期抗结核化疗仍是脊柱结核手术成功的前提和术后疗效的重要保障。

1. 抗结核药物治疗　与治疗肺结核一样，遵循早期、联合、适量、规律、全程的原则，注意观察药物毒副反应。

2. 脊柱制动

（1）枕颌带牵引用于颈椎结核，适用于第 1~3 胸椎结核，简单易行，易于脱卸，根据需要可以调节牵引的重量 2~3kg，注意切勿使牵引的重量超重。

（2）颈围或颈托由前后两片构成筒式颈围，适用于轻型颈椎结核的制动。

（3）脊柱支具是用塑料或铝合金支架组成的与身体躯干曲线相适应的支架，固定脊柱结核患者的节段，达到制动、辅助治疗的效果。脊柱支架固定的范围简述如下（图 4-3，4-4）。

1）第 1~7 颈椎结核，支具由前后各 2 根铝条制成。

2）第 4 胸椎至第 2 腰椎结核，支具上起第 7 胸椎，下至骶椎。

3）第 1~3 胸椎结核，可用颈胸段支具，亦可采用枕颌带牵引。

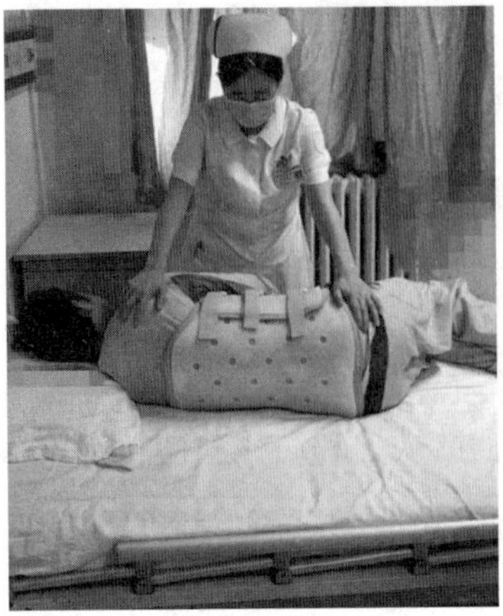

图 4-3　为患者佩戴支具后片

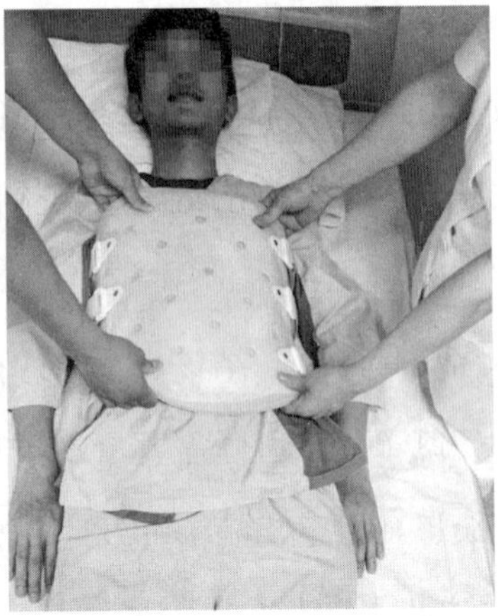

图 4-4　为患者佩戴支具前片

3. 寒性脓肿和窦道处理　体表有较大的寒性脓肿可穿刺抽液，减轻疼痛，缓解全身中毒症状，必要时可重复进行。穿刺要注意通过一段正常皮肤和软组织进针，以免穿刺后针孔流脓，形成窦道。如脓腔大，且有大量干酪样坏死物不易抽取，或表面潮红，有继发感染，破溃不可避免时，在无菌技术下可置硅胶管行闭式引流。窦道继发感染的患者，根据细菌药物敏感性试验，给予抗生素治疗，局部置硅胶管引流。不采取局部抗生素冲洗，以免将表层细菌带入深部，引起深部感染。

4. 截瘫的护理

（1）压疮护理。

1）要做到勤翻身、勤擦洗、勤整理、勤更换、勤检查、勤交代。可使用床边翻身卡，标明患者卧位及翻身时间、皮肤完整性，记录每次翻身的时间和方法，实行压疮报告制度。

2）防止局部组织长期受压。每隔 1~2 小时为患者翻身。给患者变换体位时，护理人员除掌握翻身技巧外，还要运用力学原理减轻局部压力。患者侧卧时，使人体与床呈 30°，以减轻局部所承受的压力，并用枕头支撑，避免髋部受压。病情危重暂不宜翻身者，应每 1~2 小时用约 10cm 厚的软枕垫于其肩胛、腰骶、足跟部，增加局部的通透性，减轻受压部的压力，使软组织交替承压。

3）注意保护患者的骨隆突及支撑区。使用软枕、棉垫等将容易发生压疮的位置和支撑区隔开，身体空隙加软枕支托，以加大支撑面，避免某个部位的压强过大，亦可使用海绵式压疮垫、自制水床、脉冲式充气床垫、明胶床垫、交替压力床垫等。避免使用环状器材，如圈状垫，因为它可使压力分布在圈状物衬垫的皮肤组织上，导致单位面积上组织压力增大，使发生压疮的部位及周围组织血液循环不足、营养缺乏而延误压疮部位的修复，并易发生新的压疮。

4）避免出现剪切力。当床头过高时就会产生剪切力和骶尾部受压，因此，临床指导患者半坐卧位时床头抬高不应超过30°，并注意不超过30分钟。

5）避免对局部发红皮肤进行按摩。软组织变红是正常保护性反应，因氧气供应不足引起，连续仰卧1小时受压部位变红，更换后一般可以在30~40分钟内褪色，不会使软组织受损，所以无须按摩。如果持续发红则表明已受损，此时按摩可能对受损组织起破坏作用，导致严重损伤。

（2）合并尿失禁患者给予留置尿管，加强尿管护理。

（3）大便失禁患者及时清洁肛门，注意保护肛周皮肤，必要时涂油、喷药物保护膜。

（4）指导患者进行肢体功能锻炼，以防肌肉萎缩、骨质疏松、关节僵直或畸形。锻炼方法：屈、外伸、展、内收肢体，旋转肩、腕、踝关节；轻轻按摩肌肉及皮肤，一般情况下每日锻炼2~3次。截瘫恢复期或合并不全截瘫的患者，可嘱其进行主动性功能锻炼，如屈、伸、抬高患肢等。截瘫加重或合并完全截瘫的患者，肢体的功能锻炼由护理人员协助完成。

5. 手术治疗与护理

（1）手术治疗。在全身支持疗法和抗结核药物的控制下，及时正确地进行手术治疗可以缩短病程，预防或矫正畸形，减少致残和复发概率。

1）手术指征。明显的死骨及大量脓肿形成；窦道经久不愈者；伴脊髓受压神经根刺激症状者。

2）手术原则。正确的手术方式及入路选择是完成手术的基础；病灶彻底清除、脊髓压迫减压、椎体植骨融合、重建脊柱稳定性是脊柱结核手术的关键；术后配合足疗程、规范抗结核药物治疗是预后良好的保证。

（2）一般护理。

1）按照整体护理的要求收集相关资料，进行护理评估，为制定护理措施提供依据。

2）协助患者完善各项检查，充分告之检查的目的和注意事项。检查项目有胸部X线、病变部位正侧位X线、CT、MRI、B超、痰集菌、血尿常规、血沉、血生化、凝血功能、心肺功能等。

3）做好疾病知识讲解，评估患者对疾病知识的需求、文化程度、接受能力，采用形式多样的方法为患者提供相关知识，向患者讲明规律、全程应用抗结核药物的重要性；讲解抗结核药物的作用和副作用、空腹服抗结核药物的目的；讲解手术治疗的意义及手术前后的注意事项。

4）病情严重者要绝对卧床休息，局部制动，以缓解疼痛，防止病变加重。患者卧床期间做好生活和皮肤护理，满足生活需求，预防压疮发生。

5）嘱患者进食高蛋白、高热量、高维生素的食物，增加营养，提高机体的抵抗力。

6）向患者讲明颈部戴颈托、行枕颌带牵引、戴腰围及其他支具的重要性和注意事项，取得患者的配合。定时检查牵引的有关装置是否妥当、有效。

7）严密观察病情变化，预防并发症发生，如颈椎结核合并咽后壁脓肿的患者，由于脓肿增大容易压迫食管或气管，故应注意观察有无进食受阻、呼吸困难。另外，还应注意观察患者的双下肢运动功能，如发现患者下肢软弱无力，走路步态不稳，即是合并早期瘫痪的征兆，应嘱患者绝对卧床休息，立即通知医师。

8）做好患者的出院指导，尤其要叮嘱患者按时服药，观察药物不良反应；

注意休息；适时锻炼；定期复查。

（3）术前护理。

1）术前一周护理。

①核对手术通知单，包括姓名、性别、年龄、住院号、卧位、诊断、手术名称、血型、输血日期、配血量、手术日期、麻醉方法，查对患者的各项检查、化验是否齐全、正常，发现问题及时与主管医师联系。

②依据患者的不同心理特点进行心理护理，解除患者的心理顾虑，使患者以最佳的心理状态迎接手术。

③结合患者不同病情，有计划、有针对性地向患者介绍术前应做的准备，对术后可能留置的一些导管，如氧气管、引流管、导尿管、监测仪等的重要性及目的进行详细介绍，让患者有心理准备。

④指导患者练习床上大小便，避免由于体位改变而引起的便秘和排尿困难。

⑤指导患者进行综合性肺功能训练：缩唇呼吸训练、腹部运动式呼吸、膈肌运动式呼吸、吹气球与吸气练习、正确有效地咳嗽等。

⑥为患者采集血标本，送血库配血。

⑦指导或协助患者做好个人清洁护理，如洗澡、理发、刮胡子、剪指甲等。

⑧嘱咐患者加强营养，注意休息，预防感冒。

⑨根据手术方式及医嘱准备辅助支具，评估患者情况并选择适宜的材质和支具型号。

⑩手术室护士到患者床旁行术前访视。

2）术前一日护理。

①遵医嘱准备手术部位皮肤。

②遵医嘱行结肠灌洗或晚间给予甘油灌肠剂灌肠。儿童给予开塞露灌肠。灌肠后协助患者排便。

③嘱患者术前12小时禁食，术前6小时禁水。

④遵医嘱晚间适当给予镇静药物。

⑤准备好患者的病历和影像资料。

3）术日晨护理。

①测体温、脉搏、呼吸、双上肢血压，并记录。

②消毒手术区皮肤，胸腰椎病变用无菌胸带包扎，小儿用治疗巾包扎。有窦道者换药后再行消毒包扎。

③嘱患者取下义齿、发卡，更换清洁病服，保存好贵重物品。

④遵医嘱按时给予术前用药，根据患者的情况、手术方式、手术台次计算输液量及输液速度。

⑤由手术室护士携带病历和影像资料接患者到手术室。

（4）术后护理。

1）术后常规护理。了解麻醉和手术方式、术中情况、切口和引流情况；给予患者持续低流量吸氧；严密监测患者的生命体征；给予患者床档保护，防止患者坠床。

2）呼吸道管理。患者床旁应准备气管切开包、负压吸引器、开口器、舌钳、吸痰盘；严密观察患者呼吸频率、节律、深度、氧饱和度；鼓励患者深呼吸，及时咳出痰液；痰液黏稠不易咳出者，应予以雾化吸入。

3）伤口观察及护理。观察伤口有无渗血、渗液，若有渗血、渗液，应及时更换敷料；观察患者颈部肿胀情况、气管是否居中、切口周围张力有无增高，有无发音改变、胸闷、气短、呼吸困难、发绀等症状，如有异常，应立即通知医师并及时处理；保持切口敷料清洁干燥，进食时应避免敷料被污染。

4）引流管的观察护理。保持伤口引流管固定稳妥，维持引流管通畅，观察引流液的性状、颜色、量。一般引流液为暗红色，如果引流液为鲜红色且引流液量大，应考虑有无活动性出血的可能；如果引流量多且为淡红色或清水样，应考虑有无脑脊液漏的可能，应及时通知医师。

5）脊髓神经功能的观察及护理。观察患者有无声嘶、饮水呛咳等现象；观察患者四肢感觉、运动功能情况，并与术前进行比较；观察患者大小便功能情况。如发现异常，应及时通知医师进行处理。

6）疼痛护理。评估患者疼痛情况，遵医嘱给予镇痛药物，对有镇痛泵（PCA）患者，应维持管道通畅，评估镇痛效果。

7）基础护理。做好患者的口腔护理、尿管护理、定时协助轴线翻身（图 4-5，4-6）等工作。

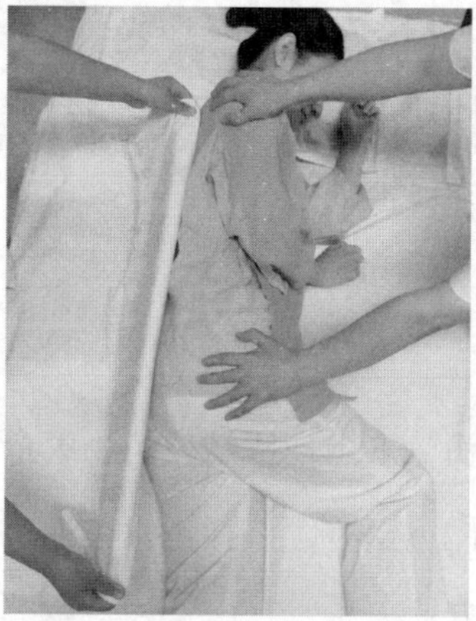

图 4-5　将患者平移至患者欲翻身方向的对侧床旁

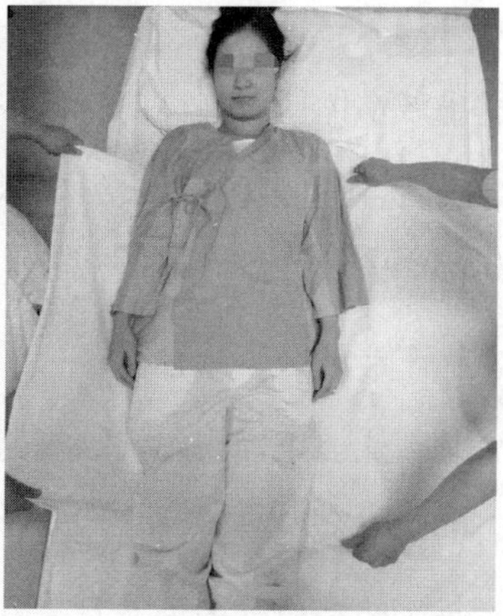

图 4-6　将患者翻身至侧卧

轴线翻身方法：两名护理人员站在病床两侧，使用翻身布将患者平移至与翻身相反的方向，利用翻身布将患者轴向翻转至侧卧位，嘱患者身体前倾，将一软枕置于患者上腿膝下，使患者上腿膝关节呈自然弯曲状。

（5）功能锻炼。

1）原则。遵循早期、循序渐进、持之以恒的原则。

2）主动运动。鼓励患者对能动的肌肉、关节都尽最大可能地运动。患者通过扩胸运动、抗阻力运动等训练上肢功能；非颈部损伤者，指导患者做颈部前屈、后仰、旋转等活动；加强患者深部呼吸、咳嗽、咳痰训练。

3）被动运动。帮助瘫痪的肢体进行关节的被动活动以及肌肉按摩；被动活动下肢，进行抬高、伸膝、屈髋等训练。

4）膀胱功能训练。评估膀胱自主控尿能力，制订膀胱功能训练计划；早期应保留尿管，嘱患者训练膀胱逼尿肌功能，拔除保留尿管后，鼓励患者自行排尿。对仍不能自行排尿者，可指导自行间隙导尿法。

6. 健康指导教育

（1）做好饮食指导，进食高蛋白、高维生素食物。

（2）遵医嘱坚持抗结核药物治疗，定期到医院进行影像学、血常规、血沉及肝肾功能检查。

（3）根据患者个体情况制订功能锻炼计划，预防肢体废用综合征。

（4）指导患者合理使用护具，做好运动保护。

（七）护理评价

（1）患者临床症状是否减轻。

（2）患者是否能够正确服用抗结核药物，未出现抗结核药物中毒的症状。

（3）患者的营养状况是否恢复正常，体重是否维持在正常范围。

（4）患者是否坚持康复锻炼，且无并发症发生。

二、颈椎结核护理

（一）概述

颈椎结核发病率低，约占脊柱结核的2.74%，多见于青少年和儿童，男女性别差异不大。颈椎结核早期有颈部活动受限，与落枕感相似，以后因疼痛而出现颈部肌肉痉挛，患者常出现斜颈，头倾向患侧，以手托着患侧下颌支撑头部，或以整个身躯的旋转或弯曲来带动头部活动的强迫体位。

咽后壁脓肿是颈椎结核最常见的并发症。较大的咽后壁脓肿可造成局部压迫症状，如睡眠时有鼾声或吞咽困难，甚至呼吸困难等。咽后壁脓肿可向前穿破咽部，使脓液、死骨碎片及干酪样物质由口腔吐出或被咽下。颈椎结核的脓液沿椎前肌膜向下扩展至上胸椎，或向颈部两侧流注至胸锁乳突肌的后方，形成胸锁乳突肌旁脓肿。

当病变累及交感神经节时，可出现患侧瞳孔散大的体征。枕神经受累，疼痛向头顶及乳突放散。当病变向后方蔓延进入椎管时，可并发神经功能障碍或截瘫。寰枢椎脱位或半脱位时，可因颈髓受压造成四肢瘫或截瘫。

（二）护理评估

1. 健康史评估

（1）了解患者有无肺结核或其他结核病史，了解结核病的发病时间、药物治疗情况及痰结核分枝杆菌培养结果。

（2）了解患者有无食物、药物过敏史。

（3）了解患者肝肾功能和心肺功能，评估患者对手术的耐受力。

2. 身体状况评估

（1）评估患者局部疼痛的症状。

（2）评估患者吞咽或呼吸困难症状。

（3）评估四肢感觉、肢体运动功能有无减退或消失，是否有肢体麻木或无力症状。

（4）评估患者有无颈部活动受限。

（5）观察患者的斜颈，是否手托着患侧下颌以支撑头部。

3. 辅助检查评估

（1）X 线检查。早期有颈部生理前凸曲度减小，椎间隙变窄，以后可消失。颈椎侧位可见椎前软组织阴影明显增宽。上纵隔阴影增宽，或可见气管受压移位。

（2）CT 或 MRI 检查。可清楚显示骨质破坏、咽后壁和颈部两侧脓肿，以及椎管内病变、颈髓受压情况。

4. 心理社会评估

对疾病缺乏正确认识，担心预后不佳或复发甚至合并截瘫，以及因治疗康复时间长而影响生活及工作等因素，易导致患者出现消极的情绪反应，因此，需观察患者的心理反应，评估患者的心理状况及对疾病的认知程度，了解患者经济承受能力及家庭对患者的支持程度。

（三）常见护理诊断问题

1. 恐惧、焦虑　与病程长、担心疾病的预后有关。

2. 疼痛　与颈椎结核和手术有关。

3. 营养失调（低于机体需要量）与食欲缺乏和结核疾病消耗有关。

4. 有皮肤完整性受损的危险　与局部长期受压、体液刺激、机体营养状况不良等有关。

5. 低效性呼吸形态　与颈椎结核及咽后壁寒性脓肿有关。

6. 潜在并发症　可发生抗结核药不良反应。

7. 知识缺乏　缺乏疾病治疗及康复的相关知识。

（四）护理计划与实施

1. 保守治疗　牵引、制动、脓肿穿刺及抗结核药物的应用等。牵引、制动的目的是保持咽部及呼吸道通畅，防止颈部异常活动，预防颈部进一步损伤。患者牵引术后应加强护理，预防压疮及过度牵引。对于影响吞咽及呼吸道通畅的较大的咽喉脓肿，可经口腔做脓肿穿刺。

2. 手术治疗及护理

（1）一般护理。见脊柱结核一般护理。

（2）心理护理。针对患者的心理问题给予心理疏导。主动关心患者，向其讲解疾病和手术的相关知识，耐心解答他们的疑问，鼓励他们说出自己的心理感受。让手术已获得成功的同类疾病患者与待手术患者交流，使待手术患者增强信心，积极配合治疗。

（3）术前护理。

1）见脊柱结核术前护理。

2）患者应根据术中体位进行体位练习，直到能够保持术中体位 1~2 小时或以上。颈椎前路手术的患者需做好气管推移训练。

（4）术后护理。

1）术后常规护理详见脊柱结核术后常规护理。

2）保持呼吸通畅，舌后坠者可放口腔通气道；口腔和气管内的分泌物要及时吸出；如痰多需做气管插管或气管镜吸痰时，应积极做好有关的配合工作。

3）观察颈部有无肿胀和渗血、气管位置是否居中，注意有无声音嘶哑、呼吸频率和呼吸幅度的改变，观察伤口敷料是否清洁干燥，陈旧血迹是否扩大；观察渗出液的颜色、性状、量以及是否伴有异味，并记录；若切口周围伴随红、肿、热、痛等炎症反应症状，应立即报告医师并处理。

4）观察四肢感觉、运动状况，有无肢体麻木或肢体麻木有无改善。行内固定术后注意观察有无吞咽困难。

5）观察术侧有无瞳孔缩小、眼睑下垂、面部干燥无汗。若出现上述情况，说明星状神经节受损。

6）定时协助患者轴线翻身，预防压疮发生。翻身时注意保护头颈部。具体翻身方法见图 4-7，4-8。

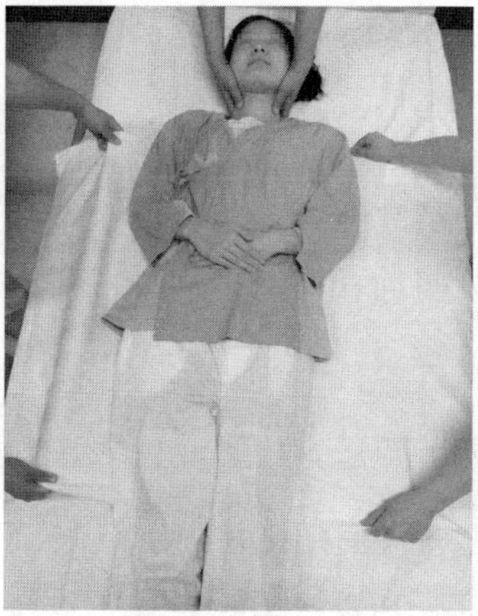

图 4-7　颈椎患者翻身需增加一名护理人员保护患者头部

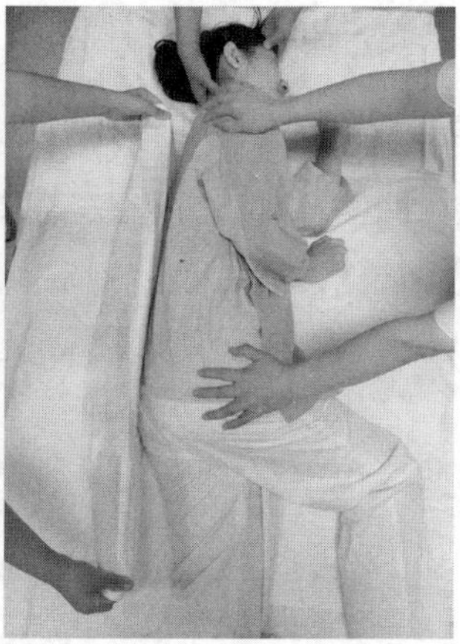

图 4-8　颈椎结核患者翻身至侧卧位

7）注意颈部活动不宜过大，戴好颈托，颈托大小要合适。

3. 健康教育

（1）饮食指导。进食高蛋白、高维生素食物。

（2）遵医嘱坚持治疗，定期到医院进行影像学检查、血常规、血沉及肝肾功能检查。

（3）协助并指导患者及其家属坚持做好主动及被动肢体功能锻炼。

（4）对患者说明佩戴颈托的目的、意义、注意事项、使用时间；指导患者或家属学会自行佩戴颈托。颈托的佩戴方法见图 4-9，4-10。

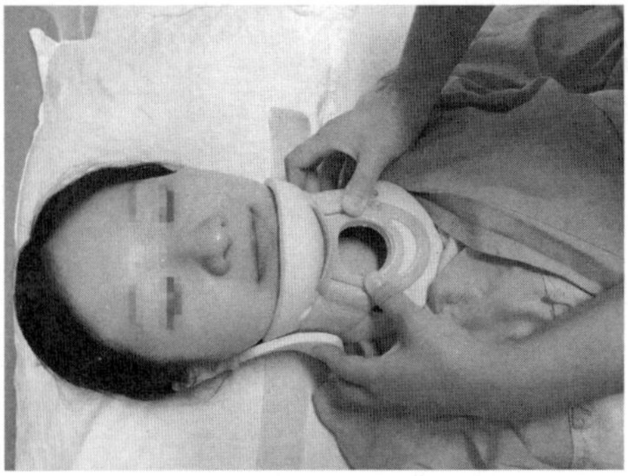

图 4-9　为患者佩戴颈托后片

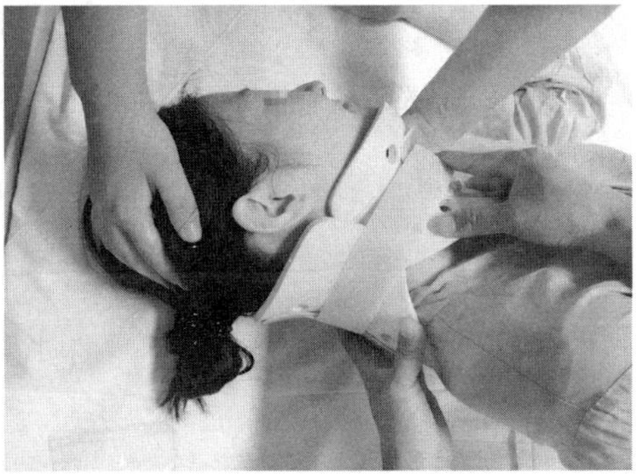

图 4-10　为患者佩戴颈托前片

1）卧位。

①双手托住枕部并轻轻抬起枕部。

②将后垫通过近侧颈部向对侧插入或从枕部向下插入，使后垫下缘至肩颈部，上缘应低于两侧耳郭，注意暴露患者耳郭皮肤，以防发生压疮。

③将前托两侧稍微外展，从胸骨柄处将前托向上推移，直到下颌部完全放入前托的下颌窝内为止。

④从后面向前拉紧双侧粘胶带，并调节至适宜松紧度，粘好粘扣。

2）坐位。先妥善放置好前托位置，一只手托住并固定下颌，另一只手将后垫置于枕颈部中央位置，从后面完全将前托包裹，向前拉紧双侧粘扣，注意调节松紧度，粘好粘扣。

3）注意事项。

①颈托的松紧要适宜，佩戴后患者应无气紧、头晕等不适，以能放入1个手指为宜。

②使用时应注意观察患者颈部皮肤的状况，防止颈部及耳郭、下颌部皮肤破损。

③患者一定要佩戴好颈托后，再坐起或下床，直到卧床后方可去掉颈托。

④长期使用颈托可能会引起患者颈背部肌肉萎缩、关节僵硬，所以颈托佩戴时间不是越长越好，应遵医嘱进行。

（五）护理评价

（1）患者是否维持正常呼吸。

（2）患者营养状况是否恢复正常，体重是否维持在正常范围。

（3）患者是否按预期目标逐渐康复。

（4）患者有无抗结核药物中毒的症状。

（5）患者疼痛是否有所缓解。

（6）患者是否消除焦虑心理，保持心态平和。

三、胸椎结核护理

（一）概述

脊柱结核中胸椎结核发病率占第二位，发病率高达40.57%。病变的发展有三大特征，即明显的后凸畸形、广泛的椎旁脓肿和脊髓受累并发截瘫。胸椎结核上述特征亦与其部位和解剖结构紧密相关，病变多发生于椎体并早期累及椎间盘，由于病变椎间盘的破坏，病变椎体塌陷压缩，造成楔形变，脊椎胸段的正常生理后凸消失，呈现明显的后凸畸形。胸椎脓肿可沿肋间或局部向体表流注，椎旁形成张力性脓肿，可破入胸腔，出现高热、胸痛、憋气等急性胸膜炎症状。脓肿若向后可突入椎管造成脊髓压迫症。胸椎下段及胸腰椎结核脓肿可在腰上三角区和腰三角区突出体表形成窦道，亦可沿腰大肌向髂窝流注，并可下降到大腿部。

胸椎结核的疼痛早期常局限在病变椎体棘突及其两旁，也可刺激肋间神经引起相应部位的放射痛。截瘫是胸椎结核最为严重的并发症之一，约占脊柱结核合并截瘫的 85%。截瘫的早期表现为乏力，肢体行动笨拙，步态不稳，皮肤感觉迟钝或疼痛过分敏感和皮肤上有蚁走感，肢体可有痉挛，甚至可发生排尿困难。截瘫症状主要为感觉、运动、括约肌功能障碍和神经营养障碍以及神经反射异常等。

（二）护理评估

1. 健康史评估

（1）了解患者有无肺结核或其他结核病史，了解结核病的发病时间、药物治疗情况及痰结核分枝杆菌培养结果。

（2）了解患者有无与结核病患者的接触史、生活史及其他疾病史。

（3）了解患者有无食物、药物过敏史。

（4）了解患者肝肾功能和心肺功能，评估患者对手术的耐受力。

2. 身体状况评估

（1）评估患者疼痛的部位、程度，有无肋间约束感。

（2）评估感觉、运动及括约肌功能，如患者是否出现下肢无力、行走困难、大小便失禁、下肢运动感觉丧失等。

（3）评估患者皮肤及营养状况，判断压疮的风险。

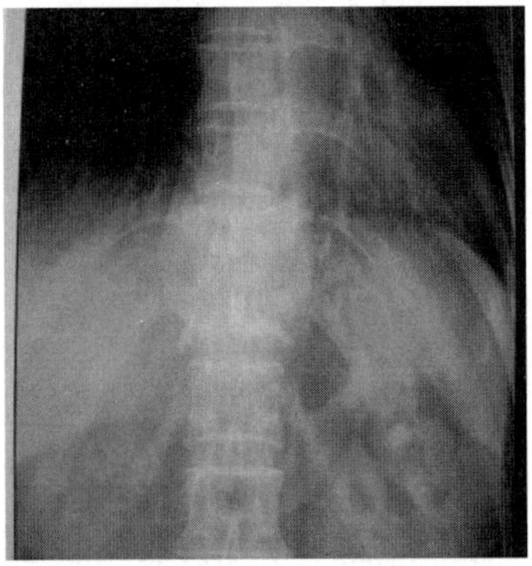

图 4-11　第 10~11 胸椎结核并发椎旁脓肿

（4）观察脊柱生理曲度，有无后凸畸形及其部位、程度。

3. 辅助检查评估

（1）X 线检查显示椎体密度降低，呈溶解状，骨质破坏、缺损、塌陷压缩，密度不等，死骨出现，椎间隙狭窄或消失，脊柱侧弯甚至侧方移位，椎旁软组织阴影增宽（图 4-11）。

（2）CT 或 MRI 显示骨质及椎间盘破坏、死骨、脓肿与椎体关系，以及脓肿大小、液化情况。MRI 可以观察脊髓受压程度及范围等。

（3）B 超显示病变相应处的脓肿，亦可 B 超定位下穿刺抽脓。

4. 心理社会评估　胸椎结核患者卧床时间长，特别是出现截瘫后，患者对治疗和预后了解不足，出现悲观、失望、恐惧、焦虑等心理问题，因此，需观察患者的心理反应。评估患者的心理状况，评估患者对疾病的认知程度，了解患者经济承受能力及家庭对患者的支持程度。

（三）常见护理诊断问题

1. 恐惧、焦虑　与病程长、担心疾病的预后有关。

2. 疼痛　胸背部疼痛与胸椎结核和手术有关。

3. 营养失调（低于机体需要量）与食欲缺乏和结核疾病消耗有关。

4. 有皮肤完整性受损的危险　与局部长期受压、体液刺激、机体营养状况不良等有关。

5. 躯体移动障碍　与结核病、手术或截瘫有关。

6. 知识缺乏　缺乏疾病治疗及康复的相关知识。

（四）护理计划与实施

1. 一般护理　见脊柱结核一般护理。

2. 心理护理　胸椎结核由于病程长、症状重，严重影响患者的工作和生活，并且又给患者带来沉重的经济负担，故患者迫切需要解除病痛，对手术的期望非常高，但又疑虑重重。针对患者的这些心理，护理人员应主动关心患者，向其讲解疾病和手术的相关知识，耐心解答他们的疑问，鼓励他们说出自己的心理感受。让手术已获得成功的同类疾病患者与待手术患者交流，使待手术患者增强信心，积极配合治疗。

3. 手术治疗及护理

（1）术前护理。

1）见脊柱结核术前护理。

2）做好术前指导，向患者讲明手术目的、治疗效果，取得患者配合。

3）对于截瘫患者，应了解患者的感觉平面和神经功能，按要求做好术前准备。

4）做好晨晚间护理，保持床单位清洁，协助患者进食、排便、翻身及进行肢体活动。

（2）术后护理。

1）术后常规护理见脊柱结核术后常规护理。

2）保持胸腔引流管通畅，水封瓶长管下端必须在瓶内液面下 2~3cm，并观察引流管内负压及管内液面波动情况，观察有无漏气情况。定时挤压引流管，防止引流管脱出、扭曲、打折，注意引流液的颜色、性质和引流量，并做好记录。

3）保持呼吸道通畅，给予雾化吸入，鼓励患者咳痰。

4）注意观察双下肢运动和足趾屈伸活动，足趾屈伸活动的出现是截瘫恢复的征象。

5）术后注意保证患者翻身平稳，不要扭曲脊柱，以免影响植骨稳定性。

6）鼓励患者多进食高蛋白、高纤维素的食物，多进食蔬菜和水果，全身营养状况的改善有利于截瘫的恢复。

7）患者卧床时间长，卧床期间应加强呼吸系统、泌尿系统和皮肤的护理，预防并发症的发生。

4. 健康教育

（1）见脊柱结核的健康教育。

（2）胸椎结核患者的术后功能锻炼。

1）鼓励并协助患者进行肢体康复锻炼，定时为患者做肢体肌肉按摩，或给予预防静脉血栓仪治疗，每天 2~3 次，每次 20~30 分钟，预防关节僵直、肌肉萎缩、静脉血栓等并发症的发生。加强关节主动、被动活动有助于保护关节功能和促进关节功能修复。

2）术后1~2日进行双下肢的肌肉按摩，进行足趾、踝、膝关节的屈伸、旋转活动，股四头肌的等长收缩练习，每日2~3次，每次10~20分钟；或采用预防静脉血栓仪治疗，每日3~4次，每次20~30分钟。同时指导并督促患者进行床上抬头、深呼吸及上肢的自主活动。

3）3天后逐步增加活动量，可指导患者主动伸屈各关节，进行双下肢直腿抬高练习。方法是患者平卧，膝关节伸直，足后跟用力后蹬，同时主动抬腿，与床呈30°，保持该动作5~10秒，然后慢慢放下患肢。重复20次为1组，每天锻炼2~3组。

4）术后第四周穿支具下床活动，以增加脊柱的稳定性，保持胸腰部肌肉的肌力。下床之前掌握正确的起卧姿势，先摇高床头，扶患者坐起，观察有无头晕、目眩、胸闷等症状，无上述症状可坐于床沿，适应后再站立行走。锻炼需循序渐进，逐渐增加次数和幅度，以患者能承受为度。

（五）护理评价

（1）患者营养状况是否恢复正常，体重是否维持在正常范围。

（2）患者是否按预期目标逐渐康复。

（3）患者有无抗结核药物中毒的症状。

（4）患者疼痛是否有所缓解。

（5）患者皮肤是否完好，有无压疮。

（6）患者是否消除焦虑心理，保持心态平和。

四、腰椎结核护理

（一）概述

腰椎结核的发病率在脊柱结核中占第一位。腰椎结核发病率高与腰椎在脊椎中负重大，并且运动复杂多样有关，且腰椎椎体大，血运丰富，又都是终末血管，故结核分枝杆菌栓子易于在此停留发病。腰椎结核发病通常较缓慢，开始多无明显体征，或仅有轻度全身结核中毒症状。局部症状可有腰部不适、酸胀隐痛，疼痛部位不明确，久之可有腿部不适、乏力，行走易疲乏，偶有腰腿部肌肉发酸不适。随后，全身与局部症状趋于明显和加重，腰痛明显，且部位固定，多在病变椎体之棘突、棘间或脊柱两旁，并可有压痛和叩击痛。疼痛偶尔发生改变，成为持续性，腰僵直、弯腰活动明显受限，腿部肌肉萎缩和跛行等。因结核性炎症和脓肿引起肌肉痉挛，造成脊柱和肢体的不良姿势，如腰椎上段病变使患者行走时以手扶髋、挺胸、臀部后抬，即俗称“傲慢步态”。腰椎结核患者腰部僵直，生理前凹消失，不愿做腰部旋转活动，转身时整个躯干一起转动，行走时扶墙或以手撑扶腿部行走。弯腰拾物时，常以手支撑腿部下蹲拾物。一些腰椎结核患者卧床休息时常呈下肢屈曲位，以避免牵拉髂腰肌，引起肌肉疼痛和痉挛。小儿可有夜间啼哭。后期大多数患者可有腰部或髂窝脓肿和窦道出现。急性期患者症状加重，脓肿明显增大，体温可明显上升至38~39℃。此外，极少数腰椎结核患者可发生截瘫。

（二）护理评估

1. 健康史评估

（1）了解患者有无肺结核或其他结核病史，了解结核病的发病时间、药物治疗情况及痰结核分枝杆菌培养结果。

（2）了解患者有无与结核病患者的接触史、生活史及其他疾病史。

（3）了解患者有无食物、药物过敏史。

（4）了解患者肝肾功能和心肺功能，评估患者对手术的耐受力。

2. 身体状况评估

（1）观察患者的体温、脉搏、呼吸、血压，注意有无全身中毒症状。

（2）观察脊柱生理曲度，有无后凸畸形及其部位、程度。

（3）观察脓肿的部位、流向及与病变腰椎的关系。

（4）评估感觉、运动及括约肌功能，了解有无压迫脊髓。

（5）观察患者用药后效果，以及药物的不良反应。

（6）评估患者的营养状态及饮食情况，有无食欲不佳、体重下降或贫血。

3. 辅助检查评估

（1）X 线检查早期显示椎间隙变窄，椎体上下缘骨质疏松、破坏，骨密度降低，晚期椎间隙消失，死骨和空洞出现，腰大肌阴影增宽。

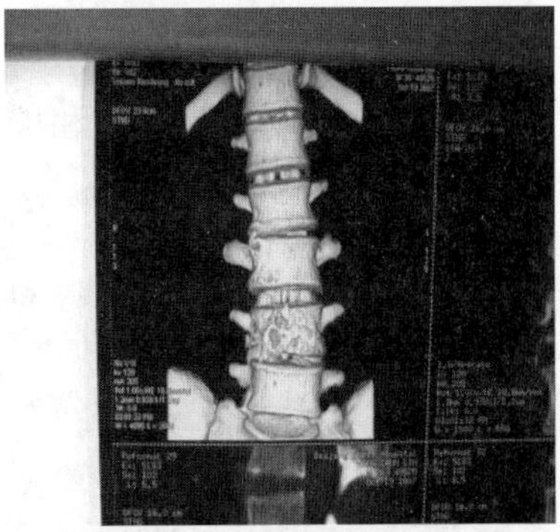

图 4-12　第 4~5 腰椎结核

（2）CT 或 MRI 显示椎体及椎间盘破坏情况（图 4-12），死骨、脓肿与椎体关系，以及脓肿大小、液化情况，神经根受压程度及范围。

（3）B 超显示病变相应处的脓肿，可在 B 超定位下穿刺抽脓。

4. 心理社会评估　对疾病缺乏正确认识，担心预后不佳或复发，合并截瘫，以及因治疗康复时间长而影响生活及工作等因素，易导致患者出现消极的情绪反应，因此，需观察患者的心理反应。评估患者的心理状况，评估患者对疾病的认知程度，了解患者经济承受能力及家庭对患者的支持程度。

（三）常见护理诊断问题

1. 恐惧、焦虑　与病程长、担心疾病的预后有关。

2. 腰背部疼痛　与腰椎结核和手术有关。

3. 营养失调（低于机体需要量）　与食欲缺乏和结核病消耗有关。

4. 有皮肤完整性受损的危险　与局部长期受压、体液刺激、机体营养状况不良等有关。

5. 躯体移动障碍　与结核病、手术或截瘫有关。

6. 潜在并发症　可发生抗结核药不良反应。

7. 知识缺乏　缺乏疾病治疗及康复的相关知识。

（四）护理计划与实施

1. 一般护理　见脊柱结核的一般护理。

2. 心理护理 倾听患者主诉，根据患者关心的问题，有针对性地进行指导，使之积极主动的参与治疗和护理，加强与患者和家属之间的沟通，生活上多关心患者，了解患者存在的实际困难，给予必要的帮助，以减轻患者的顾虑，鼓励患者表达思想情绪变化，进行心理辅导，介绍成功病例。帮助患者树立战胜疾病的信心和勇气。

3. 手术治疗及护理

（1）术前护理。

1）见脊柱结核术前护理。

2）做好术前指导，向患者讲明手术目的、治疗效果，取得患者配合。

3）加强脓肿护理，出现窦道时做好窦道换药。

4）做好晨晚间护理，保持床单位清洁，协助患者进食、排便、翻身及进行肢体活动。

5）做好术前准备。

（2）术后护理。

1）术后常规护理见脊柱结核术后常规护理。

2）由于手术施行全麻，术中肠道受到牵拉，病变本身造成腹膜粘连，故术后易出现腹胀。术后应观察并询问患者是否感觉腹胀，若发现腹胀，及时给予热敷，按顺时针方向轻轻按摩，必要时给予肛管排气或开塞露灌肠。

3）指导患者饮食，排气后给予流食，逐步过渡到半流食，再过渡到软饭、普通饭。

4）定时给予患者轴性翻身，注意翻身平稳，避免脊柱扭曲。

5）术后 3 天患者多虚弱，伤口疼痛，应以休息为主，协助按摩肢体，辅助做抬头、扩胸、深呼吸等运动，鼓励患者进行全身肌肉收缩练习。3 天后逐步增加活动量，可主动伸屈各关节，指导患者进行双下肢直腿抬高练习。方法是患者平卧，膝关节伸直，足后跟用力后蹬，同时主动抬腿，与床呈 30°，保持该动作

5~10 秒，然后慢慢放下患肢。重复 20 次为 1 组，每天锻炼 2~3 组。

4. 健康教育

（1）见脊柱结核健康教育。

（2）遵医嘱坐起、下床活动。下床时佩戴腰围（图 4-13，4-14），以加强腰部保护。

（3）术后 1~3 个月内避免负重。

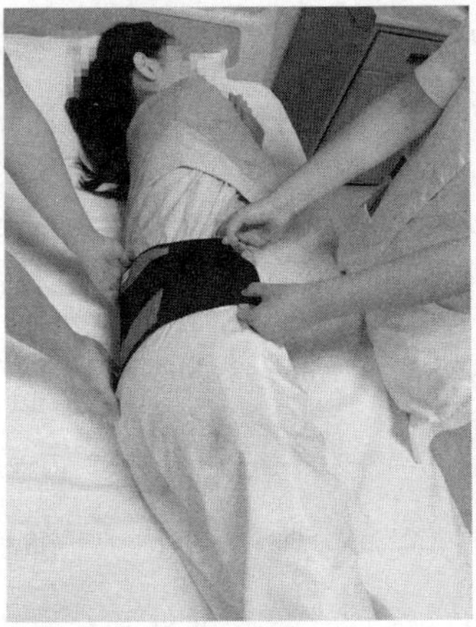

图 4-13　腰围左侧置于患者身下

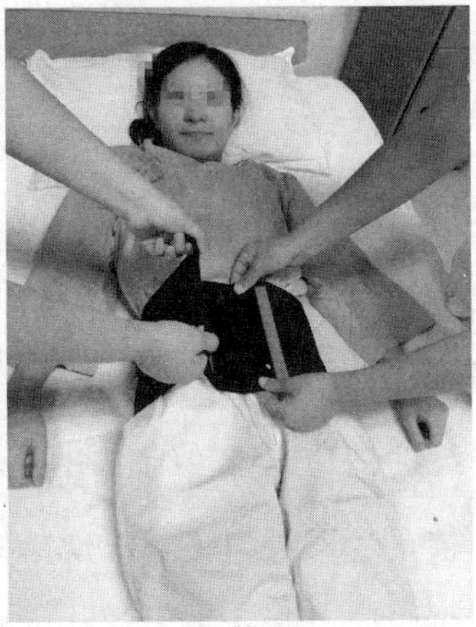

图 4-14　粘牢腰围固定片

（五）护理评价

（1）患者营养状况是否恢复正常，体重是否维持在正常范围。

（2）患者是否按预期目标逐渐康复。

（3）患者有无抗结核药物中毒的症状。

（4）患者疼痛是否有所缓解。

（5）患者皮肤是否完好，有无压疮。

（6）患者是否消除焦虑心理，保持心态平和。

五、肢体关节结核患者的护理

肢体关节结核好发于儿童与青少年，是一种继发性结核病，原发病灶为肺结核或消化道结核，好发部位是膝关节、髋关节与肘关节。

（一）概述

肢体关节结核致病菌为结核分枝杆菌。结核分枝杆菌分为4型，即人型、牛型、鸟型和鼠型，其中人型和牛型是人类结核病的主要致病菌。人体感染结核分枝杆菌的途径主要是呼吸道（空气传播），其次为消化道（痰液、牛奶）和破损的皮肤。结核分枝杆菌由原发病灶经血液、淋巴管或由淋巴结结核病灶直接蔓延到肢体关节。当机体形成特异性免疫力后，结核分枝杆菌则被抑制在局部而停止活动，而一旦机体免疫力低下，结核分枝杆菌便会在局部生长繁殖，引发疾病。

（二）发病机制

肢体关节结核可出现在原发性结核的活动期，但大多数发生于原发病灶已静止，甚至痊愈多年后。最初结核分枝杆菌经血流侵入骨质或滑膜，在全身抵抗力减弱时引起单纯性骨结核或单纯性滑膜结核。若未经适当治疗，病变进一步发展，形成全关节结核。受累骨与关节出现结核性浸润，肉芽增生、干酪样坏死及寒性脓肿，滑膜、骨质、关节软骨逐渐被破坏，晚期可致病理性脱位或骨折、肢体畸形或残疾。

（三）病理生理

在典型的组织切片上可见结节样肉芽肿和干酪样坏死，仅有结节样肉芽肿或干酪样坏死灶时，为非典型病理改变。为提高活检阳性率，有人推荐最好在滑膜上采取肉芽组织，在X线检查显示有囊性病变的骨骼处取材。活检时若仅取软组织，其结果很可能为非特异性炎症改变。

（四）护理评估

1. 健康史评估

（1）了解患者是否有关节外伤史，膝、踝、肩、腕关节结核中外伤史居多。

（2）了解患者有无肺结核或其他结核病史；了解结核病的发病时间、药物治疗情况及痰菌结果。

（3）了解患者有无药物过敏史。

（4）了解患者肝肾功能和心肺功能，评估患者对手术的耐受力。

2. 身体状况评估

（1）全身症状。大多起病缓慢，有结核病史，出现低热、乏力、盗汗、食欲减退、贫血等症状。

（2）局部症状及体征。病变关节肿、痛，活动障碍。患者夜间熟睡后，患病关节周围的保护性肌痉挛解除，在活动肢体或翻身时即发生突然疼痛，小儿常表现为“夜啼”。髋关节与膝关节的关节神经支配有重叠现象，髋关节结核患儿可以指认膝关节部位有疼痛。浅表关节可查出肿胀与积液，并有压痛，关节常处于半屈状态以缓解疼痛；至后期肌肉萎缩，关节呈梭形肿胀。全关节结核发展的结果是在病灶部位积聚了大量脓液、结核性肉芽组织、死骨和干酪样坏死物质，因缺乏红、热等急性炎性反应，称之为“冷脓肿”或“寒性脓肿”。病灶附近寒性脓肿形成，破溃后向外穿破皮肤形成窦道，向内穿破空腔脏器形成内瘘。病变静止后常遗留不同程度的关节功能障碍和畸形，如关节的屈曲挛缩、小儿的肢体长度不等。

3. 辅助检查评估

（1）实验室检查。活动期血细胞沉降率明显增快。当病变趋向静止或痊愈，血细胞沉降率可逐渐下降至正常。初治患者单纯性冷脓肿穿刺脓液的结核分枝杆菌培养阳性率约为 70%，混合感染时脓液的结核分枝杆菌培养阳性率极低。

（2）影像学检查。X 线检查一般在 2 个月后方有改变，早期不能做出诊断。MRI 检查可在炎症浸润阶段显示出异常信号，早期有诊断价值。关节镜检查及滑膜活检对诊断滑膜结核很有价值。CT 可以发现更多更细微的改变，更清晰地显示病灶周围寒性脓肿的部位及受累范围，多平面重建技术（MPR）及三维（3D）重建技术能够更加清晰直观地显示骨与软组织结构。

4. 心理社会评估　倾听患者主诉，根据患者关心的问题有针对性地进行指导，使之积极主动地参与治疗和护理，加强与患者和家属之间的沟通，及时满足患者需要，做好术前宣教，消除患者对手术治疗的恐惧、紧张、焦虑等不良情绪，使患者积极配合治疗。

（五）常见护理诊断问题

1. 恐惧、焦虑　与病程长、担心疾病的预后有关。

2. 疼痛　与关节结核和手术有关。

3. 低热　与结核病有关。

4. 营养失调（低于机体需要量）　与食欲缺乏和结核病消耗有关。

5. 有皮肤完整性受损的危险　与局部长期受压、肢体固定、机体营养状况不良等有关。

6. 潜在并发症　可发生病理性脱位、废用综合征。

7. 知识缺乏　缺乏疾病治疗及康复的相关知识。

（六）护理计划与实施

1. 早期用药　适当休息，早期合理、规律地使用抗结核药物。

2. 局部制动　石膏、支架固定与牵引等可以解除肌痉挛，减轻疼痛，防止病理性骨折、脱位，并可纠正关节畸形。

3. 局部注射　具有药量小、局部药物浓度高和反应小的优点。最适用于早期单纯性滑膜结核病例。不主张对冷脓肿进行反复抽脓与注入抗结核药物，因为多次操作会诱发混合性感染和使穿刺针孔处形成窦道。

4. 手术治疗及护理　对非手术治疗无效或有明显死骨、较大脓肿、经久不愈的窦道等，应考虑行病灶清除及关节融合术等。

（1）术后一般护理。

1）病情观察。持续心电监护，根据护理级别巡视患者，观察患者的生命体征并做好记录。

2）呼吸监测。根据患者情况选择正确的输氧系统，为患者提供充足的氧气吸入；密切观察患者的呼吸频率、节律、深度；鼓励患者咳痰，保持气道畅通。

3）循环监测。使用心电监护连续监测心电图、心率和脉率及血压变化；常规记录24小时出入量，大手术后应监测每小时尿量。

4）肌力监测。通过观测患者握力、肢体抗阻力、头抗阻力来监测肌力恢复程度。

5）水、电解质平衡的监测。根据手术大小及术中失血情况合理调整输入液量、速度；术后出现不明原因的心律失常患者，应监测其电解质。

6）体位与安全。根据利于患者病情的原则，合理安排患者体位；如无禁忌证，患者应尽早采取半卧位，促进咳嗽排痰；所有病床应加床档保护，以防止患者跌伤；烦躁患者必须用约束带进行保护性约束；注意观察局部皮肤，避免约束伤及压疮的发生。

（2）专科护理。

1）体位护理。抬高患肢，置于功能位；根据患者的手术部位、手术方式，采用正确的特殊体位。

2）伤口护理。观察伤口敷料是否清洁干燥，陈旧血迹是否扩大；观察渗出液的颜色、性状、量以及是否伴有异味，并记录；若切口周围伴随红、肿、热、痛等炎症反应症状，应立即报告医师，由医师做出处理。

3）患肢的护理。抬高患肢，置于功能位；感觉患肢皮温，并与健侧患肢的皮温进行比较，判断皮温是否异常；观察患侧肢端颜色，判断颜色正常、苍白或发绀；按压患肢甲床，判断毛细血管充盈时间正常或延长；测量患肢动脉搏动情况，评估搏动有力、微弱或消失；观察并测量患肢肿胀情况，评估肿胀部位、肌张力、肢体周径以及是否出现水疱，是否有皮肤溃疡等；检查并询问患肢感觉运动情况，判断肢端感觉运动是否正常。

4）管道的护理。评估各类管道的种类、部位、作用及安置时间；观察引流液的颜色、性状和量，并记录；妥善固定各类管道，并保持管道通畅；不同种类的管道按相关护理常规进行护理。

（3）疼痛护理。

1）疼痛评估。正确评估疼痛原因、性质、部位、程度、伴随症状等；评估患者的疼痛程度、引起疼痛的原因、相关因素等。

2）镇痛原则。超前镇痛、多模式镇痛、个体化镇痛，重视对患者进行疼痛相关的健康教育。

3）做好疼痛相关知识的宣教，使患者正确认识疼痛，以保证疼痛治疗的有效性；在康复训练前1小时口服镇痛药，减轻患者因康复训练引起的疼痛，增强患者的康复参与性；抬高患肢，并保持功能位，以减轻肿胀引起的疼痛。

（4）康复训练。

1）康复训练原则。患者麻醉清醒后即可行功能锻炼；根据不同患者的病情、功能评定制定个体化康复护理措施；康复训练应循序渐进，逐渐增量；注意坚持并以患者主动锻炼为主；实施训练过程中，应保证治疗的安全性。

2）保持功能位。应根据患者病情选择合适的体位，避免不正确的体位和姿势所导致的畸形；维持肢体功能位，减少关节挛缩、变形、肢体失用或畸形的发生率。

①肩关节：外展45°，前屈30°，外旋15°。

②肘关节：屈曲90°左右。

③腕关节：背屈20°~30°。

④髋关节：前屈65°~70°，外展10°~20°，外旋5°~10°。

⑤膝关节：前屈5°或伸直180°。

⑥踝关节：屈5°~10°。

3）肺功能训练。待患者麻醉清醒后，无体位禁忌证时应及早行半卧位，进行深呼吸、咳嗽训练。

4）关节与肌肉锻炼。通过主动运动与被动运动对患者进行肌肉力量及关节活动度训练。

5）康复支具的应用。指导患者正确使用各种骨科康复器材和康复支具。

6）物理疗法。局部按摩可以缓解患者疼痛、消除肌肉紧张；运用特定电磁波谱（TDP）治疗仪、超声导入治疗仪等治疗以增强组织通透性、改善微循环，减轻患肢术后肿胀及疼痛程度；利用持续被动运动仪改善关节功能，预防关节粘连和关节僵硬；通过冷疗仪降低微血管通透性，减轻患肢局部充血肿胀程度；运用下肢静脉泵促进下肢静脉回流的原理，预防患者下肢深静脉血栓形成。

（5）常见并发症及预防。

1）压疮。避免患肢皮肤持续受压，保持床单位平整干燥；向患者介绍翻身的目的、意义、方法及注意事项，以取得患者及其家属的配合；根据病情及皮肤状况决定患者翻身时间，翻身时应避免推、拉、拖肢体；充足的营养支持有助于预防压疮的发生；对于更换体位受限制的患者，应使用气垫床及减压垫。

2）腹胀与便秘。向患者解释床上活动及翻身的重要意义，使患者主动配合更换体位的工作；及时评估患者腹胀及便秘的情况，选择按摩患者腹部、超导治疗仪在腹部透皮给药等措施以促进胃肠道蠕动，预防腹胀及便秘；加强饮食指导，少食或禁食易产气食物，多进食高蛋白、粗纤维、易消化食物。

3）肺部感染。病情允许者应尽量取半坐位，指导患者及其家属正确的拍背、咳嗽、咳痰的方法；卧床患者应做扩胸训练，鼓励患者做深呼吸运动，加强自主活动；遵医嘱进行雾化吸入治疗。

4）深静脉血栓。根据危险因素对患者进行评估分层，对高危患者应采取有针对性的预防措施；鼓励患者术后早期活动；鼓励患者行股四头肌等长收缩活动，以促进下肢静脉血液回流，减轻血流淤滞；抬高患肢，避免腘窝下垫枕影响小腿深静脉回流；骨科下肢大手术术后应常规行一级预防；根据病情选择适宜的机械预防方法，如弹力袜、间歇气压装置、足底静脉绷带等；遵医嘱正确使用药物预防深静脉血栓，注意观察药物的不良反应。

5）肢体废用综合征。向患者讲解疾病相关知识，帮助患者正确认识所患疾病及了解预后；协助患者肢体的被动锻炼；指导患者做主动锻炼，促进患肢功能恢复；配合针灸、按摩，促进患者肢体功能恢复；指导患者功能锻炼的基本方法和技巧。

5. 健康教育

（1）做好饮食指导，嘱患者进食高蛋白、高维生素食物。

（2）要求患者遵医嘱坚持抗结核药物治疗，定期到医院进行影像学检查、血沉及肝肾功能检查。

（3）据患者个体情况制订功能锻炼计划，预防肢体废用综合征。

（4）指导患者提高生活自理能力，协助患者进行起、坐、站立锻炼及上、下轮椅的体位转移等训练。

（七）护理评价

（1）通过治疗和护理，患者临床症状是否减轻。

（2）患者能否正确服用抗结核药物，有无抗结核药物中毒的症状。

（3）患者营养状况是否恢复正常，体重是否维持在正常范围。

（4）患者是否坚持康复锻炼，有无并发症发生。

六、髋关节结核护理

髋关节结核的发病率在全身骨与关节结核中居第二位，仅次于脊柱结核，在肢体六大关节中居首位。本病多发生于青壮年和儿童，男性多于女性。髋关节结核多为单侧发病，以全关节结核常见，晚期常发生屈曲畸形、强直、关节脱位与患肢短缩。

（一）护理评估

1. 健康史评估

（1）了解患者有无关节外伤史。

（2）了解患者有无肺结核或其他结核病史；了解结核病的发病时间、药物治疗情况及痰结核分枝杆菌培养结果。

（3）了解患者有无食物、药物过敏史。

（4）了解患者肝肾功能和心肺功能，评估患者对手术的耐受力。

2. 身体状况评估

（1）全身症状。髋关节结核通常起病缓慢，全身结核中毒症状不甚明显，小儿可因髋部不适而改变往日习性，乏力、懒于行走，有时还会有夜啼现象发生。

（2）局部症状及体征。疼痛、活动障碍和肌肉萎缩，是髋关节早期出现的3个具有特征性的症状。患病关节，周围肿胀及臀部肌肉萎缩，关节反射性痉挛、跛行，活动受限。髋关节前方股三角与大腿外侧和臀部出现脓肿，脓肿破溃形成窦道，晚期常发生屈曲畸形及强直。

3. 辅助检查评估

（1）实验室检查。关节或脓肿穿刺，涂片抗酸杆菌或结核分枝杆菌培养阳性。

（2）影像学检查。

1）X线检查。早期可见关节间隙及关节旁软组织影增宽，股骨头软骨下骨板影像模糊，髋臼及股骨头骨质疏松、骨小梁变细，股骨头、颈处等囊性变，均显示骨质破坏。以后可有关节间隙狭窄或消失，髋臼及股骨骨质破坏，出现死骨及骨质缺损，边缘可有骨质硬化，股骨头严重塌陷变形。申通（Shenton）线中断，显示股骨头半脱位、脱位。髋臼底部骨质破坏严重者，髋臼股骨头向上方穿破髋臼突入盆腔。股骨头骨质破坏严重，变扁、碎裂，缺损严重，甚至头颈消失。病程较长者可见残余脓肿的点片状高密度钙化影。

2）CT或MRI检查。可见早期关节腔增宽，关节内积液，以后可见髋臼及股骨头颈骨质破坏，脓肿和死骨出现；关节前方、大粗隆外侧、臀部及髋臼内、盆腔内脓肿；髋臼破坏股骨头穿入盆腔等。

4. 心理社会评估　倾听患者主诉，根据患者关心的问题，有针对性地进行指导，使之积极主动地参与治疗和护理。加强与患者及其家属的沟通，及时满足患者需要，做好术前健康教育，介绍手术方式和治疗过程，解答患者的疑问。消除患者对手术治疗的恐惧心理，使患者保持乐观情绪，树立战胜疾病的信心。

（二）常见护理诊断问题

1. 恐惧、焦虑　与病程长、担心疾病的预后有关。

2. 疼痛　与髋关节结核和手术有关。

3. 营养失调（低于机体需要量）与食欲缺乏和结核病消耗有关。

4. 部分生活自理能力缺陷　与肢体固定、术后卧床有关。

5. 潜在并发症　可发生病理性脱位、废用综合征。

6. 知识缺乏　缺乏疾病治疗及康复的相关知识。

（三）护理计划与实施

1. 术前护理

（1）做好术前指导，向患者讲明手术目的、治疗效果，取得患者配合。

（2）了解患者的心理活动，满足患者需求，并给予安慰、鼓励和帮助。

（3）关节腔内积液或脓液较多者可做穿刺，抽出关节腔内积液或脓液，亦可向关节内注入抗结核药物。

（4）窦道患者每日给予无菌换药，保持引流通畅。注意患肢血液循环情况，观察有无疼痛、肿胀、肢端麻木和皮肤温度的变化。

（5）患肢休息、不负重，用皮牵引制动患肢，以减轻疼痛。

（6）做好晨晚间护理，保持床单位清洁，协助患者进食、排便、翻身及进行肢体活动。

2. 术后护理

（1）见肢体关节结核手术治疗及护理。

（2）加强病灶引流管护理，保持病灶引流管通畅，防止引流管脱出、扭曲、打折，注意引流液的颜色、性质和引流量，并做好记录。

（3）观察伤口渗血情况，渗血时更换敷料，渗血较多时通知医师进行处理。

（4）注意患肢血液循环情况，观察有无疼痛、肿胀、肢端麻木和皮肤温度的变化，抬高患肢（小于 30°），促进血液循环。

（5）协助患者翻身时注意保护患肢，不要让患肢悬空，应用软枕垫起。

（6）根据病情需要，及早进行患肢被动和主动功能锻炼。

3. 健康教育

（1）做好饮食指导，嘱患者进食高蛋白、高维生素食物。

（2）遵医嘱坚持抗结核药物治疗，定期到医院进行影像学检查、血沉及肝肾功能检查。

（3）保持患侧肢体功能位。成年人术后外展牵引，维持患髋屈曲 5°~10°，外展 40°~45°。儿童采用单、双髋人字石膏固定在以上位置。

（4）术后及早行膝关节、踝关节的屈伸和足部活动，给予患肢肌肉按摩。

（5）指导患者掌握锻炼股四头肌的方法，在进行股四头肌等长收缩时，可推动髌骨，如髌骨不动，说明锻炼方法正确。

（6）关节融合术患者术后 3 个月可扶拐下地行走，逐步进行负重行走锻炼。

（四）护理评价

（1）患者营养状况是否恢复正常，体重是否维持在正常范围。

（2）患者疼痛是否有所缓解。

（3）患者皮肤是否完好，有无压疮。

（4）患者是否按预期目标逐渐康复。

（5）患者是否能复述疾病及康复知识。

（6）患者是否消除焦虑心理，保持心态平和。

七、膝关节结核护理

膝关节结核发病率高，在肢体关节结核中仅次于髋关节结核。患者多为儿童或青壮年。膝关节单纯滑膜结核较单纯骨结核多见，临床则大多为全关节结核。

膝关节结核的骨原发病灶多位于股骨下端和胫骨上端，原发于骨骺的远端，晚期常可出现关节强直屈曲畸形，儿童常导致患肢短缩。

（一）护理评估

1. 健康史评估

（1）了解患者有无关节外伤史。

（2）了解患者有无肺结核或其他结核病史；了解结核病的发病时间、药物治疗情况及痰结核分枝杆菌培养结果。

（3）了解患者有无食物、药物过敏史。

（4）了解患者肝肾功能和心肺功能，评估患者对手术的耐受力。

2. 身体状况评估

（1）全身症状。大多起病缓慢，有结核病史，出现低热、乏力、盗汗、食欲减退、贫血等症状。

（2）局部症状及体征。

1）膝关节滑膜组织丰富，故滑膜结核的患病率高。滑膜结核的病程可持续存在数月或更长时间，随后滑膜结核性肉芽的血管翳侵入关节软骨及软骨下松质骨，发展为全关节结核。滑膜结核和骨结核渗出性病变时，关节积液可扩展进入髌上囊、关节腔的两侧或腘窝。

2）早期疼痛较轻，仅于长时间行走或蹬梯时加重。疼点多位于两侧副韧带及关节四周滑膜软骨附着处（髌骨上方、下方）。关节肿胀，皮温升高，伴皮肤静脉青紫怒张。因关节上方和下方的肌肉萎缩，关节呈梭形。

3）脓肿表浅，易破溃形成窦道，窦道常于膝关节下方内侧、外侧和后方腘窝处。

4）关节屈伸活动受限而跛行。晚期全关节结核除软骨面和骨质病变外，半月板和十字韧带也被破坏，关节囊和侧副韧带松弛，关节周围腘绳肌、髌胫束和股二头肌等痉挛，引起膝关节屈曲，胫骨常向后移位，同时可有外展和外旋畸形。

晚期膝关节可严重屈曲、外展、外旋、半脱位畸形强直。

3. 辅助检查评估

（1）实验室检查。关节或脓肿穿刺，涂片抗酸杆菌或结核分枝杆菌培养阳性。

（2）影像学检查。

1）X 线检查。滑膜结核表现为骨质疏松。因滑膜和关节囊增厚或积液，软组织成肿胀影像。全关节结核早期可见，关节边缘有腐蚀性骨破坏改变，关节腔变窄；全关节结核晚期可见，关节腔各腔变窄，骨端破坏有空洞或死骨，严重者关节屈曲和脱位。

单纯骨结核可见股骨下端或胫骨上端，骨病灶内呈溶骨性改变，骨小梁模糊或消失，病灶边缘骨质略有硬化。中心型可有空洞死骨存在；边缘型无死骨，可有局部骨质破坏缺损。骨骺增大，干骺端病变可有骨干骨膜反应和新骨生成。

全关节结核可见关节间隙狭窄和消失，股骨下端、胫骨上端及髌骨骨质破坏缺损严重。关节侧方移位或半脱位，关节屈曲畸形或关节强直。

2）CT 检查。可见骨质破坏、死骨、脓肿与窦道。

4. 心理社会评估　深入病房多与患者及其家属交流，倾听患者主诉，根据患者关心的问题，有针对性地进行指导，使之积极主动地参与治疗和护理。特别是进行关节融合手术的患者，思想压力更大，应向患者讲解治愈与复发之间的利害关系，给予鼓励和支持，协助患者做好患肢功能锻炼，增强患者战胜疾病的自信。

（二）常见护理诊断问题

1. 恐惧、焦虑　与病程长、担心疾病的预后有关。

2. 疼痛　与膝关节结核和手术有关。

3. 营养失调（低于机体需要量）与食欲缺乏和结核有关。

4. 部分生活自理能力缺陷　与肢体固定、术后卧床有关。

5. 潜在并发症　可发生病理性脱位、废用综合征。

6. 知识缺乏　缺乏疾病及康复的相关知识。

（三）护理计划与实施

1. 术前护理

（1）关节制动以限制活动，卧床休息，下肢牵引或做下肢长腿石膏托，以减轻疼痛。

（2）关节腔内积液或脓液较多者可做穿刺，抽出关节腔内积液或脓液，亦可向关节内注入抗结核药物。

（3）窦道患者每日给予无菌换药，保持引流通畅。注意患肢血液循环情况，观察有无疼痛、肿胀、肢端麻木和皮肤温度的变化。

（4）做好术前指导，向患者讲明手术目的、治疗效果，取得患者配合。做好术前准备。

（5）了解患者的心理活动，满足患者需求，并给予安慰、鼓励和帮助。

（6）做好晨晚间护理，保持床单位清洁，协助患者进食、排便、翻身及进行肢体活动。

2. 术后护理

（1）见肢体关节结核手术治疗及护理。

（2）加强病灶引流管护理，引流管接负压引流瓶，保持病灶引流管通畅，防止引流管脱出、扭曲、打折，注意引流液的颜色、性质和引流量，并做好记录。

（3）协助患者翻身时注意保护患肢，不要让患肢悬空，应用软枕垫起。

（4）密切观察患肢血液循环情况，如有无疼痛、肿胀、肢端麻木和皮肤温度的变化，抬高患肢（小于 30°）以促进血液循环。观察伤口渗血情况，渗血时更换敷料，渗血较多时通知医师进行处理。

（5）保持患肢功能位，根据需要进行下肢牵引。

（6）指导患者饮食，排气后给予流食，逐步由半流食过渡到软饭，再进食普通饭。

（7）行关节融合外固定术后，做好骨外固定器观察及护理。

1）保持外固定器针道清洁、干燥，预防针道感染。每日两次用75%乙醇清洁针孔。

2）每日检查外固定器螺钉的松紧度，保持有效固定。

3）肢体如出现肿胀、疼痛、活动障碍、牵拉痛及动脉搏动细弱甚至消失时，应警惕骨筋膜室综合征的发生，做到及早发现、及时处理。

3. 健康教育

（1）做好饮食指导，嘱患者进食高蛋白、高维生素食物。

（2）遵医嘱坚持抗结核药物治疗，定期到医院进行影像学检查、血沉及肝肾功能检查。

（3）术后1周之内进行踝关节和足部活动。

（4）术后1周练习股四头肌等长收缩，防止股四头肌粘连、萎缩、伸膝无力。如无禁忌，应左右推动髌骨，防止髌骨与关节面粘连。

（5）术后2周练习抬高患肢和膝关节的屈伸活动。

（6）4~6周外固定解除后进行膝关节屈伸的锻炼，扶拐不负重行走。练习下蹲，增加膝关节活动度，增强下肢肌力，直至负重行走。

（四）护理评价

（1）患者营养状况是否恢复正常，体重是否维持在正常范围。

（2）患者疼痛是否有所缓解。

（3）患者皮肤是否完好，有无压疮。

（4）患者是否按预期目标逐渐康复。

（5）患者是否能复述疾病及康复知识。

（6）患者是否消除焦虑心理，保持心态平和。

八、踝关节结核护理

踝关节结核发病一般比较缓慢，常有反复扭伤史，多见于青壮年及儿童。踝关节结核临床上全关节结核较多。踝关节周围软组织少，脓肿极易穿破皮肤形成窦道，较少产生脱位。

（一）护理评估

1. 健康史评估

（1）了解患者有无关节外伤史。

（2）了解患者有无肺结核或其他结核病史；了解结核病的发病时间、药物治疗情况及痰结核分枝杆菌培养结果。

（3）了解患者有无食物、药物过敏史。

（4）了解患者肝肾功能和心肺功能，评估患者对手术的耐受力。

2. 身体状况评估

（1）全身症状。大多起病缓慢，有结核病史，出现低热、乏力、盗汗、食欲减退、贫血等症状。

（2）局部症状及体征。常在扭伤后引起患者注意，局部肿胀、疼痛和跛行为其特征，午后低热、疲乏等全身症状多不明显。首发症状往往只是病灶局部有局限性隐痛和肿胀，开始这种症状多与劳累有关，并非持续性，休息后常可缓解且关节活动多不受限。但随着病变的进展，肿胀逐渐加重，成为持续性并且出现跛行，小腿肌肉萎缩，踝关节和足背明显肿胀，患者难以行走，随病变进展关节逐渐产生屈曲畸形，关节强直，严重者可出现足下垂畸形。踝关节周围肌肉少，脓肿可早期发现，脓肿可出现在关节周围的不同部位，最易破溃形成窦道。

3. 辅助检查评估

（1）实验室检查。关节或脓肿穿刺。涂片抗酸杆菌或结核分枝杆菌培养阳性。

（2）影像学检查。

1）X 线检查。可见关节囊及关节周围软组织肿胀，病灶区骨质疏松，关节间隙早期增宽以后可变为狭窄和消失，胫骨远端及距骨软骨下骨板破坏模糊，可有不规则骨质缺损和死骨存在，骨质破坏吸收可波及跗骨。伴混合感染者病区周缘骨质可有硬化改变，病程较长者，周围跗骨及跖骨均可有骨质疏松和脱钙表现。

2）CT可见骨质破坏死骨及脓肿与窦道。

4.心理社会评估　倾听患者主诉，根据患者关心的问题，有针对性地进行指导，使之积极主动地参与治疗和护理。加强与患者及其家属之间的沟通，及时满足患者需要，做好术前指导，消除患者对手术治疗的恐惧心理，使患者保持乐观情绪，树立战胜疾病的信心。

（二）常见护理诊断问题

1.恐惧、焦虑　与病程长、担心疾病的预后有关。

2.疼痛　与踝关节结核和手术有关。

3.营养失调（低于机体需要量）与食欲缺乏和结核病消耗有关。

4.部分生活自理能力缺陷　与肢体固定、术后卧床有关。

5.潜在并发症　可发生病理性脱位、废用综合征。

6.知识缺乏　缺乏疾病治疗及康复的相关知识。

（三）护理计划与实施

1.术前护理

（1）关节制动以限制患者活动，卧床休息。

（2）做好术前宣教，向患者讲明手术目的、治疗效果，取得患者配合。

（3）了解患者的心理活动，满足患者需求，并给予安慰、鼓励和帮助。

（4）关节腔内积液或脓液较多者可做穿刺，抽出关节腔内积液或脓液，亦可向关节内注入抗结核药物。

（5）窦道患者每日给予无菌换药，保持引流通畅。注意患肢血液循环情况，观察有无疼痛、肿胀、肢端麻木和皮肤温度的变化。

（6）做好晨晚间护理，保持床单位清洁，协助患者进食、排便、翻身及进行肢体活动。

2.术后护理

（1）见肢体关节结核手术治疗及护理。

（2）加强病灶引流管护理，引流管接负压引流瓶，保持病灶引流管通畅，防止引流管脱出、扭曲、打折，注意引流液的颜色、性质和引流量，并做好记录。

（3）密切观察患肢血液循环情况，如有无疼痛、肿胀、肢端麻木和皮肤温度的变化，抬高患肢（小于30°）以促进血液循环。

（4）协助患者翻身时注意保护患肢，不要让患肢悬空，应用软枕垫好。

（5）观察伤口渗血情况，渗血时更换敷料，渗血较多时通知医师进行处理。

3. 健康教育

（1）做好饮食指导，嘱患者进食高蛋白、高维生素食物。

（2）遵医嘱坚持抗结核药物治疗，定期到医院进行影像学检查、血沉及肝肾功能检查。

（3）术后早期练习膝关节、跖趾关节和趾间关节活动。

（4）3个月后去除外固定，练习踝关节的背伸和跖屈运动，再逐步练习下地行走。

（四）护理评价

（1）患者营养状况是否恢复正常，体重是否维持在正常范围。

（2）患者疼痛是否有所缓解。

（3）患者皮肤是否完好，有无压疮。

（4）患者是否按预期目标逐渐康复。

（5）患者是否能复述疾病及康复知识。

（6）患者是否消除焦虑心理，保持心态平和。

九、肘关节结核护理

肘关节结核较常见，在上肢三大关节结核中，患病率居首位，患者以青壮年最多，患者性别比例及左右侧比例均大致相等。单纯滑膜结核较少见；骨结核多见于尺骨鹰嘴，其次为肱骨外髁。破坏严重的全关节结核可发生病理性脱位（图 4-15）。

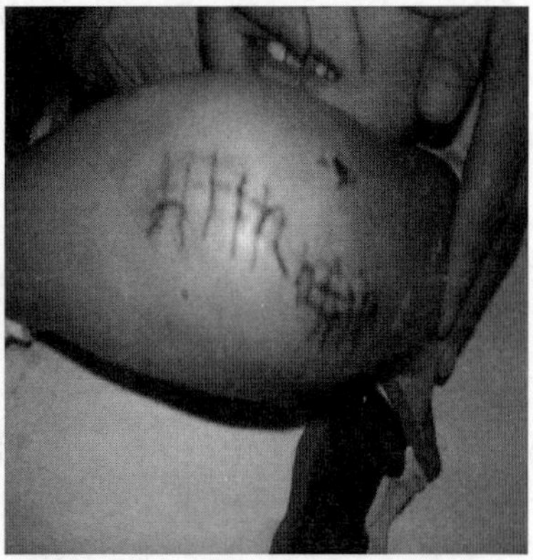

图 4-15　肘关节结核滑膜切除术

（一）护理评估

1. 健康史评估

（1）了解患者有无关节外伤史。

（2）了解患者有无肺结核或其他结核病史；了解结核病的发病时间、药物治疗情况及痰结核分枝杆菌培养结果。

（3）了解患者有无食物、药物过敏史。

（4）了解患者肝肾功能和心肺功能，评估患者对手术的耐受力。

2. 身体状况评估

（1）全身症状。大多起病缓慢，有结核病史，出现低热、乏力、盗汗、食欲减退、贫血等症状。

（2）局部症状及体征。发病缓慢，初起时症状轻，主要表现为疼痛和活动受限，疼痛为局限性隐痛，运动时加重。疼痛和肌肉痉挛常限制关节活动，久之关节出现失用性肌萎缩，关节上方的肱二头肌最显著。鹰嘴结核的肿胀和压痛只限于鹰嘴，鹰嘴结核寒性脓肿见于附近，外髁结核脓肿可沿伸肌间隙向前臂流注，上述脓肿可破溃形成窦道。单纯滑膜结核在关节周围出现肿胀，轻度肿胀首先出现肱三头肌腱内侧、外侧，肱骨内髁、外髁和尺骨鹰嘴间凹陷处变得饱满。肘关节周围压痛广泛。病变发展为全关节结核时，肿胀和压痛加重，患肢常呈梭形肿胀，多有脓肿窦道形成，关节活动功能更加受限，当肘关节病变治愈时，关节多强直于非功能位。

3. 辅助检查评估

（1）实验室检查。关节或脓肿穿刺，涂片抗酸杆菌或结核分枝杆菌培养阳性。

（2）影像学检查。

1）X线检查。单纯滑膜结核X线显示关节间隙增宽，局部骨质疏松和软组织肿胀。在鹰嘴或中心型结核，可见死骨形成，关节强直或屈曲畸形，有时可见关节侧方移位和脱位或半脱位。早期全关节结核可见关节间隙变窄或消失，关节边缘模糊不清，病灶内呈溶骨性改变，边缘硬化。晚期全关节结核，关节软骨下骨板广泛破坏，关节间隙消失。窦道继发性感染时骨质显示硬化。

2）CT或MRI检查。早期显示骨破坏及关节周围软组织肿胀。

4. 心理社会评估　倾听患者主诉，根据患者关心的问题，有针对性地进行指导，使之积极主动地参与治疗和护理。加强与患者及其家属之间的沟通，及时满足患者需要，做好术前宣教，消除对手术治疗的恐惧、紧张、焦虑等不良情绪，使患者积极配合治疗。

（二）常见护理诊断问题

1. 恐惧、焦虑　与病程长、担心疾病的预后有关。

2. 疼痛　与肘关节结核和手术有关。

3. 营养失调（低于机体需要量）　与食欲缺乏和结核病消耗有关。

4. 部分生活自理能力缺陷　与肢体固定、术后卧床有关。

5. 潜在并发症　可发生病理性脱位、废用综合征。

6. 知识缺乏　缺乏疾病治疗及康复相关的知识。

（三）护理计划与实施

1. 术前护理

（1）做好术前宣教，向患者讲明手术目的、治疗效果，取得患者配合。

（2）了解患者的心理活动，满足患者需求，并给予安慰、鼓励和帮助。

（3）关节腔内积液或脓液较多者可做穿刺，抽出关节腔内积液或脓液，亦可向关节内注入抗结核药物。

（4）系颈腕吊带，使肘关节处于功能位。

（5）窦道患者每日给予无菌换药，保持引流通畅。

（6）做好晨晚间护理，保持床单位清洁，协助患者进食、排便、翻身及进行肢体活动。

2. 术后护理

（1）见肢体关节结核手术治疗及护理。

（2）加强病灶引流管护理，引流管接负压引流瓶，保持病灶引流管通畅，防止引流管脱出、扭曲、打折，注意引流液的颜色、性质和引流量，并做好记录。

（3）注意患肢血液循环情况，观察有无疼痛、肿胀、肢端麻木和皮肤温度的变化。

3. 健康教育

（1）做好饮食指导，嘱患者进食高蛋白、高维生素食物。

（2）遵医嘱坚持抗结核药物治疗，定期到医院进行影像学检查、血沉及肝肾功能检查。

（3）术后早期练习握拳、伸指及腕关节的各种活动。

（4）术后第 2 天早期开始练习肩关节各种活动。

（5）成形术患者 4~6 周后去除外固定，术后第 3 天开始被动练习肘关节屈伸活动。

（四）护理评价

（1）患者营养状况是否恢复正常，体重是否维持在正常范围。

（2）患者疼痛是否有所缓解。

（3）患者皮肤是否完好，有无压疮。

（4）患者是否按预期目标逐渐康复。

（5）患者是否能复述疾病及康复知识。

（6）患者是否消除焦虑心理，保持心态平和。

十、肩关节结核护理

肩关节结核的发病率在上肢三大关节中最低，患者多为青壮年，大多患者同时伴有活动性肺结核。发病时左右侧无明显差异，双侧同时发病者少见。肩关节结核以全关节结核最多见，儿童肱骨骨骺破坏将影响肱骨生长。

（一）护理评估

1. 健康史评估

（1）了解患者有无关节外伤史。

（2）了解患者有无肺结核或其他结核病史；了解结核病的发病时间、药物治疗情况及痰结核分枝杆菌培养结果。

（3）了解患者有无食物、药物过敏史。

（4）了解患者肝肾功能和心肺功能，评估患者对手术的耐受力。

2. 身体状况评估

（1）全身症状。大多起病缓慢，有结核病史，出现低热、乏力、盗汗、食欲减退、贫血等症状。

（2）局部症状。早期为肩部不适、乏力，活动及劳累后感到酸痛，休息后缓解。痛点多在肩关节前内侧或关节周围，患肢无力，不愿抬起。单纯骨结核时肩关节运动仅有轻度受限。全关节结核时功能明显障碍，患臂不能高举，外旋、外展、前屈和后伸均受限。晚期三角肌萎缩，肩关节因关节软骨破坏而造成关节畸形、强直。肩关节结核脓肿可沿肩胛下肌扩展到腋窝后壁。随病程延长和混合感染及炎症的扩散，关节周围形成脓肿和窦道。

3. 辅助检查评估

（1）实验室检查。关节或脓肿穿刺。涂片抗酸杆菌或结核分枝杆菌培养阳性。

（2）影像学检查。

1）X 线检查。单纯肩关节滑膜结核仅限局部骨质疏松和软组织肿胀，有时可见关节间隙增宽。在肩峰、肩胛盂或肱骨头的病变常为中心性破坏或有死骨形成。晚期全关节结核关节破坏严重，关节间隙变窄，肱骨头变形，有时可见半脱位。

2）CT 或 MRI 检查。早期显示骨与软骨破坏及关节周围软组织肿胀。

4. 心理社会评估　倾听患者主诉，根据患者关心的问题，有针对性地进行指导，使之积极主动地参与治疗和护理。加强与患者及其家属之间的沟通，及时满足患者需要，做好术前宣教，消除患者对手术治疗的恐惧、紧张、焦虑等不良情绪，使患者积极配合治疗。

（二）常见护理诊断问题

1. 恐惧、焦虑　与病程长、担心疾病的预后有关。

2. 疼痛　与肩关节结核和手术有关。

3. 营养失调（低于机体需要量）　与食欲缺乏和结核病消耗有关。

4. 部分生活自理能力缺陷　与肢体固定、术后卧床有关。

5. 潜在并发症　可发生病理性脱位、废用综合征。

6. 知识缺乏　缺乏疾病治疗及康复的相关知识。

（三）护理计划与实施

1. 术前护理

（1）做好术前宣教，向患者讲明手术目的、治疗效果，取得患者的配合。

（2）了解患者的心理活动，满足患者需求，并给予安慰、鼓励和帮助。

（3）注意患肢血液循环情况，观察有无疼痛、肿胀、肢端麻木和皮肤温度的变化。

（4）患侧肩关节制动，采用肩关节外展支架或颈腕吊带（图 4-16）将肩关节固定于外展 40°~60°、前屈 20°~30°，肘关节屈曲 90°，前臂旋前、旋后中空位，使关节处于功能位，制动肩关节，减轻疼痛。

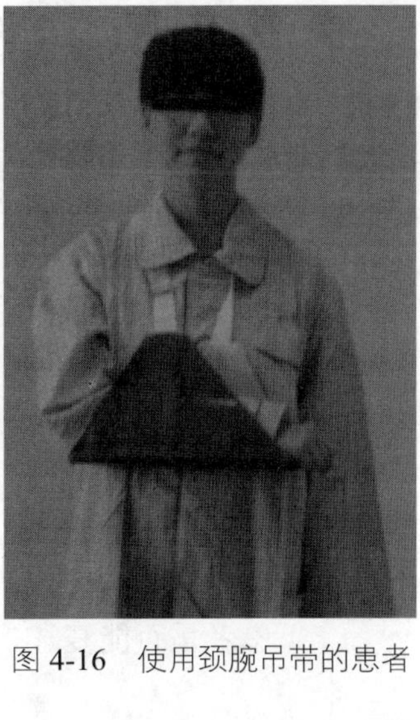
图 4-16　使用颈腕吊带的患者

（5）关节内积液或脓液较多者可行穿刺，抽出关节内积液或脓液，亦可向关节内注入抗结核药物。

（6）窦道患者每日给予无菌换药，保持引流通畅。

（7）做好晨晚间护理，保持床单位清洁，协助患者进食、排便、翻身及进行肢体活动。

2. 术后护理

（1）详见肢体关节结核手术治疗及护理。

（2）加强病灶引流管护理，保持病灶引流管通畅，防止引流管脱出、扭曲、打折，注意引流液的颜色、性质和引流量，并做好记录。

（3）指导患者饮食，排气后给予流食，逐步由半流食过渡到软饭，再进食普通饭。

（4）晚期全关节结核行病灶清除，肩关节融合在外展 40°、前屈 30° 和外旋 25° 功能位，术后用颈腕吊带或外展架固定 3~6 个月。

（5）单纯病灶清除术患者术后 2~3 天开始早期功能锻炼。

3. 健康教育

（1）做好饮食指导，嘱患者进食高蛋白、高维生素食物。

（2）遵医嘱坚持抗结核药物治疗，定期到医院进行影像学检查、血沉及肝肾功能检查。

（3）术后早期练习握拳、伸指及腕、肘关节的各种活动。

（4）术后第 3 天开始练习肩部前屈、后伸，范围和幅度由小到大，据患者的一般状况和体力而定，无不良反应再逐渐扩大范围和幅度。

（5）关节融合患者 3~4 个月拆除外固定后，全面练习肩关节活动。如肩关节内收、外展、内旋、外旋、前屈、后伸、上举活动，日常生活中要求用患肢刷牙、夹菜、系裤带等，发挥患肢功能。

（四）护理评价

（1）患者营养状况是否恢复正常，体重是否维持在正常范围。

（2）患者疼痛是否有所缓解。

（3）患者皮肤是否完好，有无压疮。

（4）患者是否按预期目标逐渐康复。

（5）患者是否能复述疾病及康复知识。

（6）患者是否消除焦虑心理，保持心态平和。

十一、腕关节结核护理

腕关节结核在上肢骨与关节结核中较常见，患者多为青壮年。因腕骨骨化中心出现较晚，腕关节结核患病率男女差别不大，左右侧亦无明显差异。与其他肢体骨与关节一样，腕关节结核多为单侧发病，双侧同时发病者甚为罕见。临床确诊为单纯滑膜结核者十分罕见，确诊时大多为全关节结核。病变常涉及数块腕骨，其中，桡骨远端、头状骨与钩骨最为常见。腕关节结核脓肿或窦道常可引发屈肌腱腱鞘结核（图 4-17）。

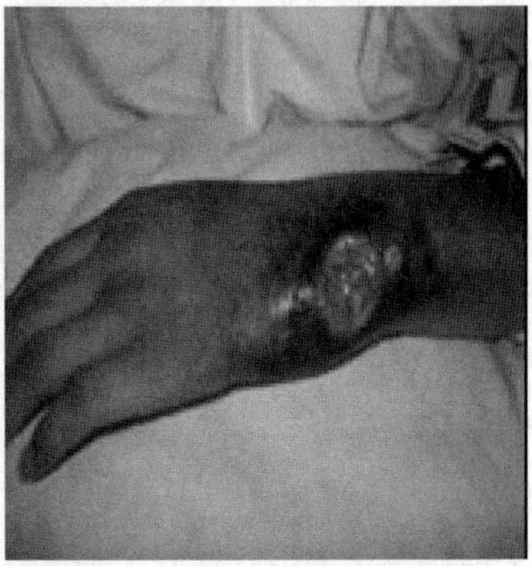

图 4-17　腕关节结核并发窦道

（一）护理评估

1. 健康史评估

（1）了解患者有无关节外伤史。

（2）了解患者有无肺结核或其他结核病史，了解结核病的发病时间、药物治疗情况及痰结核分枝杆菌培养结果。

（3）了解患者有无食物、药物过敏史。

（4）了解患者肝肾功能和心肺功能，评估患者对手术的耐受力。

2. 身体状况评估

（1）全身症状。大多起病缓慢，有结核病史，出现低热、乏力、盗汗、食欲减退、贫血等症状。

（2）局部症状及体征。局部症状主要是疼痛与肿胀，疼痛多不剧烈，活动时加重，有时疼痛向手指放射，可影响腕部及手指活动，如握拳持物等。肿胀较疼痛明显，可包括腕部及全部手指。严重时腕部可产生屈曲尺偏或桡偏畸形，并于腕背侧或掌侧形成脓肿和窦道，病程较长者常发生腕关节强直，有时可见因脓肿或窦道侵袭引发附近肌腱及腱鞘结核者。腕关节全关节结核病变进展快，常波及8块腕骨及掌骨基底，因局部血运不丰富，常形成死骨。病变涉及的骨多，病变复杂且不易吸收，病程较长，因此，脓肿常破溃，形成多个瘘管。病变晚期常发生关节纤维强直，并有前臂旋前、腕下垂、尺偏等畸形。儿童若桡骨下端骺板破坏，日后可发生明显的桡骨短缩、桡偏畸形。

3. 辅助检查评估

（1）实验室检查。关节或脓肿穿刺，涂片抗酸杆菌或结核分枝杆菌培养阳性。

（2）影像学检查。

1）X线检查。X线可见桡骨远端和尺骨远端小梁模糊、疏松、骨质破坏、缺损有死骨渣、周围软组织肿胀。诸多腕骨骨质脱钙模糊、坏死、缺损甚至缺如，有时掌骨近端也可波及。腕关节屈曲畸形。尺桡骨远端皮质旁可有骨膜反应和新生骨出现。单纯滑膜结核显示骨质疏松和软组织肿胀。尺桡骨下端结核可呈死骨中心型和溶骨性破坏的边缘型。晚期可见多个腕骨尺桡下端和掌骨关节面广泛破坏，腕关节出现畸形。

2）CT检查。可见骨质破坏、死骨、脓肿与窦道。

4. 心理社会评估　倾听患者主诉，根据患者关心的问题，有针对性地进行指导，使之积极主动地参与治疗和护理。加强与患者及其家属之间的沟通，及时满足患者需要，做好术前健康教育，介绍手术方式和治疗过程，解答患者的疑问。消除患者对手术治疗的恐惧心理，使患者保持乐观情绪，树立战胜疾病的信心。

（二）常见护理诊断问题

1. 恐惧、焦虑　与病程长、担心疾病的预后有关。

2. 疼痛　与腕关节结核和手术有关。

3. 营养失调（低于机体需要量）　与食欲缺乏和结核病消耗有关。

4. 部分生活自理能力缺陷　与肢体固定、术后卧床有关。

5. 潜在并发症　可发生病理性脱位、废用综合征。

6. 知识缺乏　缺乏疾病治疗及康复相关的知识。

（三）护理计划与实施

1. 术前护理

（1）做好术前宣教，向患者讲明手术目的、治疗效果，取得患者配合。

（2）了解患者的心理活动，满足患者需求，并给予安慰、鼓励和帮助。

（3）窦道患者每日给予无菌换药，保持引流通畅。

（4）注意患肢血液循环情况，观察有无疼痛、肿胀、肢端麻木和皮肤温度的变化。

（5）关节腔内积液或脓液较多者可做穿刺，抽出关节腔内积液或脓液，亦可向关节内注入抗结核药物。

（6）进行关节制动，用腕关节夹板、前臂腕掌石膏（管型）或前后石膏托将腕关节固定于背伸30°，旋前、旋后中立位的腕关节功能位上。抬高患肢，促进血液循环。

（7）做好晨晚间护理，保持床单位清洁，协助患者进食、排便、翻身及进行肢体活动。

2. 术后护理

（1）见肢体关节结核手术治疗及护理。

（2）加强病灶引流管护理，引流管接负压引流瓶，保持病灶引流管通畅，防止引流管脱出、扭曲、打折，注意引流液的颜色、性质和引流量，并做好记录。

（3）密切观察患肢血液循环情况，如有无疼痛、肿胀、肢端麻木和皮肤温度的变化，抬高患肢（小于30°），促进血液循环。

（4）协助患者翻身时注意保护患肢，不要让患肢悬空，应用软枕垫好。

（5）观察伤口渗血情况，渗血时更换敷料，渗血较多时通知医师进行处理。

3. 健康教育

（1）做好饮食指导，嘱患者进食高蛋白、高维生素食物。

（2）遵医嘱坚持抗结核药物治疗，定期到医院进行影像学检查、血沉及肝肾功能检查。

（3）术后固定腕关节于功能位，即曲肘 90°，前臂中立位，腕关节背伸 20°，拇指对掌位。

（4）术后尽早指导患者握拳，充分伸屈五指，以练习手指关节和掌指关节活动及锻炼前臂肌肉的主动收缩。练习肩关节和肘关节的各项活动。

（5）术后 3~4 周进行腕关节背伸、桡侧偏斜活动和前臂旋转活动的练习。

（6）外固定解除后，充分练习腕关节的屈伸、旋转和尺侧、桡侧偏斜活动。如以双手掌相对练习腕背伸，双手背相对练习掌屈。也可利用墙壁或桌面练习背伸和掌屈。

（四）护理评价

（1）患者营养状况是否恢复正常，体重是否维持在正常范围。

（2）患者疼痛是否有所缓解。

（3）患者皮肤是否完好，有无压疮。

（4）患者是否按预期目标逐渐康复。

（5）患者是否能复述疾病及康复知识。

（6）患者是否消除焦虑心理，保持心态平和。

第三节　结核性脑膜炎患者的护理

一、概述

结核性脑膜炎是由结核分枝杆菌侵入蛛网膜下腔引起软脑膜、蛛网膜病变，进而累及脑实质和脑血管的非化脓性炎症，是最常见的神经系统结核病，常继发于体内其他器官的结核病。在肺外结核中，5%~15%的患者累及神经系统，其中又以结核性脑膜炎最为常见，约占神经系统结核的70%。近年来，因结核分枝杆菌基因突变、抗结核药物研制相对滞后和艾滋病患者的增多，国内外结核病的发病率及病死率逐渐升高。

二、发病机制及病理

结核性脑膜炎的发病机制有两种学说。

1. 结核分枝杆菌菌血症直接引起脑膜炎学说　有人认为较多的结核分枝杆菌进入脑血流后可直接引起脑膜炎，或结核分枝杆菌先引起脉络丛结核，再播散到脑脊液中，在蛛网膜下腔引起结核性脑膜炎。

2. 结核球发病机制学说　Rich等认为，颅内或脊髓已形成的结核灶破溃至蛛网膜下腔后引起脑膜炎，它可以解释患者可有全身性粟粒性结核病，但不一定都伴有结核性脑膜炎，无粟粒性结核或找不到脑外结核灶。

病理可见脑膜血管充血，脑组织水肿表现为脑回变扁平，脑沟变浅，脑底部及外侧裂中可看到灰粉色胶样的黏稠渗出物及小的结核病灶。随着病程延长，病变进展，脑底部常有厚层渗出物，为灰白色胶样肉芽组织，并阻塞第四脑室开口。脑室因脑脊液的通路在不同部位和受阻程度不同而产生不同程度的扩张。若渗出物阻塞第四脑室的外侧孔和正中孔，则各脑室可有中度至高度的扩张积水。若导水管水肿且因结核性渗出物阻塞变窄时，则第三脑室和两个侧脑室对称性扩张。若一侧门罗孔（室间孔）因脉络丛结核而阻塞时，则病变侧侧脑室扩张。当累及脑实质时，脑切面还可以看到大小不等的结核灶，常见于大脑中动脉分布区、皮质和近脑膜处，外侧裂孔中尤其多见。一般位于幕上的较幕下多，多分布于额、顶及颞叶。幕下者多位于小脑半球。脑内还可见到片状软化，多在脑室周围，也可见基底核和其他部位，少数病例脑底部可合并大小不等量的出血。脊髓病变有时也很显著，脊髓可完全包裹于结核渗出物中，少数脊髓内也可有小结核球。

三、护理评估

（一）健康史评估

护理人员应评估患者既往的生活习惯，如饮食、营养、皮肤状况、睡眠、休息情况等；嗜好，如吸烟、饮酒等；家族史，有无结核病接触史、既往是否患有结核病等。

（二）身体状况评估

1. 症状　起病多缓慢或为亚急性，少数也可为急性。多数有不规则低热，伴乏力、纳差、盗汗、恶心、头痛等，可有畏光、易激动、便秘、小便潴留。若合并身体其他部位结核灶，可有其各自的相应症状。

2. 体征　大多数结核性脑膜炎患者发病比较缓慢，典型发病过程为病初只有一般结核中毒症状，约经 1~3 周进入脑膜刺激期，之后才出现一系列脑膜刺激征。

（三）辅助检查评估

1. 实验室检查

（1）脑脊液检查。脑压升高在 1.8~2.0kPa（180~200mmH_2O）以上，脑脊液呈毛玻璃状，细胞数在（100~1000）$\times 10^6$/L。

（2）脑脊液生化。典型者糖和氯化物同时降低，蛋白升高（糖＜ 2.25mmol/L，氯化物＞ 130mmol/L，蛋白＞ 0.45g/L）。

2. 影像学检查　CT 和 MRI 能显示结核性脑膜炎病变的部位、范围和某些性质，有助于判断结核性脑膜炎的病型、病期、病变程度及有无并发症，还可选择治疗方法、评价治疗效果并推测预后。

（四）心理社会评估

患者及其家属对疾病的认识程度及心理状态；家庭成员及经济状况；家庭成员是否和睦，是否关心患者，经济承受能力如何。

四、常见护理诊断问题

1. 头痛　与颅内压增高有关。

2. 有窒息的危险　与患者颅内压增高导致呕吐有关。

3. 潜在并发症　可发生颅内高压、脑疝。

4. 体温过高　与肺内或颅内感染有关。

5. 皮肤完整性受损的危险　与患者卧床、皮肤受压有关。

6. 知识缺乏　患者缺乏结核性脑膜炎的相关知识。

7. 自理能力缺陷综合征　与自我进食缺陷、沐浴自理缺陷、穿衣自理缺陷、如厕自理缺陷、使用器具自理缺陷有关。

8. 便秘　与卧床所致的胃肠蠕动减慢有关。

五、护理计划与实施

结核性脑膜炎的治疗原则是：①绝对卧床休息，保持病室的安静；②降颅压；③抗结核；④必要时给予侧脑室引流。

（一）一般护理

1. 卧床休息　保持病室清洁安静，室内光线宜暗，绝对保持情绪稳定，勿过于激动。减少探视，集中操作，避免经常打扰患者。

2. 饮食护理　保证每日的摄入量，维持足够营养，给高热量、清淡、易消化的食物；不能进食者可给予鼻饲饮食。向患者解释加强营养的重要性，观察患者营养状况的改善及进食情况。

3. 皮肤护理　保持皮肤清洁、干燥，定时翻身，必要时使用防压疮气垫床，防止压疮。

4. 生活护理　满足患者的日常生活需要。

5. 腰椎穿刺的护理

（1）腰穿前做好解释工作，消除患者的紧张情绪，并协助患者摆好体位。

（2）穿刺中密切观察患者面色、意识、瞳孔的变化。

（3）术后嘱患者去枕平卧6小时。

（二）症状护理

（1）严密监测意识、瞳孔、生命体征的变化，加强对头痛、呕吐、肢体活动和癫痫发作等症状的观察。

（2）头痛护理。观察患者头痛的性质、程度、部位、持续时间及频率。向患者及其家属解释头痛发生的原因，让患者放松心情，减轻因头痛引起的负面情绪。多与患者交流，特别是疼痛时应做好患者安抚工作，嘱患者深呼吸、听轻音乐等，以转移患者的注意力，减轻疼痛。

（3）避免屏气、剧烈咳嗽、便秘、尿潴留、气道堵塞等导致颅内压增高的诱因，便秘时可使用轻泻剂，预防脑疝的发生。

（4）及时发现并控制抽搐发生，遵医嘱应用抗癫痫药物，加床档及约束带保护，防止患者发生坠床。

（5）必要时做脑室穿刺引流等抢救准备。

（三）用药护理

（1）遵医嘱使用降颅压药及止痛剂，并注意观察药物疗效。

（2）根据体温变化，给予物理降温或遵医嘱给予解热剂。

（3）严密观察激素类药物的反应，告知患者应用激素后出现向心性肥胖是正常的，停药后可逐步恢复正常，不要惊慌。

（四）侧脑室引流的护理

1. 无菌操作　严格执行无菌技术操作，注意消毒隔离。

2. 卧位　穿刺后平卧6小时，6小时后可以侧卧。

3. 引流管的固定　将引流管在穿刺点部位绕管缝合一针，多层敷料围绕引流管呈井字形包扎，并用胶带绕管呈蝶形粘贴固定。引流管连接的微标卡尺固定于床头。原点与穿刺点高度持平，与之连接的引流袋用别针和橡皮筋妥善固定于床头。

4. 伤口的护理　隔日进行伤口换药，预防感染。注意观察敷料是否有渗血、渗液，某些情况下，脑脊液会渗入皮下，在皮下可形成较大的体位性水肿，如发现渗出或被污染，应及时告知医师进行换药处理。换药时应注意观察固定引流管的缝合线是否完好，防止引流管脱出。

5. 引流瓶高度的调节　常规高度为引流瓶U形管出口位于侧脑室穿刺点水平上8~12cm，可确保患者的颅内压处于正常范围；若颅内压高，可有脑脊液滴入引流瓶。引流瓶放置过高达不到引流目的，放置过低可形成负压引流，脑脊液流出过速、过多可致颅内压突然下降，使脑内静脉破裂，造成脑出血，还可引起脑脊液生成速度加快，重吸收减少，脑积液量更多。

6. 引流液的性质和量　脑脊液早期多为无色透明，中期或晚期可变为混浊，呈毛玻璃样，浅黄或橙黄色。引流液如为血性，要考虑是否为穿刺损伤，或脑室内出血。引流液的多少是颅内压高低的重要标志，一般为50~200ml/d，超过200ml/d要适当调高引流瓶高度；引流液逐渐减少至低于50ml/d，可考虑夹闭引流管。如果引流量骤减，要考虑是否发生引流管堵塞。

7. 引流时间　每次引流时间为7~10天，依据病情需要可长达2~3周，但一般不超过1个月，以免继发感染。

8. 引流液的处理　由于引流液中含有大量结核分枝杆菌，具有极强的传染性，因此，引流液严禁直接倾倒，必须用高效含氯消毒片浸泡24小时以上，经过无害化处理后方可丢弃。

9. 病情的观察与记录　严密观察患者的意识、瞳孔，监测血压、心率、呼吸等生命体征。观察局部敷料是否有渗出，准确测量并记录脑脊液的引流量。患者生命体征如发生异常，应立即告知医师以做进一步检查。

（五）心理护理

（1）护理人员应积极与患者交谈，对患者进行劝慰，生活上给予其帮助，使患者有安全感，从而配合治疗。

（2）患者因为缺乏疾病相关知识，病后怕影响生活和工作，加上疾病带来的痛苦，常出现自卑、多虑、悲观等情绪。要耐心细致地做好解释工作，并告诉患者结核性脑膜炎是可以治愈的，向患者介绍相关的知识，使患者建立战胜疾病信心。同时做好患者家属的工作，使家属关心、爱护患者，给予患者精神和经济上的支持。

（六）健康教育

（1）宣传结核病的知识，向患者及其家属解释病情，介绍服药方法、药物的剂量和副作用；详细说明坚持规律用药、全程用药的重要性，以取得患者及其家属的主动配合。

（2）指导患者及其家属掌握肢体运动功能锻炼方法。

（3）指导患者合理安排生活，保证充足的睡眠和休息时间，同时注意营养搭配和饮食调理，增强机体抗病能力，避免复发。

（4）嘱患者定期复查，便于了解病情变化，以利治疗方案的调整。

六、护理评价

（1）患者有无窒息发生。

（2）患者有无发生颅内高压及脑疝，头痛症状是否缓解。

（3）患者的生活需求是否得到满足。

（4）患者的体温是否降至正常。

（5）卧床患者的皮肤是否保持完好。

（6）患者及其家属是否了解结核性脑膜炎相关知识，并能积极配合，完成治疗与护理工作，战胜疾病。

第四节　浆膜结核患者的护理

一、结核性胸膜炎患者的护理

（一）概述

结核性胸膜炎是常见的结核病，多见于儿童及青少年。结核分枝杆菌及其代谢产物进入高度敏感的机体胸膜腔内，引起胸膜过敏性炎症反应；也可由靠近胸膜的原发灶经淋巴管或直接侵入胸膜腔；或由纵隔或肺门肿大的淋巴结压迫，使淋巴引流发生障碍，结核分枝杆菌逆流至胸膜所致；还可以经血行播散累及胸膜。

（二）发病机制及病理

解剖学提示机体左右两侧的脏胸膜和壁胸膜之间形成一个负压闭锁的胸膜腔，左右胸膜腔互不相通。正常情况下，两层胸膜紧密相贴，有生理性液体（约0.3ml/kg）起润滑作用。机体在高度敏感的状态下，结核分枝杆菌及其代谢产物进入胸膜腔时，就会迅速引起胸膜的炎症反应，常发生于结核分枝杆菌原发感染后或结核病恶化及复发阶段。

（三）护理评估

1. 身体状况评估　起病可急可缓，高热，体温达38~40℃，1~3周后可转为低热。发热的同时可伴有胸痛、咳嗽、气促及结核中毒症状。胸腔积液出现后胸痛可消失。胸腔积液量多且增长迅速时，可有呼吸困难。

2. 辅助检查评估

（1）病侧胸廓较膨隆，运动受限，气管和心脏向对侧移位，呼吸音减弱或消失。当渗出初期或消退时可听到胸膜摩擦音。

（2）X线检查可见盘状阴影、片状阴影及纺锤状阴影，密度增高，心脏、纵隔可向健侧移位。

（3）结核菌素试验多为阳性。

（4）实验室检查胸腔积液多呈草黄色，偶为血性渗出液，以淋巴细胞为主，可找到结核分枝杆菌，但阳性率不高。

（5）超声波检查有助于判明包裹性积液的存在，并协助确定穿刺部位。

（四）常见护理诊断问题

1. 体温过高　与感染有关。

2. 低效性呼吸形态　与胸腔积液过多、呼吸困难有关。

3. 胸痛　与炎症有关。

4. 营养失调（低于机体需要量）　与结核病慢性消耗有关。

5. 疲乏　与结核病导致的全身乏力有关。

6. 知识缺乏　缺乏结核性胸膜炎的相关知识。

（五）护理计划和实施

1. 观察体温、脉搏、呼吸的变化　体温高时，及时采取降温措施，并进行体温监测。

2. 采取舒适体位，保证呼吸畅通

（1）患者出现呼吸急促、不能平卧时应立即报告医师，并备好胸腔穿刺用物。

（2）当胸腔积液量增多时，患者应卧床休息，加强营养，待病情好转后可适当活动。

（3）呼吸困难时取半卧位或患侧卧位。

（4）当胸腔有大量积液时，可做穿刺抽液治疗。抽液后鼓励患者向健侧卧，并指导患者做深呼吸，防止胸膜粘连而影响肺功能。

（5）穿刺后详细记录胸腔积液量及性质，必要时及时送检。保持穿刺部位敷料清洁、干燥。

（6）操作时注意患者的保暖，避免着凉，防止发生并发症。

3. 饮食护理　结核感染是一种消耗性疾病，加强饮食护理特别重要，应给予高能量、高蛋白、高维生素的饮食，如牛奶、鸡蛋、瘦肉、鱼、豆腐、新鲜水果、蔬菜等，增强抵抗力和机体修复能力，促进病灶愈合。尽量提供患者喜爱的食品，注意食物的制作，以增加食欲。

4. 提供舒适的环境，使患者充分休息　保持居室空气流通，阳光充足。保证患者有充足的睡眠时间，减少体力消耗，促进体力恢复。无特殊症状者，一般不过分强调绝对卧床，可适当进行室内或室外活动，呼吸新鲜空气，增强抵抗力，避免受凉引起上呼吸道感染。

5. 观察患者服药后的反应　由于抗结核药物大多有胃肠道反应，故要注意观察患者食欲的变化，如有恶心、呕吐等胃肠道症状时及时与医师联系，以决定是否停药。

6. 健康教育

（1）向患者讲解疾病的相关知识和治疗方法，要患者做好长期治疗的思想准备，坚持全程治疗。

（2）坚持定期复查，以了解治疗效果和药物的使用情况，以便根据病情调整治疗方案。

（3）讲解药物的不良反应，如有异常，及时到医院就诊。

（4）让患者了解良好的生活习惯、充足的营养对疾病的恢复起着重要的作用。

（5）注意做好消毒、隔离，以防重复感染；做好传染病的预防，防止疾病复发。

（六）护理评价

（1）患者是否了解疾病的相关知识。

（2）患者是否了解摄入营养的重要性。

（3）患者是否了解药物的作用和不良反应，并能按疗程坚持服药。

（4）患者是否掌握了消毒隔离的基本方法。

二、结核性心包炎患者的护理

（一）概述

结核性心包炎（tuberculous pericarditis，TBP）是由结核分枝杆菌通过不同的途径感染侵及心包所致，起病多隐匿，肺部可无明显受累，临床上常见的是多发性浆膜炎（双侧或单侧胸腔积液）伴心包炎（心包积液）。本病可分急性和慢性，前者常伴有心包积液，后者可引起心包缩窄，其发病情况约占内科住院人数的 0.2%。国外统计肺结核患者合并结核性心包炎占 1% ~8%，急性心包炎中有 4% ~7% 为结核性的，有 7% 会发生心脏压塞，6% ~7% 的病例会发展为缩窄性心包炎。而我国结核性心包炎占心包疾病的 21.3% ~35.8%，急性结核性心包炎占急性心包炎的 62.3%，明显高于国外。结核性心包炎在各年龄组均可发生，其预后远较其他浆膜结核恶劣，属重症结核病，故早期诊断与及时、正确的治疗极为重要。

（二）病因

结核性心包炎继发于心包外的结核而发病，据报道，约 75.9% 心包外有活动性结核病，可通过以下途径感染发病。

1. 淋巴逆流感染　胸内淋巴结结核，尤其是气管分叉部淋巴结结核、主动脉弓淋巴结结核与动脉导管淋巴结结核、肺结核以及结核性胸膜炎、结核性腹膜炎时，结核分枝杆菌可循淋巴逆流至心包膜。

2. 血行感染　为全身血行播散性结核病的一部分，常发生多发性浆膜炎。

3. 直接蔓延　常为纵隔淋巴结结核，结核性胸膜炎直接蔓延侵犯心包膜而发病。常见的感染方式是纵隔淋巴结结核经淋巴管播散。

（三）发病机制及病理

根据临床和病理特点，结核性心包炎可分为结核性渗出性心包炎（以下称渗出性心包炎）和结核性缩窄性心包炎（以下称缩窄性心包炎）两大类。

正常心包腔内约含 50ml 液体，机体对结核分枝杆菌及代谢产物发生超敏反应，形成心包积液。渗液一般是浆液性的，少数为血性，蛋白含量很高，初期主要含有多形核白细胞，后期以淋巴细胞为主。在急性期，心包渗液中可能有大量的抗酸杆菌。亚急性期心包内有肉芽肿性炎症，可见类上皮细胞、朗汉斯巨细胞浸润，也可出现干酪样坏死。心包渗液再吸收过程中，蛋白质和纤维素沉积形成条索，在心包腔内造成分隔，纤维组织沉积于壁层和脏层心包膜间。心包增厚、粘连、心包腔消失导致缩窄性心包炎，最终可发生心包钙化。严重者纤维瘢痕组织的外壳紧紧包住和压迫整个心脏和大血管的出口处。心脏在长期束缚的情况下，心肌本身也可发生缺血、苍白，心肌纤维呈退行性变，使心肌变薄等。

（四）护理评估

1. 健康史评估　护理人员应评估患者既往生活习惯、不良嗜好、病史、个人史、家族史、疫区接触史、结核病接触史，或既往患有结核病，包括发病的程度和近期治疗情况等。

2. 身体状况评估

（1）症状。

1）渗出性心包炎。

①全身症状。起病可急可缓，以慢性起病多见。多呈低至中度发热，少数患者有高热，体温可达 39.5℃以上，并可伴有乏力、盗汗、食欲减退、消瘦等中毒症状。

②心包局部炎症表现。心前区疼痛主要见于早期纤维蛋白渗出阶段，疼痛性质可为锐痛、钝痛或胸部紧迫感。

③心脏压塞症状。症状的严重程度与渗液在心包腔内的积存量和渗出速度有关。呼吸困难、心悸也常为心包渗出突出的症状，此外，尚有面色苍白、心前区不适、发绀、乏力、烦躁不安、上腹部疼痛、水肿甚至休克表现。

④邻近器官的压迫症状。肺、气管、支气管和大血管受压引起肺瘀血、呼吸

困难加重；气管受压可产生咳嗽和声音嘶哑；食管受压可出现呼吸困难。

2）缩窄性心包炎。当心排出量相对固定、不能因活动而相应增加时，常可见劳累后呼吸困难。后期大量胸腔积液、腹水和肺瘀血使患者休息时也发生呼吸困难，甚至出现端坐呼吸。大量腹水和肿大的肝脏压迫腹腔内脏器，致使腹胀明显。几乎所有的患者都有不同程度的水肿。其他症状有乏力、纳差、眩晕、咳嗽、尿少等。

（2）体征。

1）渗出性心包炎。

①心包摩擦音。多数患者在心包积液产生之前有心包摩擦音，是纤维蛋白性心包炎的典型体征。心包摩擦音一般持续数天至数周，有时仅数小时，可因渗出液使心包膜的脏层和壁层分开而消失。

②心包积液征。随着心包渗液量的增加，超过 200ml 或渗出液迅速积聚时，则出现心包积液征，体征视渗液多少而定。

③心脏压塞征。心包渗液快速积聚超过 100ml 可出现心动过速、颈静脉怒张和静脉压升高、代偿性心排出量的锐减，当超过代偿的限度时则出现血压下降、休克现象。

2）缩窄性心包炎。心搏减弱或消失、心浊音界正常或轻度增大，心音低而远。约有 35% 的患者出现奇脉，心率较快，还可出现期前收缩，20%~30% 晚期患者发生心房扑动或心房颤动等异位心律。心脏受压表现突出的是颈静脉怒张、Kussmaul 征。其他症状有肝大、腹水、胸腔积液、下肢水肿、端坐呼吸等。

3. 辅助检查评估

（1）实验室检查。

1）血液检查。结核性心包炎急性期白细胞可轻度或中度增高，也可正常，血沉增快。慢性病例可有轻度贫血，缩窄性心包炎时血常规大多正常，血沉也可正常。病程较久者由于肝瘀血、制造白蛋白功能降低，反复抽腹水又会导致白蛋白丢失，可有低蛋白血症；慢性肝瘀血可致肝硬化，出现肝功能改变，转氨酶升高，黄疸指数增高；长期肾瘀血可致肾实质损害、肾功能异常、出现蛋白尿等表现。

2）心包积液与心包活检组织的检查。

①常规检查。属渗出液，多为草黄色，少数血性。心包积液中蛋白含量高，以淋巴细胞和单核细胞为主，但在发病 2 周内多核白细胞可占多数。

②结核分枝杆菌检查。心包液中找到结核分枝杆菌是诊断结核性心包炎的“金标准”，但除结核性化脓性心包炎的心包液中有大量抗酸杆菌外，心包液结核分枝杆菌检出率很低。心包积液浓缩集菌法阳性率可达 40%～50%，国外报道改良罗氏培养法心包液结核分枝杆菌培养阳性率为 53%，Bactec 法为 54%。

③结核分枝杆菌的 DNA 聚合酶链反应（PCR）+ 探针检测、腺苷脱氨酶（ADA）和 γ- 干扰素（IFN-γ）检查。心包渗液或心包组织 PCR 技术在对结核性心包炎早期诊断有重要意义，其阳性率高于结核分枝杆菌涂片与培养。ADA 与 T 淋巴细胞的分化有密切相关，结核性浆膜炎性积液中 ADA 常增高，明显高于血清水平。在结核性渗液中结核分枝杆菌细胞壁蛋白刺激辅助 T 淋巴细胞产生 IFN-γ，IFN-γ ≥ 140pg/ml 对诊断有参考价值。心包积液 PCR、ADA、IFN-γ 联合检测结合临床综合评定可提高结核性心包炎的诊断水平。

④抗结核抗体的检查。抗结核抗体检测对结核性心包炎的诊断有参考意义。

⑤心包活检组织检查。阳性率为 10%～20%，采用多部位取材损伤较大。

3）结核菌素试验。90%～100%患者结核菌素试验阳性反应，其中部分呈强阳性反应。

（2）影像学诊断。

1）X 线检查。50%～72%结核性心包炎患者可见肺结核及胸腔积液的征象。透视检查心脏搏动明显减弱或消失，渗液量少，心脏搏动可无变化。心包渗液超过 250ml 可见心影增大。

2）其他影像学检查。胸部 CT 可显示心包积液及心包增厚。结核性心包炎在增强后的 MRI 中有特征性改变。超声心动图是检查心包渗液的简单、敏感、可靠的方法，可发现少于 40ml 的心包积液。

（3）心电图诊断。

1）渗出性心包炎。ST 段普遍抬高，T 波改变，QRS 低电压，并常伴 P 波、T 波电压过低，心律失常，常见窦性心动过速。

2）缩窄性心包炎。QRS 波群低电压，T 波低平或倒置。

（4）心导管检查。右心导管检查示肺微血管压、肺动脉舒张压、右心室舒张末期压、右心房平均压和腔静脉压均显著增高且趋向相等。

4. 心理社会评估　患者对疾病的心理反应、亲人对患者的关心程度及家庭经济承受能力。

（五）常见的护理诊断问题

1. 气体交换受损　与心包积液所导致的呼吸困难有关。

2. 胸痛　与疾病导致心脏器质性病变有关。

3. 体温过高　与结核性心包炎所导致的感染有关。

4. 营养失调（低于机体需要量）　与机体消耗增加有关。

5. 活动无耐力　与结核性心包炎有关。

6. 焦虑　与担心疾病的预后有关。

7. 知识缺乏　缺乏结核性心包炎的相关知识。

（六）护理计划与实施

治疗原则如下。

①遵循抗结核治疗的基本原则，即早期、联合、规律、全程、适量。

②在诊断性抗结核治疗的同时，为防止误诊、误治，应积极排查引起心包疾病的其他疾患。

③诊断性抗结核治疗期间密切观察患者的病情变化，注意抗结核药物的不良反应。诊断性抗结核治疗时间至少 2~4 周。

④常规测肘静脉压，以便动态了解心包有无缩窄情况，为下一步治疗做准备。

⑤心包穿刺前要常规检测凝血机制，最好在心电监测下进行。第一次抽心包积液时，不宜快，量宜少。

⑥早期应卧床安静休养，进易消化饮食，少食多餐，保证出入量平衡。

⑦糖皮质激素不宜长期使用，强化 1~2 周，2 个月左右减完。剂量因病情而异。

⑧对症治疗，如休息、吸氧、利尿药的应用、心动过速的治疗、纠正贫血等。

⑨采用心包剥脱术治疗缩窄性心包炎。

1. 一般护理

（1）饮食护理。采取少食多餐，给予高热量、高维生素、适当高蛋白的易消化饮食，防止反复抽液造成低蛋白血症，加强营养的同时应限制钠盐摄入。

（2）协助患者取舒适卧位，采取半卧位或坐位，使膈肌下降，利于呼吸。提供可倚靠的床上小桌，使患者保持舒适。满足患者的生活需要。定时协助患者更换体位，保持床单位清洁，帮助患者按摩受压部位，防止压疮发生。

（3）嘱患者注意充分休息，减少活动，卧床休息，平稳呼吸。

（4）保持环境安静，限制探视，注意病室的温度和湿度，避免患者受凉，防止患者发生上呼吸道感染而加重呼吸困难。患者衣着应宽松，以免妨碍胸廓运动。

2. 症状护理

（1）观察患者呼吸困难的程度、肺部啰音的变化及血气分析结果，检查患者发绀程度，给予 1~2L/min 的持续低流量氧气吸入，做好氧气装置的及时更换与消毒工作。

（2）评估患者心前区疼痛的部位、性质及其变化情况，是否可闻及心包摩擦音。必要时应用止疼药物，严格按照医嘱执行并密切观察用药后反应。嘱患者勿用力咳嗽或突然改变体位，以免疼痛加重。

（3）对于心动过速的患者，应注意监测心率。

3. 用药护理

（1）结核性心包炎的用药时间为 1~2 年，所以，早期、联用、适量、规律、全程的药物治疗原则尤为重要。抗炎、抗结核药物的使用要严格遵循用药原则，告知患者各种药物的重要性。

（2）严密观察药物不良反应，发现异常后及时通知医师进行相应处理。

（3）严格遵医嘱应用止痛药物，疼痛严重时可给予止痛剂，以减轻疼痛对呼吸功能的影响。控制输液速度，防止加重心脏负荷。观察患者有无输液反应。

（4）双下肢水肿者适当给予利尿药治疗。一般从普通利尿剂开始使用，若效果不好，逐渐增加该药剂量或改用其他利尿药，保证每天 24 小时尿量略大于每天 24 小时入量，观察水肿消退的情况。利尿期间注意电解质的检测，必要时补钾，防止低钾血症的发生，及时、准确地记录出入量。

4. 心包穿刺术的配合及护理　行心包穿刺可用于判定心包积液的性质与病源；有心脏压塞时，穿刺抽液可缓解压迫症状；化脓性心包炎时穿刺排脓，向心包腔内注射药物以达到治疗目的。

（1）术前向患者说明穿刺术的意义和必要性，解除思想顾虑，必要时术前用少量镇静剂，准备好抢救器械和药物，建立静脉通路。术前需行超声心动图检查，确定积液量和穿刺部位。术前禁食 4~6 小时，协助患者取坐位或半卧位。

（2）术中嘱患者勿剧烈咳嗽或深呼吸；抽液过程中注意随时夹闭胶管，防止空气进入心包腔；抽液要缓慢，第一次抽液量不超过 200ml，若抽出液为鲜血，应立即停止抽液，观察有无心脏压塞征象，准备好抢救物品和药品；注意记录抽液量、性质，按要求留取标本送检；严密观察患者的表现，注意脉搏、心率、心电和血压变化，如有异常及时报告医师并协助处理。

（3）术后密切观察患者的生命体征，嘱患者休息；观察穿刺处局部，穿刺部位覆盖无菌纱布，用胶布固定；心包引流者需做好引流管的护理；注意穿刺处有无渗液，渗液较多时应更换无菌纱布；记录心包积液引流量。

5. 心理护理 结核性心包炎病程长，治疗较复杂，需长期服用药物。患者在疼痛、呼吸困难等症状发作时容易产生恐惧、焦虑、悲观无助感，应使患者保持情绪稳定。制订合理的护理计划，建立良好护患关系，循序渐进。动员家属一起参与，监督并鼓励患者，增加患者战胜疾病的信心，更好地在心理上给予患者支持。耐心向患者讲解全程服用药物的重要性，减轻患者对药物副作用的恐惧感。

6. 健康教育

（1）向患者讲解消除恐惧心理的重要性，疼痛严重时严格遵医嘱适量应用止痛药物。合理安排作息时间，充分休息。注意防寒保暖，防止呼吸道感染加重病情。

（2）向患者及其家属进行知识宣传。结核性心包炎患者机体抵抗力弱，应加强营养，饮食上应给予高热量、高蛋白、高维生素的易消化饮食，限制钠盐摄入。

（3）向患者介绍所用药品的名称、用法、用量及注意事项，教会患者自我监测，出现不良反应时及时通知医师并做好相应处理。嘱患者严格遵循用药原则，不能擅自减药、停药、乱服其他药物。

（4）教育患者做好预防交叉感染的公共卫生知识，禁止随地吐痰，公共场合需戴口罩等。注意个人卫生，保持清洁，分餐进食等。

（5）出院指导。嘱患者坚持按时服用全程药物，定期门诊复查胸部X线，定时抽血进行相应的化验检查，如有不适随时就诊。

（七）护理评价

（1）患者胸痛症状是否减轻。

（2）患者呼吸困难是否缓解。

（3）患者水肿症状是否消失。

（4）患者情绪是否稳定，营养是否改善，体重是否增加。

（5）患者是否掌握了正确的服药方法。

三、结核性腹膜炎患者的护理

（一）发病机制及病理

1. 病因　本病可发生于任何年龄，但以中青年为主，尤其是女性居多，男女比例为 1∶1.77~1∶4.6。结核分枝杆菌侵犯腹膜途径如下。

（1）直接蔓延。即继发感染，多数患者继发于腹腔内各种脏器结核病灶的蔓延，如肠结核、肠系膜淋巴结结核、输卵管结核，少数是肠系膜淋巴结干酪样坏死的溃破，肠结核或脊柱结核蔓延所致。干酪样坏死病灶溃破可引起急性弥漫性腹膜炎。

（2）淋巴、血行播散感染。肺结核病灶中结核分枝杆菌可以通过淋巴、血行播散感染腹膜，引起粟粒性结核性腹膜炎，这是全身血行播散性结核的一部分。较少病例来源于骨结核或泌尿生殖系结核。国外研究报道，腹膜结核中有 1/3 的病例伴有活动性肺结核。

（3）直接饮入患有结核病的奶牛的牛奶引起结核性腹膜炎，虽已有报道，但缺少更多的直接证据。

2. 病理　根据病理特点可分为 4 型。

（1）渗出型（腹水型）。腹膜充血、水肿，表面覆盖纤维蛋白渗出物，腹膜表面常见散在灰白色或黄白色粟粒状结节，或成斑块状。腹腔内有浆液纤维蛋白渗出液积聚，腹水为草黄色，少数为血性（3%），偶见乳糜状。腹水吸收后粘连可形成包裹性积液。

（2）粘连型。此型仅有少量腹水，有大量纤维组织增生，腹膜增厚，肠袢粘连与明显增厚的大网膜往往缠绕粘连成包块，肠曲受压迫和被束缚，造成肠梗阻。

（3）干酪型。以干酪样坏死为主，肠道大网膜、肠系膜以及腹腔内脏器相互粘连而分隔成许多小房，常伴肠系膜淋巴结干酪样坏死。渗出液多为脓性或形成结核性脓肿，并可侵犯周围组织，形成内瘘或外瘘。

（4）混合型。上述 2 种或 2 种以上同时存在的称为混合型，各型之间可以变化，渗出型和粘连型可以向干酪型转化，此时表示病情发展。

（二）护理评估

1. 健康史评估　护理人员应评估患者既往的生活习惯、饮食习惯、不良嗜好、病史、个人史、家族史、疫区接触史、既往是否患有结核病或是否有结核病接触史等。

2. 身体状况评估

（1）症状。

1）发热。结核性腹膜炎初起常有发热，以低热或中度发热多见，少数重症患者如干酪型患者常为高热，体温可达 39~40℃，为稽留热或弛张热，往往伴有盗汗、乏力、食欲减退等。

2）腹胀。为常见症状，渗出型腹膜炎腹水中等量以上时腹胀明显，但有时腹水出现之前患者已有腹胀，不少无腹水患者也可出现明显腹胀，此为肠管胀气造成。

3）腹痛。是结核性腹膜炎的主要症状，起病缓慢者腹痛常固定在某一部位；急性发病者常为全腹痛；渗出型早期腹痛不严重，随后为持续性隐痛或钝痛，也有阵发性疼痛，疼痛部位多在脐周或右下腹，并伴有腹胀、腹泻及便秘；粘连型腹痛常发生于不同程度肠梗阻的同时，多为阵发性腹痛甚至严重的绞痛，常伴呕吐；腹腔内结核性干酪样坏死破溃引起急性腹膜炎腹痛严重。

4）腹泻和便秘。结核性腹膜炎常见腹泻、大便不成形，由肠功能紊乱引起，部分患者表现为便秘或腹泻与便秘交替。

5）其他消化道症状。常见食欲减退、恶心、呕吐等，腹膜炎可引起反射性呕吐，不同程度的肠梗阻也可引起呕吐。

（2）体征。

1）腹腔积液。表现为腹水征，约有 70%的结核性腹膜炎有腹水。腹水少时不易发现，腹水增长缓慢，腹部可呈蛙腹，脐部平坦而向两侧膨出；腹水增长迅速，腹部可呈尖状，脐部突出。中等量以上的腹水可表现为典型的腹水征，可有波动感和移动性浊音。

2）腹壁柔韧感。有50%的结核性腹膜炎可出现腹壁柔韧感，即揉面感，此为结核性腹膜炎的特殊性体征。

3）腹部包块。多见粘连型和干酪型，约有1/4的腹膜炎患者可出现包块，包块可出现在不同部位，脐周、右下腹多见，其形状不一、大小不等、边界多不规则，是由增厚的大网膜和肠袢缠绕而成，或是包裹性积液形成。

4）腹部压痛。一般腹壁柔韧，但压痛不明显，肌紧张不明显。干酪型腹膜炎时腹部压痛及触摸痛明显，甚至可有反跳痛，包块部位也有压痛，如果合并肠梗阻、肠穿孔则为急性腹膜炎体征。

5）腹部叩诊。多数结核性腹膜炎患者肠鸣音活跃或有不同程度的亢进。有梗阻或不完全肠梗阻时可有气过水声。

3. 辅助检查评估

（1）影像学检查。

1）X线检查。X线钡餐检查可发现腹腔结核征象，可见小肠分布扩张、胀气、活动减退，粘连形成时则肠管固定，相互压迫牵扯，排列成梳子状。同时可见腹膜增厚，甚至可发现肠粘连、肠梗阻。

2）腹腔CT和MRI检查。CT和MRI检查对结核性腹膜炎有较高的诊断价值。

（2）实验室检查。

1）血常规检查。常见轻度或中度贫血，白细胞多在正常范围。

2）腹水检查。腹水为渗出液，呈草黄色，少数患者为血性、乳糜性或胆固醇性。

3）聚合酶链反应检查。有助于诊断，腹水浓缩法查结核分枝杆菌阳性率很低。

4）结核菌素试验、抗结核抗体检查。多数病例结核菌素试验阳性，血和腹水抗结核抗体检查很有诊断价值。

（3）腹膜穿刺活检。此方法可获得病理诊断。

（4）腹腔镜检查可了解患者肠膜及腹膜的改变，观察腹膜是否有散在或弥漫的粟粒状结节、腹腔充血和水肿等。

（5）超声检查。可以早期发现少量腹水，并可及时观察监测腹水量的变化，并有利于观察腹部肿块，确定包块的性质。

4. 心理社会评估　评估患者对疾病的心理反应，患者家属的关心程度及经济承受能力。由于大多数病例起病缓慢、病程较长，患者会出现烦躁、焦虑心理，而迁延不愈又会加重患者的经济负担，使患者出现抑郁等情绪。

（三）常见的护理诊断问题

1. 腹痛　与结核性腹膜炎有关。

2. 腹泻　与结核性腹膜炎有关。

3. 营养失调（低于机体需要量）　与机体消耗增加、摄入减少有关。

4. 知识缺乏　缺乏结核病的相关知识。

5. 焦虑　与担心疾病的预后有关。

6. 潜在并发症　可发生肠梗阻、肠瘘、肠穿孔等。

（四）护理计划与实施

治疗应遵循以下几个原则。①充分休息，合理营养，补充维生素，供给丰富的钙铁食物。②坚持早期、适量、全程、联合、规律的抗结核药物治疗。③给予止痛、激素、腹腔穿刺和腹腔内给药等对症治疗。④必要时手术治疗。

治疗目的是消除症状，改善全身状况，促使病灶愈合及防止肠梗阻、肠穿孔等并发症。

1. 疼痛护理

（1）让患者卧床休息，减少活动，以降低代谢，减少毒素的吸收。

（2）与患者多交流，分散其注意力，教会患者相应的心理防卫机制，以提高疼痛阈值，减轻疼痛感。

（3）严密观察腹痛的性质特点，正确评估病情进展状况。对骤起急腹痛要考虑腹内其他结核病灶破溃或穿孔所致的并发症，应及时报告医师，给予紧急处理。

（4）采用按摩、针灸等方法缓解疼痛。

（5）根据医嘱给患者解痉、止痛药物，向患者解释药物作用和可能出现的不良反应，如阿托品可松弛肠道平滑肌缓解腹痛，但由于同时抑制唾液腺分泌，可出现口渴现象，应嘱患者多饮水，以解除不适。对肠梗阻所致疼痛加重者，应行胃肠减压，并严格禁食、水。

（6）如患者疼痛突然加重，压痛明显，或出现便血等，应及时报告医师，并积极配合采取抢救措施。

2. 腹泻护理

（1）病情监测，包括排便情况、伴随症状、全身情况及血生化指标的监测，注意患者有无水、电解质平衡失调及酸碱平衡失调、血容量减少。应观察患者的生命体征、神志、尿量、皮肤弹性等。

（2）全身症状明显时应卧床休息，注意腹部保暖。可用热敷，以减弱肠道运动，减少排便次数，并有利于腹痛等症状的减轻。慢性轻症者可适当活动。

（3）饮食以少渣、易消化食物为主，避免生冷、多纤维、刺激性食物。急性腹泻应根据病情和医嘱给予饮食护理，如禁食、流质、半流质或软食。

（4）腹泻的治疗以病因治疗为主，应用止泻药时注意观察患者的排便情况，腹泻得到控制时及时停药，注意观察药物的不良反应。

（5）排便护理。排便频繁时，粪便的刺激可使肛周皮肤损伤，引起糜烂及感染。排便后应用温水清洗肛周，保持清洁干燥。

3. 饮食护理

（1）帮助患者树立治疗疾病的信心，保持心情舒畅。为患者提供舒适的进食环境，增进患者的食欲。

（2）提供高热量、高蛋白、高维生素、易消化的食物，如新鲜蔬菜、水果、鲜奶、肉类及蛋类等。保证营养摄入，以增强机体的抗病能力。与患者及其家属共同制订饮食计划，应给予高热量、高蛋白、高维生素而又易于消化的食物。腹泻明显的患者应少食乳制品、富含脂肪的食物和粗纤维食物，以免加快肠蠕动。

肠梗阻的患者要严格禁食。

（3）严重营养不良者应协助医师进行静脉营养治疗，以满足机体代谢需要。

（4）每周测量患者的体重，并观察有关指标，如电解质、血红蛋白，以评价其营养状况。

4. 用药护理　根据医嘱给予抗结核药，长期应用抗结核药可致胃肠道不适，以及听力、肝肾功能的损害，故应定期监测患者的听力及肝肾功能，如有异常应及时报告医师，调整药物及药量。对应用激素治疗的患者，应注意其副作用的观察。

5. 做好病情观察　观察患者有无突发腹痛、腹胀、呕吐、无排便、无排气等肠梗阻的症状。

6. 心理护理　向患者及其家属做好心理护理，消除患者的紧张情绪。向患者及其家属解释各项检查及治疗的过程、目的、注意事项等，取得配合。肠结核治疗效果不明显时，患者往往对预后感到担忧，纤维结肠内镜等检查有一定痛苦，故应注重患者的心理护理，通过解释、鼓励来提高患者对配合检查和治疗的认识，稳定患者的情绪。

7. 健康教育

（1）根据患者的具体情况，进行腹膜炎相关知识教育。

（2）嘱患者对原有结核病进行积极的治疗。

（3）指导患者坚持按医嘱服药，不要自行停药，同时注意药物的不良反应，如恶心、呕吐等胃肠道反应以及肝肾功能损害等。向患者及其家属解释有关病因，使患者积极配合医师进行治疗，并定期复查。及时了解病情变化，保证治疗的正常进行。

（4）向患者讲解有关消毒、隔离等知识，防止结核分枝杆菌的传播。指导患者注意个人卫生，提倡分餐制，牛奶应煮沸后再饮用。

（5）指导患者加强身体锻炼，合理营养，生活规律，劳逸结合，保持良好心态，以增强抵抗力。

（6）对肠结核患者的粪便要消毒处理，防止病原体传播。

（7）患者出现腹泻时要做好肛周护理，以免频繁刺激引起肛周皮肤糜烂。

（五）护理评价

（1）患者腹痛症状是否减轻。

（2）患者营养状况是否得到改善。

（3）患者的并发症是否得到预防或及时发现。

（4）患者的情绪是否得到控制。

（5）患者是否了解结核性腹膜炎的相关知识。

（王亚红　雷国华　王　倩）

参考文献

[1] 李宁 . 护理诊断手册 . 北京：科学技术文献出版社，1999.
[2] 陈维英 . 基础护理学 . 南京：江苏科学技术出版社，1999.
[3] 严碧涯，端木宏谨 . 结核病学 . 北京：北京出版社，2003.
[4] 彭卫生，王英年，肖成志 . 新编结核病学 .2 版 . 北京：中国医药科技出版社，2003.
[5] 马玙，朱莉贞，潘毓萱 . 结核病 . 北京：人民卫生出版社，2006.
[6] 吴启秋，林羽 . 骨与关节结核 . 北京：人民卫生出版社，2006.
[7] 张光铂，吴启秋，关骅，等 . 脊柱结核病学 . 北京：人民军医出版社，2007.
[8] 宋金兰，高小雁 . 实用骨科护理及技术 . 北京：科学出版社，2008.
[9] 吴在德，吴肇汉 . 外科学 .7 版 . 北京：人民卫生出版社，2008.
[10] 王丽娟 . 实用结核病护理学 . 北京：科学出版社，2009.
[11] 曹伟新，李乐之 . 外科护理学 .4 版 . 北京：人民卫生出版社，2009.
[12] 宁宁，朱红 . 外科护理新进展 . 北京：人民卫生出版社，2010.
[13] 王培霞，黄秀军，史书霞 . 骨科实用护理手册 . 第二军医大学出版社，2010.
[14] 宁宁，朱红 . 骨科护理手册 . 北京：科学出版社，2011.
[15] 李亮，李琦，许绍发，等 . 结核病治疗学 . 北京：人民卫生出版社，2013.
[16] 高小雁 . 骨科用具护理指南 . 北京：人民卫生出版社，2013.
[17] 綦迎成，孟桂云 . 结核病感染控制 . 北京：人民卫生出版社，2013.
[18] 张瑶琴 . 前后路联合手术治疗腰椎结核患者的护理 . 护理学杂志，2005，20（12）：22-24.
[19] 陈少华，庄平，蓝梅妍 . 脊柱结核的研究进展 . 现代中西医结合杂志，2007，18：2620-2622.
[20] 刘丽娟，梁淑贤，徐艳春 . 胸腰椎结核围术期护理 . 中国现代药物应用，2011，5（20）：96-97.
[21] 黎华 . 骨与关节结核的外科护理 . 中外健康文摘，2011，21（8）：344-345.
[22] 马建国 . 骨与关节结核的分类治疗 . 中外健康文摘，2011，21（8）：175-176.
[23] 王晓明 . 骨与关节结核的综合治疗 . 中外健康文摘，2011，8（20）：449.
[24] 夏凤玲 . 腰椎结核患者围术期的护理 . 当代护士，2012，5：29-30.

第五章
常见结核病围术期患者的护理

手术治疗是肺结核的重要治疗方法之一，在化疗时代前，外科治疗甚至是肺结核最主要的治疗方法。随着化疗的开展，绝大多数肺结核患者可以治愈，因此，外科手术的适应证不断缩小，外科手术治疗数量明显下降。然而，仍有部分患者不能通过化疗治愈，需要借助外科手术治疗。特别是近年来，耐药结核病不断增加，外科手术治疗的作用被重新评估。与此同时，介入治疗、胸腔镜等微创技术不断发展，肺结核的外科手术治疗迎来了新的机遇，因此，肺结核外科手术治疗的围术期护理亦发生了根本性的变化。

第一节　肺结核围术期患者的护理

一、肺结核手术治疗的适应证

（一）空洞型肺结核

1. 一般性肺结核空洞　经内科药物全程合理化疗后，肺结核空洞不闭合，继续排菌；复治无效的肺结核空洞，痰菌持续阳性或出现耐药；空洞未闭合，虽然痰菌阴转，但不能坚持随访；体力劳动者或经常合并咯血和反复合并肺内感染的肺内结核空洞。

2. 特殊性肺结核空洞

（1）多发空洞。空洞发生在同一肺叶和（或）不同肺叶内，肺组织基本属于损毁状态，空洞为不同病变进展状况，空洞壁纤维化严重，经常合并咯血和感染，对侧肺内无病变或病变稳定。

（2）厚壁空洞。厚壁的形成是由于空洞内壁的增殖性结核性肉芽和外层的纤维组织形成空洞厚壁，厚度大于 0.3cm，由于空洞壁厚而坚韧，空洞难以闭合。

（3）巨大空洞。由于肺内结核病病变广泛，肺组织被大量破坏，空洞外壁胸膜粘连产生外牵，空洞不能闭合。

（4）张力性空洞。病变空洞内有引流支气管，但引流支气管管腔狭窄，引流不畅，使空洞进一步扩大或合并感染，空洞不闭合。

（5）肺周边空洞。因为空洞位于肺周边组织内，与胸膜产生粘连，药物治疗难以愈合，并且肺周边空洞易发生肺组织向胸腔内破溃，造成结核性脓胸和支气管胸膜瘘的严重并发症，应该尽早考虑外科手术治疗。

（6）肺门空洞。病变于肺门产生结核空洞。肺门支气管、大血管较多，空洞可以侵蚀肺门的支气管，使支气管与空洞形成瘘，造成病变播散或窒息；如果空洞侵蚀大血管，可以造成急性大咯血和窒息而危及生命。对肺门空洞，治疗效果不佳的患者应该积极进行手术治疗。

（7）肺下叶空洞。位于肺下叶的结核空洞，支气管引流不佳，空洞内坏死组织不易排出体外，更易继发感染，也适合外科手术治疗。

（8）纵隔旁空洞。属于肺周边空洞，特别是右侧纵隔旁的空洞，可以与纵隔气管粘连，导致不易闭合，严重的侵蚀气管壁破溃，空洞内容物进入气管，造成病变播散或严重窒息的并发症。

（二）结核球

结核球是由结核干酪样坏死组织和结核性肉芽组织组成，可以有钙化灶。结核球周围由纤维组织包绕，没有引流支气管，不排菌，经过化疗可以吸收，纤维化或钙化达到愈合。但是较大的结核直径大于 3cm，合理化疗 3 个月以上的患者，若病灶无明显吸收，应该采用外科手术切除治疗。直径为 2~3cm 的结核球，合理化疗 3 个月无明显吸收、治疗困难以及影响工作的患者同样适合手术治疗。

（三）大块干酪病灶

肺内病变为大块干酪病灶，是由结核病干酪样坏死组织和纤维组织形成。而干酪样坏死组织明显多于纤维组织，结核分枝杆菌量多，极易形成病变播散，特别是合并排菌的病例，宜积极进行外科手术治疗。

（四）损毁肺、反复咯血或感染、痰菌阳性

肺内病变广泛，不同时期的多发结核病空洞，有支气管内膜结核、支气管狭窄、肺萎陷、支气管扩张、肺纤维化、持续排菌、反复肺内感染、反复咯血、肺功能丧失者需外科手术治疗。而那些肺功能丧失但无排菌、无反复感染和咯血的损毁肺病例，可以观察随诊，必要时再行外科手术治疗。

（五）肺结核合并并发症

由于肺结核的慢性过程和反复发作，在治疗原发病的同时，往往会产生肺和支气管的不可逆性病变。这些不可逆性病变的临床症状比肺内原发病变的更严重，并且给原发病变的治疗带来很多困难，影响肺内病变的治疗效果，成为互为因果的关系，这种情况适合外科手术切除治疗。常见的肺结核引起的相关不可逆性并发症而需要手术治疗的适应证有以下几种。

1. 肺结核、支气管内膜结核合并支气管狭窄　肺结核在原发病的发生和治疗过程中，一般均合并有不同程度的支气管结核，肺结核治疗效果好，支气管内膜结核同样好转，但是在支气管内膜的愈合表现为瘢痕愈合。如果肺结核反复发作或反复复治，支气管内膜病变会更加严重，反复发作、反复治疗、反复愈合，结果造成

支气管瘢痕逐渐增多、增厚，造成支气管管腔狭窄甚至支气管闭塞，支气管的狭窄和闭塞又使得肺内病变引流不畅，造成肺结核的治疗困难，并且在狭窄的支气管远端的肺组织发生肺萎陷或肺内感染，必须经过外科手术治疗才能达到治疗的目的。

2. 肺结核合并支气管扩张　肺结核合并的支气管结核病变，在增殖同时也有支气管内膜或支气管软骨环的破坏，造成支气管结构异常，产生支气管扩张，支气管扩张造成肺组织反复感染、咯血，甚至危及生命。肺结核合并支气管扩张的患者应采取手术切除的方法治疗。

3. 肺结核合并气管、支气管淋巴结结核　无论是原发综合征，还是肺结核都合并不同程度的淋巴结结核，而淋巴结结核的治疗比肺结核的治疗更为困难，常规的抗结核方案对淋巴结结核的治疗效果比肺结核的治疗效果差。但淋巴结结核一般不需要手术治疗，当淋巴结结核压迫气管、支气管，造成气管或支气管的狭窄，尤其是管腔较细的支气管产生支气管闭塞，引起肺组织萎陷、肺内感染，淋巴结结核治疗疗效不佳，侵蚀气管或支气管壁，产生气管、支气管淋巴瘘，造成结核病的气管、支气管播散，严重者造成窒息，有这种可能性存在的情况下应考虑手术治疗。

4. 肺结核合并肺大疱、血气胸　肺结核由于支气管特别是细小支气管病变，可以产生肺大疱，由于细小支气管狭窄而形成活瓣，致使肺内大疱逐渐增大，对正常肺组织产生压迫，出现呼吸困难；另外，肺大疱壁与胸壁形成的粘连可以造成肺大疱破裂，从而发生气胸和血胸，因此，肺结核合并肺大疱及气胸和血胸的病例需经手术治疗。

5. 肺结核合并支气管胸膜瘘和（或）脓胸　由于肺内空洞、肺内结核性干酪病灶破溃进入胸腔所致，是肺结核的严重并发症，必须在内科治疗的保证下行外科手术治疗，否则难以治愈。

（六）特殊状态下肺结核的手术治疗

肺结核应该强调内科合理化疗，但有些特殊状态下也应考虑及时行外科手术治疗。

（1）患者存在影响和延误肺结核治愈的因素，且短期内不能消除，长期的内科化疗仍然不能达到治愈的目的。如患者合并糖尿病、免疫功能障碍等。

（2）患者不能长期服用抗结核药物，正规化疗不能完成，如肝脏疾病、肝功能严重损害、精神病、患者难以督导、不能坚持长期服药等。

（3）对多种抗结核药物过敏。

（4）对多种药物耐药、原发耐药，持续化疗无显著疗效。

（5）患者因为特殊原因，需要在短时间内完成肺结核的治疗，一般是针对那些限期任务、特种职业的患者。

（七）肺内病变不能排除肺部肿瘤

肺内原发病变经过临床检查，虽然诊断有肺结核的可能，但是难以排除肺部肿瘤，应该缩短诊断性抗结核治疗的时间，尤其是已经行抗结核治疗数月时间，但肺内病变的吸收不明显，也没有显著增大的患者应积极进行外科手术治疗，既可明确诊断，又能达到治疗的目的。

二、肺结核手术治疗常见术式

近年来，肺结核手术从切除肋骨入胸，改成不切肋骨由肋间入胸，更易被患者接受。电视胸腔镜辅助下小切口开胸手术使肺结核的手术治疗创伤达到微创化。胸腔镜外科手术（电视辅助胸腔镜手术）是使用现代电视摄像技术和高科技手术器械装备，在胸壁套管或微小切口下完成胸内复杂手术的微创胸外科新技术，它改变了一些胸外科疾病的治疗概念，被认为是20世纪末胸外科手术最重大的进展，是未来胸外科发展的方向。

三、病因与病理

肺结核病变部位炎症渗出、细胞浸润，甚至干酪样坏死。肺结核多见外源性继发型肺结核，即反复感染结核分枝杆菌后引起。少数是体内潜伏的结核分枝杆菌，在机体抵抗力下降时进行繁殖，而发展为内源性结核，也有由原发病灶形成者。此型多见于成年人，病灶多在锁骨上下，呈片状或絮状，边界模糊，病灶可呈干酪样坏死，引发较重的毒性症状，而成干酪性（结核性）肺炎，坏死灶被纤维包裹后形成结核球。经过适当治疗的病灶，炎症吸收消散，遗留小干酪灶，钙化后残留小结节病灶，呈现纤维硬结病灶或临床痊愈。有空洞者，也可经治疗吸收缩小或闭合，有不闭合者，也无存活的病菌，称为“空洞开放愈合”。

四、护理评估

（一）健康史评估

询问患者有无结核病的接触史及患病史；患病时间；药物治疗史、疗效及过敏史；评估与肺结核有关的其他危险因素；有无其他呼吸道感染病史；有无肺部肿瘤等。

（二）身体状况评估

肺结核是一种慢性消耗性肺部疾患，临床表现多种多样，主要根据人体的反应性及病灶的范围和性质决定。

1. 呼吸系统症状

（1）咯血。肺结核、支气管内膜结核导致大咯血时来势凶猛，可见血从口鼻涌出，极易发生窒息，严重时引起失血性休克。咯血在肺结核致死因素中排第二位。应严密观察患者咯血的量、颜色、性状、时间、方式以及患者的生命体征变化。如果发生大咯血，立即急诊手术治疗。

（2）咳嗽、咳痰。肺结核患者早期咳嗽为无痰干咳；病变进展时，咳嗽加重；伴发支气管内膜结核、支气管扩张时，咳嗽加剧，有时可发生呛咳；久病不愈的支气管移位患者可发生刺激性咳嗽，甚至呼吸困难。

起病初期咳痰不明显，或者有少量的白色黏液痰，但在病变扩大甚至肺部有空洞形成、支气管扩张时，痰量明显增加，为多量白黏痰，有时为血痰，继发感染时则为脓臭痰，有时痰中有干酪样物。

（3）呼吸困难。一般肺结核无呼吸困难，但肺部病变广泛，如纤维厚壁空洞伴支气管播散、大片胸膜增厚、膈肌粘连、余肺代偿性肺气肿、并发肺叶或全肺不张时常有明显的限制性肺功能障碍，支气管结核所致的气管、支气管管腔狭窄以及肿大的支气管旁淋巴结压迫也可引起呼吸困难；当发生张力性气胸、纵隔气肿时多呈急性发作性呼吸困难并伴有锐性胸痛、明显发绀等表现。伴有大量胸腔积液、自发气胸、慢性纤维空洞性肺结核、气管内膜结核及肺源性心脏病、呼吸衰竭、心力衰竭者常有呼吸困难。呼吸困难分为以下几种。

1）吸气性呼吸困难。特点是吸气费力，重者由于呼吸肌极度用力，胸腔负压增大，吸气时胸骨上窝、锁骨上窝和肋间隙明显凹陷，称“三凹征”，常伴有干咳及高调吸气性喉鸣。发生机制是各种原因引起的喉、气管、大支气管的狭窄与梗阻。常见于气管内膜结核、纵隔淋巴结致气管受压等。

2）呼气性呼吸困难。特点是呼气费力，呼气时间延长而缓慢，常伴有哮鸣音。发生机制是肺泡弹性减弱和（或）小支气管狭窄阻塞。常见于支气管内膜结核及损毁肺患者。

3）混合性呼吸困难。特点是吸气与呼气均感费力，呼吸频率增快，呼吸变浅，常伴有呼吸音减弱或消失，可有病理性呼吸音。发生机制是肺部病变广泛，呼吸面积减少，影响换气功能。常见于重症肺结核、弥漫性肺间质纤维化、大量胸腔积液和气胸等。

（4）胸痛。是肺结核主要的局部症状，当病变波及胸膜尤其是波及壁胸膜时可出现胸痛。如出现不固定部位的隐痛，是由于神经反射作用所致；出现固定部位的刺痛，并随呼吸及咳嗽加重，说明由炎症刺激胸膜所致；有的患者常感觉肩部或上腹部痛，是由炎症刺激膈肌通过神经反射所致。

2. 循环系统症状　长期慢性消耗以及大咯血使有效循环血量锐减，引起全身微循环变化，导致组织器官缺氧、细胞代谢紊乱，甚至重要器官功能障碍或多器官功能衰竭。主要临床表现为：早期精神兴奋、烦躁不安、面色苍白、皮肤湿冷、脉搏细速、血压变化不大而脉压缩小、尿量减少。随着病情由轻到重发展，患者表现为表情淡漠、感觉迟钝、神志不清，皮肤黏膜由苍白转为发绀或出现花斑、四肢厥冷，脉搏细速、血压下降且脉压更小、呼吸急促，尿量进一步减少甚至无尿。

3. 纵隔淋巴结结核肿大　若压迫或侵及邻近器官、脏器，则引起相应的临床表现。例如，压迫上腔静脉可出现颈静脉怒张、胸壁静脉曲张、单侧（或双侧）上肢肿胀、颜面水肿等；压迫气管、食管可引起气短、呼吸困难、吞咽困难等不适。

4. 体温异常　37%~80%结核病患者可有不同程度的发热。

5. 营养状况　在结核病慢性迁延病程中，患者可出现营养不良，机体抵抗力下降，有些难以接受手术。营养不良的表现有消瘦（体重低于标准体重15%以上）、贫血、水肿、三头肌处皮皱且厚度变薄（上臂中部周径较正常人小50%以上）。

6. 体征　病灶小或位置深者多无异常体征，范围大者可见患侧呼吸运动减弱，叩诊浊音，呼吸音减弱或有支气管肺泡呼吸音。大量胸腔积液可有一侧胸中下部叩诊浊音或实音。锁骨上下及肩胛间区的啰音，尤其是湿啰音往往有助于结核病的诊断。上胸内陷，肋间变窄，气管纵隔向患侧移位均有诊断意义。

（三）辅助检查评估

1. 心肺功能　术前应行全导联心电图检查，如合并心脏病应进一步做心功能及动态心电图、超声心电图检查。心力衰竭不全分为以下几种。

（1）Ⅰ级心力衰竭。能胜任一般日常劳动，但稍重体力劳动即有心悸、气短等症状。

（2）Ⅱ级心力衰竭。普通日常活动即有心悸、气急等症状，休息时消失。

（3）Ⅲ级心力衰竭。任何活动均可引起明显心悸、气急等症状，甚至卧床休息仍有症状。

2. 肺功能检查及动脉血气分析　详细了解肺功能损害的类型和程度（表5-1），

以判断患者是否适应开胸手术及手术范围。

表 5–1 肺功能损伤分度

FVC	$FEV_{1.0}$	MVV	$FEV_{1.0}$/FVC %	RV/TLC %	DL_{CO}
正常	＞80	＞80	＞70	＜35	＞80
轻度损伤	60~79	60~79	55~69	36~45	60~79
中度损伤	40~59	40~59	35~54	46~55	45~59
重度损伤	＜40	＜40	＜35	＞55	＜45

注：FVC、$FEV_{1.0}$、MVV、DL_{CO} 为占预计值百分数。

呼吸困难分级如下。

（1）1 级。与同龄健康者在平地一同步行无气短，但登山或上楼时呈现气短。

（2）2 级。平路步行 1000m 无气短，但不能与同龄健康者保持同样速度，平路快步行走呈现气短，登山或上楼时气短明显。

（3）3 级。平路步行 100m 即有气短。

（4）4 级。稍活动（如穿衣、谈话）即气短。

3. 影像学检查

（1）胸部 X 线检查。可以发现肺内病变的部位、范围，有无空洞或空洞大小，洞壁厚薄等。不同病因引起的肺内病变，可能呈现相似的 X 线影像，故亦不能仅凭 X 线检查轻易确定肺结核的诊断。X 线结合透视有助于提高诊断的准确性，可发现肋骨、纵隔、膈肌或被心脏遮盖的细胞病灶，并能观察心、肺、膈肌的动态。

（2）肺部 CT 检查。对于发现微小或隐蔽性病变、了解病变范围及肺部病变鉴别等均有帮助。

（3）支气管造影术。可确定是否有支气管扩张和支气管内膜结核。如疑有支气管扩张并咯血者，应于咯血停止 2~4 周后进行，以判断手术部位及方式。

4. 支气管镜检查　可直接观察气管、支气管以及叶、段、亚肺段乃至次亚肺段支气管的解剖结构，包括各级支气管的开口是否通畅、管腔大小、黏膜情况等，直观判断病变的范围、性质，同时可取标本做病理学、细菌学、细胞学检查。对于胸部X线片未发现肺内病变，或疑有支气管病变或不明原因咯血者，需及早进行此项检查，以了解手术范围和支气管内膜情况。但此项检查对于大咯血患者原则上是禁忌的。

5. 实验室检查　包括血常规、血沉、血型、血生化全套、凝血全项等。对术中麻醉、术后抗结核药物的应用有指导意义。

6. 结核分枝杆菌检查　可评估是否排菌，指导做好消毒隔离工作。

7. 胸腔镜检查　包括诊断性胸腔镜检查和治疗性胸腔镜检查，主要用于病因不明的胸腔积液及胸膜肿块的病因诊断，还可用于弥漫性肺部病变或边缘性肺部病变的病因诊断。电视辅助胸腔镜视野大、分辨率高，创伤小、恢复快，可进行较复杂操作，手术时间不受限制，但对麻醉要求较高，对设备依赖性大，所需费用较高。

8. 其他　近年来，应用分子生物学及基因工程技术，以非培养方法来检出与鉴定临床标本中的结核分枝杆菌，展示其敏感、快速及特异性高等优点，如核酸探针、染色体核酸指纹等。血清免疫学诊断，用酶联免疫吸附试验（ELISA），血清抗BCG-A60抗体检测，灵敏度高。

（四）心理社会评估

由于结核病是一种以呼吸道传染为主要传播途径的慢性传染病性疾病，患者因病程较长、药物的不良反应、长期治疗的经济压力、社会成员的疏远等因素，会出现焦虑、恐惧等心理反应，从而加重病情，导致病情恶化。尤其是年轻人，由于病情而影响到学业和前途，会出现自卑、抑郁等。

五、常见护理诊断问题

（一）术前护理诊断问题

1. 焦虑、恐惧、抑郁　与患病、缺乏相关知识有关。

2. 营养失调（低于机体需要量）　与疾病消耗增加有关。

3. 活动无耐力　与疾病导致机体营养失调有关。

4. 疲乏　与疾病导致机体消耗增加有关。

5. 体温过高　与疾病导致肺部病变有关。

6. 低效性呼吸形态　与肺部病变有关。

7. 气体交换受损　与肺部病变有关。

8. 娱乐活动缺乏　与疾病有关。

9. 有传播感染的危险　与疾病的传染性有关。

10. 处理治疗计划不当或无效　与未及时了解病情变化有关。

11. 社交隔离　与疾病具有传染性有关。

（二）术后护理诊断问题

1. 低效性呼吸形态　与手术的损伤、疼痛有关。

2. 清理呼吸道无效　与伤口疼痛有关。

3. 疼痛　与手术切口、放置引流管有关。

4. 有窒息的危险　与麻醉后呼吸肌恢复不完全有关。

5. 有皮肤完整性受损的危险　与术后卧床、手术切口、放置引流管有关。

6. 自理能力缺陷　与伤口疼痛、卧床有关。

7. 有体温改变的危险　与手术、潜在感染有关。

8. 有围术期体位性损伤的危险　与术后被迫体位有关。

9. 潜在并发症　可发生胸腔内出血、肺不张、急性呼吸功能不全、支气管胸膜瘘、感染等，与疾病的转归、患者自身的体质有关。

10. 知识缺乏　缺乏疾病治疗和护理的相关知识。

六、护理计划与措施

（一）护理目标

患者焦虑、恐惧减轻；体温恢复正常；营养得到改善；能进行有效咳痰；主动配合治疗；临床症状消失或明显改善；遵医嘱正确使用抗结核药物；了解抗结核药物的不良反应；保持良好心态等。

（二）一般护理

（1）按照整体护理的要求收集相关资料，进行护理评估，为制定护理措施提供依据。

（2）协助患者完善各项检查，并充分告之检查目的、意义和注意事项。患者接受手术治疗大多已明确诊断，但为了接受手术治疗仍需进行辅助检查，以全面了解病变的范围和主要器官功能状态，制定整体治疗方案，同时为后续治疗、复查提供基础参考指标。

（3）严密观察病情变化，遵医嘱治疗原发病（糖尿病、高血压等），预防并发症的发生，保证顺利接受手术治疗。

（4）做好疾病知识讲解，护理人员应及时评估患者对疾病知识的需求、文化程度、接受能力，采用形式多样的方法为患者提供结核病及其治疗的相关知识和信息。手术治疗是通过手术治疗那些经内科药物和其他方法不能治愈的肺部结核病，手术使得相当一部分的难治性肺结核和重症肺结核以及肺结核治疗中产生严重并发症的患者获得了痊愈。因此，护理人员要充分讲解规范治疗的重要性和注意事项，将手术治疗的信息及时传达给患者。另外，治疗过程中要加强沟通，及时满足患者需求，从而提高患者依从性，坚定患者治愈的信心。

（5）做好基础护理，提供安静、整洁、温馨的治疗环境，鼓励患者摄入充足的营养，保证睡眠。

（6）做好消毒隔离工作，减少和杜绝疾病的传播。

（三）心理护理

肺结核是一种慢性消耗性的呼吸系统传染性疾病，对患者及其家庭成员的心理健康造成影响，这些影响贯穿于疾病诊断、治疗、康复的全过程。

1. 情绪支持　负性情绪如恐惧、焦虑、抑郁等影响疾病的治疗和康复。情绪支持即为患者提供宣泄的环境，鼓励患者表述关心的疾病问题，表达恐惧、焦虑、抑郁等情绪，护理人员应耐心倾听，提供指导，并鼓励患者家属或朋友给予患者情感支持。

2. 健康教育 根据患者关心的问题，有针对性地进行健康教育，认真做好解释工作，使患者树立信心和加强对手术的配合。给患者讲解肺结核的相关知识、治疗进展，使患者对疾病有一个客观、全面的认识，消除患者对疾病和治疗的恐慌心理；术前要充分讲解规范治疗的重要性、必要性和注意事项，允许和鼓励患者参与治疗方式的选择，以增强患者战胜疾病的信心。肺结核患者术后仍需规律服药，定期复查。

（四）治疗护理

1. 术前护理

（1）全身状况准备。

1）做好全身重要器官功能检查，评估患者对手术的耐受力；影像学检查可以确定结核病的范围、程度、治疗效果、目前病变是否稳定，了解健侧肺的情况，是术前不可缺少的检查手段。

2）改善全身状况。对于贫血、营养不良的患者应纠正贫血，补充蛋白质、碳水化合物、脂肪及维生素，以保证患者有足够的体力接受手术。指导患者进食高蛋白、易消化食物，注意食物的色、香、味，以增进患者的食欲，满足机体营养的需求，并储存能量，达到耐受手术的目的。

3）控制感染。肺结核常合并其他感染或其他疾病，如糖尿病、支气管扩张等。术前合理使用抗生素，可预防术后呼吸道感染。

4）抗结核药物的应用。一般情况下，系统服用抗结核药物 6 个月后方可行手术治疗。术前应保留 1~2 种患者未使用过且对结核分枝杆菌敏感的药物，以备术后抗结核用。

（2）手术区皮肤准备。术前 1 日备皮，有伤口的或带引流管的患者，术晨 6

时换药后消毒皮肤，并包以无菌胸带，更换清洁病服。

（3）消化道准备。按全麻术前消化道准备。术前 8~12 小时禁食，术前 4 小时禁水，以防因麻醉手术过程中的呕吐而引起窒息或吸入性肺炎。

（4）呼吸道准备。胸部结核病程长、消耗大，心肺功能及全身状况均有不同程度下降，因此，术前 2 周鼓励并协助患者做好呼吸道的准备工作。

1）耐心说服患者于术前 2 周戒烟。吸烟会导致呼吸道黏膜内的腺体遭到破坏，分泌大量的黏液，纤毛运动受到限制；气道阻力增大、纤毛变短而不规则，引起纤毛运动障碍。因此，住院患者应及早戒烟，以改善肺的呼吸功能。

2）指导患者进行呼吸功能锻炼。可以增强呼吸肌的肌力和耐力，改善肺功能，加大呼吸幅度，减少解剖无效腔，提高肺泡通气量和血氧饱和度。呼吸功能锻炼包括腹式呼吸、缩唇呼吸、呼吸功能锻炼器。

①腹式呼吸。指吸气时腹部凸起，吐气时腹部凹入的呼吸法。让患者取坐位或平卧位、半卧位、屈膝，放松腹部肌肉，将双手分别放在上腹部和前胸部，感觉胸腹部的运动。用鼻较慢、较深地吸气，此时膈肌松弛、腹部膨隆，坚持几秒钟，呼气时，腹肌收缩，腹部的手有下降感。患者可每天进行练习，每次做 5~15 分钟，每次训练以 5~7 次为宜，逐渐养成平稳而缓慢地进行腹式呼吸的习惯。需要注意的是，呼吸要深长而缓慢，尽量用鼻而不用口。训练腹式呼吸有助于增加通气量，降低呼吸频率，还可增加咳嗽、咳痰能力。

②缩唇呼气法。就是以鼻吸气、缩唇呼气，即在呼气时，收腹、胸部前倾，口唇缩成吹口哨状，使气体通过缩窄的口形缓缓呼出。吸气与呼气时间比为 1 ： 2 或 1 ： 3，要尽量做到深吸慢呼，缩唇程度以不感到费力为适度。每分钟 7~8 次，每天锻炼 2 次，每次 10~20 分钟。

③指导患者正确使用呼吸功能锻炼器。训练时患者紧紧含住吸气嘴，吸气时进入三球仪的空气将 3 个球在各自的小室里依次向上推。首先靠近试管连接处的第一个球会向上直达顶端，然后中间小室里的球会向上走，最后第 3 个球也会被

吸起来。当吸气停止后，球会落回到最初的位置。

3）呼吸道雾化吸入。合并支气管扩张、气管、支气管内膜结核病变的应做相应治疗，病变治愈或好转后再行手术治疗，对防止术后并发症具有积极意义。

4）指导患者适当运动。鼓励患者做上下楼运动，时间以患者耐受程度为准，一天2次；早晚室外散步或慢跑，两项活动交替进行；原地蹲起运动，每次从5个开始逐渐增加，每日3次。

（5）加强术前健康教育。责任护士要关心、体贴患者，了解患者的心理状态，耐心倾听患者的诉说，针对不同问题（担心手术效果、生活质量、经济负担等）进行心理疏导，缓解患者的紧张、焦虑、恐惧情绪；责任护士要多接触患者，提供安静舒适的环境，配合医师适当使用镇静药物，改善患者的不良情绪，保证患者休息与睡眠，使患者处于接受手术的最佳状态；讲解有关疾病与手术知识，说明手术的必要性，增强患者手术治疗的信心；讲解术后功能锻炼对身体恢复和提高术后生活质量的意义，术前让患者熟悉术后各种功能锻炼方案，以便患者术后有效遵循。

2. 术后护理

（1）全麻术后的护理。

1）严密观察病情变化。全麻苏醒前，头偏向一侧，观察患者意识和表情、面色、呼吸，严密监测血压、心率、血氧饱和度，及时发现病情变化。保持病室安静，减少刺激。

2）维持呼吸功能。主要是防止和及时解除呼吸道梗阻，以免发生呼吸抑制，具体措施如下。

①防止误吸。麻醉前至少应禁食6小时。若患者饱食后又必须立即在全麻下实施手术，应于麻醉前留置胃管以排空胃内容物，或采用清醒气管插管。

②防止舌后坠。当出现鼾声时，用手托起下颌，使下颌切牙咬合于上颌切牙之前，鼾音即消失，解除呼吸道梗阻。必要时置入口咽或鼻咽通气导管。

③呼吸道分泌物过多的处理。用吸引器吸去咽喉及口腔内的分泌物。遵医嘱给予药物以减少口腔和呼吸道腺体分泌。

④喉痉挛的处理。立即解除诱因，加压给氧。如痉挛不能解除，需静脉注射肌松弛剂后行气管插管，保持呼吸道通畅，必要时用呼吸机控制呼吸。

3）维持循环功能。对全麻患者应进行血压、脉搏、心率、心律及心电图、中心静脉压等循环功能和血流动力学监测，发现异常及时告诉医师，并遵医嘱做相应处理。

4）维持体温正常。多数全麻手术患者体温过低，应注意保暖。如无休克，宜给予 50℃以下的热水袋，用布包好，以防烫伤。少数患者可有高热甚至惊厥，给予物理降温，抽搐不止时遵医嘱给予药物治疗。

5）防止意外损伤。全麻苏醒前，宜专人守护。对小儿及躁动不安者需加床档，必要时予以适当约束，以免拔出静脉输液管和各种引流管，防止撕抓伤口敷料或坠床造成意外损伤。

（2）胸腔闭式引流管的护理。

1）保持引流管的密闭和无菌。胸腔闭式引流装置由胸腔引流管和引流瓶两部分组成。使用前注意引流装置是否在有效期内，引流瓶有无裂缝、漏气，是否密封等。更换引流瓶时，必须用双钳双向夹管，有齿钳子的齿端必须用纱布包裹，防止夹管时引流管破裂、漏气。引流瓶内注入一定量无菌生理盐水。整个操作过程均应严格执行无菌技术，防止感染。

2）保持引流通畅。

①术后患者若血压平稳，无其他半卧位禁忌证，均采取床头抬高 30°~45° 半卧位，以利呼吸与引流。

②检查引流管有无打折、扭曲、受压、阻塞、脱出等，避免造成引流不畅。

③定时挤捏引流管，避免凝血块或纤维组织阻塞。方法是捏紧引流管的远端，向胸腔的方向挤压，再缓慢松开捏紧的引流管。

④鼓励患者咳嗽及深呼吸，促使胸膜腔内气体及液体排出，使肺复张。

3）观察水封瓶内水柱随呼吸波动的情况。水柱波动有两种情况。

①正常水柱随呼吸上下波动 4~6cm，表示引流管通畅。

②水柱无波动，患者无异常症状出现，说明肺膨胀，已无残腔；若水柱无波动，患者出现胸闷气促、气管向健侧偏移等肺受压的症状，应疑为引流管被血块阻塞，需设法挤捏或使用负压间断抽吸引流瓶短玻璃管，促使其通畅，并通知医师。

4）密切观察引流液的量、色、性质。这些指标能反映患者病情的动态变化。术后 24 小时内引流量一般为 150~700ml，24 小时后引流量将逐渐减少；血性液逐渐变为淡红色乃至血清样，则为正常。引流量超过 80~100ml/h，并且持续数小时未见减少，引流液色泽鲜红或暗红，性质较黏稠，并出现血压下降、心率增快、呼吸急促等症状，说明胸腔内有活动性出血，应及早报告医师，并备血、通知手术室做好手术准备。

5）观察引流瓶中气体的排出情况。如有气体逸出，须观察引流瓶内气泡逸出的程度。咳嗽时有少量气体逸出为Ⅰ度，说话时有气泡逸出为Ⅱ度，平静呼吸时有气泡逸出为Ⅲ度。如有中小气泡逸出，提示肺脏层胸膜有破裂，破裂口不大，通常 24~48 小时引流排气停止；如有大气泡逸出，提示肺脏层胸膜破裂口较大，或肺有较严重裂伤，须密切观察，发现异常及时报告医师。如排气停止，引流管无阻塞，提示肺漏气已修复。

6）妥善固定。留出足够长的引流管固定在床上，以免因翻身、牵拉而发生引流口疼痛或引流管脱出。在搬运患者时，须将引流管用双钳夹管。下床活动时，引流瓶位置应低于膝关节，保持密闭。引流瓶不可倒置，也不可高于胸部，应放置在低于引流口 60cm 的位置，以免液体逆流入胸膜腔。

7）发现意外及时处理。

①脱管处理。立即用手按压引流管伤口处皮肤，消毒后用凡士林纱布封闭伤

口，协助医师做进一步处理。

②水封瓶破裂或连接部位脱开。应立即用血管钳夹闭胸腔引流管或用手反折胸腔引流管，按无菌操作更换引流装置。

③发现水封瓶内引流液突然减少时，要查找原因，看是否瓶裂、瓶漏或接错管。正常接法是：水封瓶口上有长、短两根，短管与外界相通，长管上端与引流管相接，下端浸入水平面下2~4cm，发现问题，及时处理，以免形成气胸。

8）拔除胸腔引流管。术后48~72小时，引流管中无气体排出，引流量在50ml/24h以下，水柱波动小或固定不动，听诊肺部呼吸音清晰，胸部X线检查示肺膨胀良好者，即可拔除引流管。拔管时，嘱患者深吸一口气后屏住，即迅速拔除引流管，立即用凡士林纱布覆盖引流伤口，再用胶布固定；也可术中在引流口预先缝线，拔管后直接结扎，缝闭引流口，以利引流口愈合。拔管后24小时内应注意观察患者的呼吸情况，有无胸闷、气促，局部有无渗液、出血、漏气、皮下气肿等，如发现异常及时处理。

（3）保持呼吸道通畅。全麻开胸术后有明显的呼吸道分泌物增多、黏稠，因此，做好术后排痰护理是术后呼吸道管理的重要环节。临床上常采用翻身、拍背、雾化吸入、协助咳嗽等辅助措施促进痰液排出。

1）雾化吸入。患者由于术前和术后禁食、术后呼吸幅度变浅、过度换气使呼吸道分泌物黏稠不易咳出，因此，雾化吸入可改善因气道炎症而恶化的微环境，稀释痰液，利于排出。

①蒸气雾化。对雾粒无选择性，产生的药物颗粒大部分仅能沉积在上呼吸道，肺部的沉积量很少，不能有效治疗下呼吸道疾病。

②超声雾化。通过超声发生器的薄膜产生高频震荡，将药液击散成微细雾粒后被吸入气管，90%左右的雾粒在5μm以下，可直接吸入终末细支气管及肺泡。

③压缩雾化。压缩的空气或氧气以高速气流通过Ventun效应在气流周围产生负压，将液体卷进高速气流并粉碎成大小不等的微粒，直径在5μm以下，具

有高度的选择性，能确保吸入药雾有效沉着，到达小呼吸道及肺泡，可以自行控制与吸气同步。患者只需正常呼吸，不需要用力吸气。

④氧气面罩雾化。在雾化吸入疗法中，氧气面罩雾化吸入治疗已逐渐取代了普通的雾化治疗。氧气驱动雾化操作简单，以氧气作为驱动力，利用高速氧流造成的负压直接将液滴撞击成微小颗粒，使药液雾化并推动雾化颗粒进入气道深部，所需液体量仅 5ml，且雾化颗粒小，水蒸气对吸入氧浓度的影响明显减少，减少了湿化气对呼吸道的阻力，减轻了患者的呼吸做功，避免了呼吸肌疲劳。

2）协助患者咳嗽排痰。术后第 1 日上午开始进行。

①拍背辅助咳嗽、排痰法。将手空心握拳，适度拍打震动患者背部，由下及上、由两侧至中央，避开手术切口，反复进行 8~10 分钟。然后让患者进行有效咳嗽，咳嗽前嘱其深吸气，之后用力咳出痰液。具体方法是：当患者在呼气期或咳嗽时，护理人员用两手固定其胸部两侧给予辅助，患者深吸气时护理人员双手放松，长呼气时加压，以加强咳嗽效果。

也可采用指压咳痰法。护理人员站在患者术侧，一只手放在患者颈后，稍向前用力抵住患者，另一只手示指和中指放在胸骨上窝气管处，让患者轻咳后深吸气，用力做爆发性咳嗽，吸气末示指和中指给予压力，刺激气管使其咳嗽。刺激的效果与患者反应程度、耐受情况有关。此法常用于咳嗽反应弱的患者。

此外，还有二部咳痰法。患者取舒适体位，先行 5~6 次深呼吸后，于深吸气末保持张口状，连续咳嗽数次，使痰到咽部附近，再用力咳嗽将痰排出。此法常用于体弱、不会做有效咳嗽或支气管哮喘的患者。

拍背法易受到操作者技术、拍背频率的限制，护理工作强度较大，操作者易疲劳。

②振动排痰机。根据物理定向叩击原理设计，对排除和移动肺内支气管等小气道分泌物和代谢废物有明显作用。排痰机同时提供两种力：一种是垂直于身体表面的垂直力，对支气管黏膜表面黏液及代谢物有松弛液化作用；另一种是平行

于身体表面的水平力，帮助支气管已液化的黏液按照选择的方向排出体外，具有很好的深穿透性，震动叩击频率控制在 20~30cps，与人体组织的自然频率相近，能很好地传导到深部组织，有效地排出细小气道中的痰液。机械震动的瞬间施加合适的压力，可以减少疼痛，利于咳嗽排痰；同时还能促进局部血液循环，加速淋巴回流，消除水肿，使肺通气阻力减小。此操作简单、效果确切、不受患者体位影响，解决了危重患者的拍背问题。

③气管镜吸痰。对于咳嗽无力、反应迟钝或上述协助咳嗽排痰无效的患者早期进行纤维支气管镜吸痰。

（4）饮食护理。术后 12 小时后可进流食，24 小时后进半流食，48 小时后改进普食，以高蛋白、高维生素饮食为佳。

（5）疼痛护理。由于开胸患者手术切口大、切断肌纤维较多、术后置胸腔引流管刺激肋间神经等多种原因，患者疼痛较为剧烈。疼痛会影响咳嗽、食欲、睡眠等，伤口疼痛限制了其咳嗽活动，因此，术后及时有效的镇痛是做好呼吸道管理的前提。

1）传统的术后镇痛。应用哌替啶类麻醉止痛药。由于担心用药过量影响患者的呼吸和循环稳定，以及成瘾、延迟切口愈合，一般主张尽量不用或少用止痛剂，因此，术后很难得到满意的镇痛效果。

2）自控镇痛（patient-controlled analgesia，PCA）。这是一项新的镇痛技术，能保持体内有效的止痛药物浓度，镇痛效果好。常用的有硬膜外自控镇痛和静脉自控镇痛两种。在运用 PCA 过程中，教会患者使用 PCA 技术，并注意观察镇痛效果。硬膜外自控镇痛是通过麻醉镇痛药抑制交感神经兴奋，引起去甲肾上腺素释放。但麻醉平面以下患者痛温觉减退，易出现压疮、尿潴留、脉率减慢、血压降低等。静脉自控镇痛简单、方便，护理人员可以遵医嘱静脉置入，避免了硬膜外自控镇痛的不足。硬膜外自控镇痛和静脉自控镇痛由于镇痛药物用量少，因此，对呼吸中枢无明显影响。此镇痛方法越来越多地应用于临床。

（6）抗结核药物的应用。肺结核术后必须应用抗结核药物，手术当日可静脉滴注抗结核药，进食后继续口服敏感的抗结核药，治疗 9~12 个月。

（7）做好生活护理，根据自理能力给予协助和指导。

（8）常见术式的术后护理。

1）全肺切除术后护理。

①同全麻术后护理。

②保持呼吸道通畅，有痰一定要咳出，要给予充足有效的氧气，给氧时间要适当延长。

③控制输液速度及量，输液总量不超过 2000ml/d，速度不超过 40 滴 / 分。

④全肺切除后胸腔留置单腔引流管并夹闭，根据情况由医师开放。

⑤密切观察病情变化，注意有无气管移位、反常呼吸、皮下气肿及胸腔内出血情况。

⑥注意观察患者脉搏、心律（率）变化及血氧饱和度情况，发现异常立即报告医师给予及时处理。

⑦协助患者做好患侧上肢康复训练。

⑧鼓励并协助患者早期活动，防止肺栓塞等并发症的发生。

⑨保持排便通畅，必要时应用开塞露，防止肺动脉栓塞。

2）肺叶或肺段切除术后护理。

①同全麻术后护理常规。

②观察引流管有无漏气、负压波动，以及引流液性质、颜色、量等，保持胸腔引流管通畅。

③鼓励咳嗽排痰，根据医嘱做好雾化吸入，随时做肺部听诊，并协助排痰，促进余肺复张。

④肺段切除术后患者咳血痰时间较长，更应鼓励咳嗽排痰。

⑤鼓励患者早期下床活动及进行肢体功能锻炼，与患者一起制订活动计划。

3）胸膜剥脱术后护理。

①同全麻术后护理。

②胸膜剥脱术创伤大、渗血多，观察引流液的颜色、性质、量及有无漏气现象，并详细记录。

③鼓励患者咳嗽排痰、吹气球、应用呼吸功能锻炼器等方法，防止肺不张。

④饮食指导，进食高蛋白、高维生素、易消化的食物。

3. 肢体功能锻炼计划　术后次日指导患者活动术侧手臂，从握拳、活动肘关节至活动肩关节、手臂上举、爬墙及肩关节向前活动、拉伸运动，以使肩关节活动范围恢复至术前水平，预防肩下垂。

4. 术后呼吸功能锻炼　方法同术前呼吸功能锻炼。所不同的是，呼吸功能锻炼器从术后第 1 日开始使用，训练前夹闭胸腔引流管，训练后使胸腔引流管恢复原状，避免胸腔负压增大，将引流液回吸至胸腔，增加感染机会。

（五）健康教育

（1）饮食指导。以高蛋白、高维生素饮食为佳。

（2）躯体活动及患侧肢体功能锻炼。指导患者坚持患侧肢体功能锻炼，最大限度恢复功能。

（3）遵医嘱坚持治疗，早期、联合、适量、规律、全程服药，并定期到医院检查。

（4）加强呼吸功能锻炼。

（5）术后定期随诊、复查。

七、护理评价

（1）经过术前指导、心理护理，患者是否能以积极的态度面对疾病，配合手术治疗。

（2）患者能否识别术后并发症的先兆，并采取有效的预防措施。

（3）患者是否能够遵医嘱正确使用抗结核药物，防止疾病的复发；是否能识别抗结核药物的不良反应，预防并防止药物不良反应的发生。

第二节　气管、支气管内膜结核围术期患者的护理

气管、支气管结核是发生在气管、支气管黏膜或黏膜下层的结核病，亦称气管、支气管内膜结核（endobronchial tuberculosis，EBTB）。活动性肺结核中10%~40%伴有EBTB。

EBTB发病率的高低与检查方法、病理改变、肺结核的病情严重程度有密切关系。EBTB发病率女性多于男性，男女比例为1∶4.2，各年龄组均可发生。多数EBTB继发于肺结核，以20~29岁年龄组占多数。儿童EBTB多因邻近纵隔淋巴结结核侵蚀支气管，引起结核性支气管炎。原发性EBTB极少见。近年由于肺结核趋向老龄化，老年EBTB有增加的趋势。

一、病因

EBTB均为继发性，多继发于肺结核，少数继发于支气管淋巴结结核，经淋巴和血行播散引起EBTB者极少见。

二、发病机制

1. 结核分枝杆菌接触感染　EBTB最常见的感染途径。气管、支气管是呼吸通道，结核病患者含有大量结核分枝杆菌的痰液通过气管，或空洞、病灶内的含结核分枝杆菌的干酪样物质通过引流支气管时，直接侵及支气管黏膜，或经黏液腺管口侵及支气管壁。

2. 邻近脏器结核病波及支气管　肺实质结核进展播散时波及支气管，肺门及纵

隔淋巴结发生干酪样坏死时，可浸润穿破邻近支气管壁，形成支气管结核或支气管淋巴瘘，个别脊柱结核患者的椎旁脓肿可波及气管、支气管，形成脓肿支气管瘘。

3. 结核分枝杆菌沿支气管周围的淋巴管、血管侵及支气管　病变首先在黏膜下层，然后累及黏膜层，这种情况非常少见。

三、病理生理

支气管结核的纤维支气管镜表现有以下 5 种类型。

1. 浸润型　表现为局限性或弥漫性黏膜下浸润。急性期黏膜高度充血水肿，易出血，慢性期黏膜苍白、粗糙，呈颗粒状增厚，软骨环模糊不清，可产生不同程度的狭窄，黏膜下结核结节或斑块常呈黄白色乳头状隆起突入管腔，可破溃坏死，也可痊愈而遗留瘢痕。

2. 溃疡型　可继发于浸润型，或由支气管淋巴结结核溃破引起，黏膜表面有散在或孤立的溃疡，溃疡底部有肉芽组织，有时溃疡被一层黄白色干酪样坏死物覆盖。如坏死物质阻塞管腔或溃疡底部肉芽组织增生，可引起管腔狭窄。

3. 增殖型　主要是增生的肉芽组织呈颗粒状或菜花状向管腔凸出，易出血，可发生支气管阻塞或愈合形成瘢痕。

4. 纤维狭窄型　为支气管结核病变的愈合阶段，支气管黏膜纤维性变，常造成管腔狭窄，严重者管膜完全闭塞。由于此种支气管狭窄和闭塞属瘢痕性狭窄或闭塞，故支气管表面黏膜可正常。

5. 淋巴结支气管瘘

（1）穿孔前期。支气管镜下可见局部支气管因淋巴结管外压迫而管壁膨隆，管腔狭窄，局部黏膜充血水肿或肥厚。

（2）穿孔期。淋巴结溃破入支气管管腔形成瘘孔，支气管管腔除有管外压迫症状外，局部黏膜可见小米粒大小的白色干酪样物质不断冒出，犹如挤牙膏状，用吸引器吸除干酪样物质后，随着咳嗽又不断有干酪样物质从此冒出，瘘孔周围黏膜可有严重的充血水肿。

（3）穿孔后期。原瘘孔处已无干酪样物质冒出，形成光滑的凹陷，周围黏膜大致正常，有时瘘孔及周围黏膜有黑灰色炭末样物质沉着，呈现为炭末样瘘孔，此种陈旧性瘘孔可持续数年不变。

四、手术适应证

适宜手术治疗的 EBTB 为结核性肉芽肿和瘢痕狭窄期病变。

（1）气管狭窄合并严重呼吸困难者。

（2）支气管瘢痕样狭窄超过管腔周径的 2/3，合并肺内结节病变或伴有明显的支气管阻塞症状者。

（3）结核性肉芽肿合并明显的支气管阻塞症状者。

五、常见术式

原则上应彻底切除病变的支气管和肺组织。

1. 肺叶切除术　适用于阻塞或狭窄段远端支气管及肺组织有广泛病变，或有不可逆性并发症，叶支气管以下部位狭窄或阻塞者（包括叶支气管本身远端）。

2. 支气管成形术　适用于气管、主支气管或中间干支气管等大支气管局部狭窄或阻塞，而远端支气管和肺组织没有产生不可逆的变化，或叶支气管内膜病变累及近端主支气管或中间干支气管者。

3. 气管阶段切除重建术　切除病变段气管后，行气管端吻合重建，仍须确定残端内膜有无病变。

六、护理评估

（一）健康史评估

了解患者既往有无结核病史、是否接受过正规治疗；近期周围有无结核病患者及是否有密切接触史。

（二）身体状况评估

EBTB 具有与肺结核同样的全身症状，如乏力、盗汗、午后低热、纳差、体重下降等。病变早期无明显症状，当病变较广泛时出现局部症状，与病变范围、支气管狭窄、溃疡程度有关。局部症状为刺激性咳嗽、咳痰、支气管喘鸣、呼吸困难及胸痛。支气管阻塞后产生肺内阻塞性感染时可伴有发热。

（三）辅助检查评估

1. 实验室检查　血液指标化验，反复查痰约 50% 的患者可呈痰菌阳性。

2. 纤维支气管镜检查　可提高痰菌的阳性率，也可行病理检查。

3. 影像学检查　早期病变局限，无明显 X 线检查改变，但痰菌可阳性；气管有狭窄或阻塞时，断层可见支气管狭窄或阻塞征象，同时伴有肺不张、阻塞性肺炎或肺气肿表现；CT 检查、支气管造影均可显示狭窄、阻塞、中断或变形。

（四）心理社会评估

结核病是一种慢性传染病，给患者及家属造成很大的心理负担，疾病的转归也直接影响患者的家庭和社会生活能力。应了解患者对所患疾病的认识、顾虑及所造成的心理反应。多数患者患病期间十分关注亲友、同事对自己的态度，对人际交往有紧张、恐惧心理，常采取回避态度。了解患者对住院及隔离的认识，询问疾病对患者工作、学习、事业、经济、恋爱、婚姻、家庭等造成的影响及其程度。一般患者都会为病后的家庭、社会、工作和学习能力等问题而担忧。观察患者是否有不良的心理反应，如恐惧、焦虑、食欲缺乏、睡眠障碍等。了解患者家庭、同事、亲友、单位领导等对该病的认识，患者患病后能否得到关心、支持与帮助。了解患者所在社区的结核病防治机构情况，患者出院后能否在社区继续治疗。

七、常见护理诊断问题

（一）术前可能存在的护理诊断及医护合作性问题

1. 焦虑　与结核病的传染性、疗程长、治疗费用较高等有关。

2. 气体交换受损　与气管受压有关。

3. 低效型呼吸形态　与呼吸困难及胸痛有关。

4. 有窒息的危险　与气管狭窄致痰液阻塞有关。

5. 知识缺乏　缺乏结核病的预防和治疗知识。

6. 睡眠形态紊乱　与患者不适应住院环境有关。

（二）术后可能存在的护理诊断及医护合作性问题

1. 有窒息的危险　与全麻有关。

2. 出血　与开胸手术有关。

3. 清理呼吸道无效　与痰液黏稠而无力咳出有关。

4. 疼痛　与开胸手术有关。

5. 舒适度改变　与术后 Pearson 固定有关。

6. 部分生活自理能力缺陷　与术后输液、置管有关。

八、护理计划与实施

（一）一般护理

同本章第一节中的“一般护理”。

（二）心理护理

患者多为 20~29 岁，病史较长，由于反复多次治疗后病情仍未得到控制，故对治疗效果产生怀疑。对手术能否成功、能否度过手术危险期、术后是否会影响身体正常形态和生活质量以及工作、学习等存有疑虑，故情绪低落；同时又因呼吸困难等症状严重、生活质量受到严重影响、社会交往明显减少而希望尽快手术。护理人员应及时了解患者的心理变化，采取以开导及讲解为主的措施，做好心理疏导，列举成功实施气管手术的病例鼓励患者，告诉患者术后呼吸困难的症状可以得到改善，讲明术后初期的 Pearson 固定对日常生活会有影响，但术后 3 个月即可正常抬头，对日后正常的工作、学习不会有影响，并指导患者练习在 Pearson 固定下进食、咳嗽的方法，使患者对术后的改变有足够的心理准备。

（三）治疗护理

1. 术前护理

（1）同全麻术前护理。

（2）雾化吸入的护理。选用刺激性小的药物，遵医嘱予异烟肼 0.3g 行雾化吸入，每日 4 次，每次 15~20 分钟，吸入时尽量用口深吸气，用鼻呼气，以达到局部药物治疗、净化气道的目的，为手术做准备。

（3）营养支持。结核病为全身性的慢性消耗性疾病，营养因素在结核病的发生、发展、治疗、恢复过程中起着举足轻重的作用，营养治疗可以促进机体康复。指导患者进食高热量、高蛋白质饮食，并提供充足的碳水化合物、丰富的维生素和矿物质以及适当的脂肪，以促进机体康复。

（4）体位练习。隆凸切除重建术后常采用 Pearson 固定，使颈前倾前屈呈 30°。术前指导患者掌握该体位的要领，学会在该体位下饮水、进食、咳嗽的方法。

2. 术后护理

（1）同全麻术后护理。

（2）肺叶切除术。详见本章第一节中的“肺叶或肺段切除术后护理”。

（3）支气管成形术。

1）支气管袖状切除术患者术后并发呼吸道并发症的主要原因如下。

①患者往往伴有阻塞性肺炎或长期呼吸功能低下，使气管黏膜—黏液系统“传送带”的作用受到抑制，进而影响呼吸道分泌物的排出。

②在术中吻合时血液容易流入支气管内。

③吻合完毕后，没有吸净支气管内的血液及分泌物，尤其是吻合口远端的分泌物。

④在支气管端端吻合成形时往往容易成角。

⑤术后吻合口水肿，使分泌物排出受阻。

因此，及时清除呼吸道分泌物，解决术后早期排痰，维持呼吸道通畅是术后护理的重点。

2）协助咳痰。术毕患者清醒后即鼓励其咳嗽，咳出咽喉部及气管分泌物，尤其是第一口痰，因为第一口痰往往较为黏稠且伴有血块，所以，将其视为打开呼吸道的闸门。由于采用全麻，易使术前黏附在小支气管的尘污颗粒松弛而阻塞小气道，因此，当血压平稳后，护理人员应立即协助患者把阻塞在支气管内的尘污颗粒包括分泌物一起排出体外。即使无痰也要反复几次，以促进肺复张。

3）胸腔闭式引流管护理。同本章第一节中的“术后护理”。

（4）气管阶段切除重建术。

1）体位护理。术中切除病变气管环，导致气管长度缩短，术后气管吻合口张力过大，容易发生吻合口瘘甚至吻合口撕裂，所以做好体位护理极为重要。

术后患者采用 Pearson 固定，将下颌与前胸部皮肤用丝线缝吊固定，使颈前倾前屈呈 30°。全麻术后取去枕平卧位，麻醉清醒后改半卧位。嘱咐患者不可猛然抬头或仰头，以防固定缝线撕裂，进而导致吻合口瘘。告诉患者避免做回头动作，需要回头时采用转身的方法。休息、睡觉时摇高床头 30°，或给高枕抬高头部，以降低吻合口的张力，并请家属协助监督。

2）呼吸道管理。由于术中切除气管和广泛的气管、支气管游离松解，导致肺迷走神经部分切断，支气管失去迷走神经支配后张力降低，小气道萎陷，加之 Pearson 固定、手术创伤及疼痛，患者无法进行有效咳嗽，排痰较为困难，而肺内分泌物排出不畅可进一步加重呼吸困难，易造成肺内感染及吻合口瘘，进而导致呼吸衰竭，因此，术后辅助咳痰尤为重要。

①充分雾化吸入术后用异烟肼 0.3g、注射用盐酸去甲万古霉素 1.2g、沐舒坦 90mg 行雾化吸入，每日 4 次，15~20 分 / 次，以控制感染和稀释痰液。

②鼓励患者少量多次饮水，每次约 30~50ml，每 10~20 分钟饮水 1 次，以增加体内水分，防止气道干燥、痰液黏稠而加重肺部感染。

③指导患者进行有效咳嗽，具体方法详见本章第一节中的“术后护理”。与肺叶切除术后咳嗽方法不同的是：告诉患者避免做连续的剧烈咳嗽，以免增加吻合口张力，影响吻合口愈合，甚至导致吻合口瘘。由于术后患者行 Pearson 固定，传统按压气管的引咳法并不适用，常采用二部咳痰法。

④主动纤维支气管镜吸痰。当患者痰液较多且黏稠不易咳出时，为避免普通吸痰管吸痰时盲目刺激吻合口造成吻合口水肿，进而发生吻合口瘘，常采用纤维支气管镜吸痰。

3）心脏功能监护。因气管阶段切除重建术，特别是隆凸切除重建术后患者常出现窦性心动过速，可能与隆凸及双肺的上移对心脏的牵拉、挤压，以及术中隆凸和气管、支气管的广泛游离造成的迷走神经丛的大量离断有关。因此，应严密观察心律、心率变化，注意听取患者的不适主诉，在病情允许的情况下逐渐增加活动次数和时间。

4）饮食护理。术后帮助患者选择富含营养素、易消化的软食，进食时不要过急、过快，也需保持颈前屈位。当进流质或饮水时保持坐位，头稍前倾并使用吸管，以防发生误吸。

5）颈部护理。

①颈部按摩。由于长时间颈部前屈位可造成颈部肌肉疲劳，护理人员每 2 小时帮助患者按摩颈部肌肉 1 次，每次 5~10 分钟，以加快血液循环，增加舒适感。

②防止固定缝线处感染。每日用安尔碘消毒后用无菌纱布覆盖皮肤缝线处，保持颈部皮肤干燥，以防发生感染。患者 Pearson 固定于术后 3 周拆除。

6）密切观察有无吻合口瘘及吻合口狭窄等并发症。

（四）健康教育

（1）体位护理。由于气管愈合达到正常组织抗张能力的100%通常需要3个月，所以，至术后3个月后方可正常抬头，但仍要避免抬头望月、突然回头等动作；睡觉时垫2个枕头，使头部抬高15cm左右。

（2）嘱患者注意休息、劳逸结合、加强营养。

（3）嘱患者根据要求坚持按时服药，防治上呼吸道感染，出现不适症状及时就诊。

九、护理评价

（1）患者是否情绪平稳、能安静地休息和睡眠，焦虑状态是否减轻。

（2）患者呼吸困难是否得到缓解，缺氧是否改善。

（3）患者术后呼吸道是否通畅。

（4）患者术后是否无出血、窒息发生。

（5）患者术后疼痛是否有效缓解。

（6）患者术后舒适度是否增加。

（7）患者是否知道各种治疗方法的重要性、配合方法。

（8）护理人员能否及时发现术后并发症，并积极处理。

（9）患者生活自理能力是否逐渐增强。

第三节　胸壁结核围术期患者的护理

胸壁结核为最常见的胸壁疾病，其病变可能侵犯胸壁各种组织，常见于30岁以下的青年人，男性较多。大多数患者症状不明显，或有轻度疼痛。脓肿可自行破溃，形成慢性的、久不愈合窦道。病变多见于胸前壁，胸侧壁次之，脊柱旁更少。

一、病因

胸壁结核是继发于肺结核、胸膜结核、纵隔或骨结核的一种常见的胸壁软组织、肋骨、肋软骨及胸骨的慢性病，可在原有疾病基础上通过直接蔓延，或通过淋巴系统扩散、血行感染等途径侵及而引起寒性脓肿及胸壁窦道，可采取手术方式清除病灶。

二、发病机制

结核分枝杆菌由肺、胸膜的原发病灶侵入胸壁组织，可有3种途径。

1. 结核分枝杆菌由肺或胸膜的原发病灶经淋巴侵入胸壁组织　此为最常见的感染途径。早期结核病变仅局限于胸壁淋巴结，以及附近的软组织，随着病变的进展，肋骨、胸骨及肋软骨有可能先后受到损害。

2. 肺或纵隔的结核病灶穿破胸膜后直接侵入胸壁各组织　包括胸壁软组织、骨和软骨等。此种病变组织常常和肺、胸膜的原发结核灶相互串联。

3. 结核分枝杆菌经血循环侵入胸壁组织　病原菌破坏肋骨或胸骨，引起结核性骨髓炎。病变进展时可穿破骨质及骨膜，侵入胸壁软组织。

不论由哪一种途径侵入胸壁，由于病变扩大，胸壁组织都会受到破坏。

三、病理生理

淋巴结受结核分枝杆菌感染后发生组织坏死、液化，形成无痛性及无红、肿、热表现的冷脓肿，脓肿可穿透肋间肌，凸向前胸壁，也可因肋骨胸骨感染而引起骨质破坏，脓肿穿破皮肤形成窦道而经久不愈。然而胸壁病变的程度并非与肺、胸膜病变的轻重成正比，临床上在出现胸壁脓肿时，其原发病灶可能静止或愈合。

四、手术适应证

经保守疗法不能治愈或脓肿较大的患者。

五、护理评估

（一）健康史评估

了解患者既往有无结核病史、是否接受过正规治疗；近期周围有无结核病患者及是否有密切接触史。

（二）身体状况评估

全身症状表现不明显，可有一般性结核病的消瘦、乏力、盗汗和低热等症状。局部体征按病变情况呈现不同的临床表现和体征。发病初期表现为无痛性冷脓肿，按压时有波动感，但脓肿表面无发红、发热和压痛，脓肿与表面皮肤不相连。当脓肿日益增大时，脓肿表面皮肤变薄，张力增大。合并化脓性细菌侵入导致继发性化脓性感染，此时脓肿表面皮肤出现发红、发热、肿胀和压痛，甚至伴有全身急性炎症反应。最后脓肿自行溃破或经切开引流排脓，脓液呈乳白色豆渣样。形成窦道后可经久不愈或时愈时发。脓肿邻近肋骨或胸骨因受脓肿压迫或侵蚀，使骨质破坏呈不规则缺损。

（三）辅助检查评估

1.X 线检查　对胸壁结核的诊断很有帮助，有可能显示肺或胸膜的结核病变、肋骨或胸骨的破坏，胸壁软组织阴影。但肋软骨病变常常不能在 X 线片上显示。

2. 实验室检查　最可靠的诊断方法是从穿刺脓液中找到结核分枝杆菌；或取窦道处肉芽组织病理活检确定诊断。

3. 碘油窦道造影　可了解窦道深度、方向和范围，有助于手术方法的选择。

（四）心理社会评估

应了解患者对所患疾病的认识、顾虑及所造成的心理反应。多数患者患病期间十分关注亲友、同事对自己的态度，对人际交往有紧张、恐惧心理，常采取回避态度。了解患者对住院及隔离的认识，询问疾病对患者工作、学习、事业、经济、恋爱、婚姻、家庭等造成的影响及其程度。一般患者为病后的家庭、社会、工作和学习能力等问题担忧。观察患者有无不良的心理反应，如恐惧、焦虑、食欲缺乏、睡眠障碍等。

六、常见护理诊断问题

（一）术前可能存在的护理诊断及医护合作性问题

1. 焦虑　与结核病传染性、疗程长、治疗费用较高等有关。

2. 知识缺乏　缺乏结核病的预防和治疗知识。

3. 社交孤立　与患病有关。

4. 有皮肤完整性受损的危险　与胸壁结核外穿有关。

（二）术后可能存在的护理诊断及医护合作性问题

1. 有窒息的危险　与全麻后呼吸道分泌物增多有关。

2. 出血　与手术创伤有关。

3. 低效性呼吸形态　与伤口疼痛有关。

4. 舒适度改变　与术后伤口疼痛有关。

5. 部分生活自理能力缺陷　与术后输液、置管有关。

6. 有感染的危险　与胸壁结核有关。

七、护理计划与实施

（一）一般护理

同本章第一节中的“一般护理”。

（二）心理护理

1. 紧张焦虑是术前患者普遍存在的问题　这就要求护理人员耐心细致地为患

者及其家属讲解手术治疗过程，通过图片、文字等资料，使他们了解疾病相关知识，以达到对手术及预后的初步了解，并且在自己的职业范围内回答他们提出的问题，尽可能地减轻患者紧张的情绪。

2. 做好术前健康知识指导

（1）胸壁结核患者术前术后都要服用抗结核药物，讲清结核病化疗的重要意义，使患者主动接受治疗和护理。

（2）胸壁结核病灶清除术后，避免形成残腔而导致疾病复发，胸带加压包扎2周以上，讲清加压包扎的重要意义，避免术后患者因不舒适自行放松胸带，从而影响疾病的康复。术中切除病变侵蚀的肋骨，术后会引起疼痛，所以，术前要教会患者腹式呼吸，以减轻术后因疼痛而不敢呼吸引发的呼吸困难。

（三）治疗护理

1. 术前护理

（1）协助患者做好各项检查，详细了解患者肺或胸膜结核的情况，确定患者是否处于结核活动期。

（2）术区皮肤准备。脓肿较大且张力高的患者术前应防止脓肿破溃，备皮时动作要轻柔，避免碰破脓肿。有伤口者备皮时伤口换药，术晨皮肤消毒后再行伤口换药。

（3）消化系统准备。胸壁结核病灶清除术一般采用全麻，少数较小病灶的给予局麻 + 静脉给药强化，术前 8~12 小时禁食，术前 4 小时禁水。

（4）嘱患者术前着柔软、棉质宽松的衣服，保持床单清洁、无渣屑，以防脓肿破溃。

2. 术后护理

（1）按照不同麻醉方式进行术后护理，使患者顺利度过危险期。

1）全麻患者术后严密进行心电监测、经皮血氧饱和度监测。密切观察生命体征，每 15 分钟测血压、脉搏、呼吸各 1 次；麻醉完全清醒后可改为每小时测量

1 次；随着病情平稳，测量间隔可相对延长，准确做好记录，24 小时后可下床活动。

2）局麻 + 静脉给药强化患者回病房后，即刻测量生命特征，严密观察病情变化。患者完全清醒后，每小时监测生命特征 1 次，病情平稳 6 小时后下床活动。

（2）伤口护理。胸壁结核病灶清除术后的伤口护理至关重要，是避免疾病复发的重要环节。

1）早期伤口护理。胸壁结核病灶清除术后伤口常规放置引流管，接负压引流袋，并用胸带加压包扎，不可过紧，以免影响伤口引流。认真观察引流情况，详细记录引流液的颜色、性质及量。因胸壁结核为感染性伤口，虽然手术时所有的结核病灶已清除干净，但是如果引流不通畅，就会在伤口内形成新的感染源，造成复发。如当日引流量少于 20ml 时，可考虑拔除引流管，密切观察渗出情况，及时更换敷料，保证创面干燥，避免感染。

2）中期伤口护理。病灶引流管拔除后，伤口用棉垫加压包扎 2 周，避免形成残腔而引起复发。加压包扎时，为了防止腋窝皮肤勒伤，可在腋窝处垫上棉垫再包扎，每天检查胸带的松紧度。伤口保持干燥，有渗出及时换药，同时密切观察创面情况，倾听患者主诉。

3）Ⅱ期愈合伤口护理。对于未能Ⅰ期愈合的伤口，行开放换药。小而深的伤口，先用刮匙刮除坏死肉芽组织，再用异烟肼、链霉素或卡那霉素纱条填塞湿敷，每日换药。创面大且分泌物多的伤口，采取切除坏死组织，露出新鲜肉芽组织，再用异烟肼、链霉素或卡那霉素纱条湿敷隔日换药的方法。换药时间视伤口情况而定，一般 1 个月左右。

4）胸壁结核病变侵蚀肋骨并行部分肋骨切除患者，术后疼痛明显。护理人员应耐心细致地做好解释，患者咳痰时给予协助，运用护理措施尽量减轻患者的疼痛，并通过口服、肌注止痛剂等方法给予止痛。

（四）健康教育

加强健康教育，使患者主动配合治疗和护理，促进疾病早日康复。

1. 全程化疗　胸壁结核患者的化疗，可采用 3 药或 4 药强化治疗 2 个月，总疗程不少于 6 个月。同肺结核患者的化疗一样，胸壁结核患者的化疗同样遵循早期、联用、适量、规律、全程的化疗总原则。告知患者每月复查肝功能，必要时加用保肝药物，以确保结核化疗的顺利进行。胸壁结核虽然不是致命疾病，如果不给予重视，不遵医嘱治疗，会导致迁延不愈，反复发作，造成生理、心理痛苦，增加患者经济负担。加强结核病知识的教育，对减少胸壁结核的复发起到至关重要的作用。

2. 防止过度劳累　胸壁结核术后好转期过早从事繁重的工作或较激烈的运动，有可能导致疾病的复发，所以，好转期患者应从事轻体力工作，做到劳逸结合。

3. 预防上呼吸道感染及其他各种感染　上呼吸道感染及其他感染时，机体抵抗力低下，疾病容易复发，因此，患者应适当锻炼身体，注意个人卫生，气温变化时随时加减衣服。

4. 饮食疗法　饮食疗法是结核病治疗的重要部分，合理的饮食会使疾病向好的方面转归，胸壁结核同样遵循这一规律。嘱患者多食高蛋白、高维生素食物。

5. 定期复查　胸壁结核容易复发，所以痊愈出院的患者分别于 1 个月、3 个月、半年到医院复查，早期确诊疾病的转归。

八、护理评价

（1）患者的焦虑是否有所减轻，情绪是否保持稳定。

（2）患者是否知道治疗的重要性，能否配合治疗。

（3）患者病灶处皮肤是否发生破溃。

（4）患者术后舒适状态是否有所改善，疼痛是否有所减轻，止痛措施是否有效。

（5）患者呼吸功能是否得到改善。

（6）患者体温是否保持正常，是否无感染发生。

第四节　纵隔淋巴结结核围术期患者的护理

一、病因

纵隔淋巴结结核往往来源于肺部结核，是纵隔内多个淋巴结受结核分枝杆菌感染的一种慢性病变，好发于后上纵隔、气管旁、隆突下及支气管旁淋巴结，多继发于肺内病变，或为原发综合征的淋巴结结核病变。结核分枝杆菌沿肺门淋巴结向上引流，致纵隔淋巴结结核，好发于儿童和青年。临床上经过化疗，往往肺部病灶已经吸收、消散或钙化，仅留有纵隔淋巴结肿大。

二、发病机制

发病者肺内形成原发灶，结核分枝杆菌沿淋巴途径到达气管及支气管淋巴结，引起淋巴结肿大。由于儿童及青年人对结核分枝杆菌敏感，故淋巴结肿大可十分明显。当患者对结核分枝杆菌的变态反应强而机体免疫力低下时，肿大淋巴结可发生干酪样坏死或压迫气管和支气管，产生相应的临床病征。

三、手术适应证

纵隔淋巴结结核一经确诊，首先应采取有效的抗结核治疗。经规则的抗结核治疗后，病灶增大，或压迫呼吸道产生呼吸困难，或引起肺不张时，可考虑外科手术治疗。

（1）增殖性纵隔淋巴结结核压迫或侵及邻近气管、支气管，引起中度呼吸困难，或其他器官症状严重者。

（2）脓肿穿透气管或支气管形成气管、支气管淋巴结瘘，或破溃形成纵隔及其他部位脓肿。

（3）伴有肺不张、干酪性肺炎，经内科治疗无效者。

（4）淋巴结肿大、病灶内无钙化，经过内科治疗效果不佳。

（5）病变淋巴结直径大于 3cm，且已形成结核性脓肿者。

（6）与其他纵隔淋巴结疾患无法鉴别，不能做出明确诊断者。

四、常见术式

纵隔淋巴结结核外科治疗以开胸病灶清除术为主，常见术式有以下几种。

（1）单纯淋巴结摘除术。

（2）淋巴结摘除加肺叶切除术。

（3）淋巴结侵及气管和支气管，则行相应的成形和重建术。

五、护理评估

（一）健康史评估

了解患者既往是否患有肺结核、是否规律治疗；有无结核病接触史。

（二）身体状况评估

1. 症状

（1）结核中毒症状。纵隔淋巴结结核同样具有全身结核中毒症状，如午后低热、乏力、盗汗、精神萎靡等。在急性起病时酷似流行性感冒，出现高热、头痛、发冷、全身酸痛、不适等症状，抗病毒治疗效果不佳，其病程发展往往无自限性。

（2）压迫症状。气管及支气管旁淋巴结肿大，压迫气管或主支气管，引起呼吸困难；尤其是儿童，患者表现为急性呼吸困难和发绀。如气管、支气管长期受压，气管黏膜充血水肿、管腔狭窄，严重时气管发生软化、缺血坏死，形成气管、支气管淋巴瘘。瘘口较小时产生刺激性咳嗽，咳出干酪样坏死物；瘘口较大时大量干酪样物质破溃入气管和支气管，引起吸入性肺炎乃至窒息。食管旁淋巴结肿大压迫食管，可引起吞咽困难，淋巴结脓肿压迫喉返神经，可造成声音嘶哑，压迫膈神经产生恶心、呃逆、消化不良，压迫纵隔内大血管出现上腔静脉综合征。

2. 体征　纵隔淋巴结结核病变范围较小时，局部多无明显体征，只有当肿大淋巴结或脓肿压迫邻近重要器官时产生相应症状，如三凹征、Horner 综合征、上腔静脉梗阻综合征等。病变向颈部蔓延出现颈淋巴结肿大，脓肿穿破纵隔胸膜形成脓胸，穿破胸壁形成窦道。

（三）辅助检查评估

1. 常规检查　包括血常规、血型、出凝血时间、血生化及血沉、心电图、肺功能。了解患者的基本健康状况及心肝肾肺等器官功能状态，有助于提高手术安全性。

2. 近期的胸部 X 线正侧位片和胸部 CT　特别强调应有 2 周以内的影像学资料，以便清楚地确定病变的现状，帮助制定手术方案。影像学检查可见肺门区为圆形或卵圆形中密度阴影，有时外缘不规则或分叶状向肺门凸出，双纵隔阴影增宽增重。

3. 气管镜检查　术前需检查了解病变的位置，是否存在气管内膜结核，以决定手术切除范围。

4. 结核菌素试验　72 小时硬结强阳性者（儿童不小于 15mm × 15mm 或成人不小于 20mm × 20mm），儿童有诊断意义，成人有助于诊断。

六、常见护理诊断问题

（一）术前护理诊断问题

1. 焦虑　与患病有关。

2. 营养失调（低于机体需要量）　与疾病压迫邻近器官，影响进食有关。

3. 低效性呼吸形态　与疾病压迫肺脏而影响呼吸有关。

4. 活动无耐力　与结核中毒症状有关。

（二）术后护理诊断问题

1. 疼痛　与手术切口有关。

2. 清理呼吸道无效　与痰液黏稠、无力咳出有关。

3. 有体温改变的危险　与进行外科手术有关。

4. 潜在并发症　可发生大出血、切口或纵隔感染、喉返神经损伤、气胸、食管穿孔、气管或支气管损伤等。

5. 知识缺乏　缺乏疾病预后的相关知识。

七、护理计划与实施

（一）一般护理

（1）收集相关资料，进行护理评估，为制定护理措施提供依据。

（2）协助患者准确、及时地完善各项检查。尤其有较重的并发症者，如上腔静脉和气管受压、胸腔或心包积液、发热或贫血等，对手术或全麻的耐受性差，术前应充分评价患者全身情况、心肺功能，尽可能处理并发症，缓解症状，这对于提高手术及麻醉的安全性十分重要。

（3）做好疾病知识宣传。

（4）做好基础护理。

（二）心理护理

根据患者的特点进行心理护理。儿童的突出特点是年龄小，对疾病缺乏深刻的认识，心理活动多随活动情境而迅速变化。患儿注意力转移较快，情感表露又比较直率、外露和单纯，依据其心理活动特点进行护理，引导他们适应新的环境，以最佳的心态接受手术治疗。青年正是人生朝气蓬勃的时期，对于自己患病这一事实会感到震惊，担心疾病延误学习和工作，对恋爱、婚姻、生活和前途有不利的影响。根据患者关心的问题，有针对性地进行宣教，认真做好解释工作，使患者树立信心和加强对手术的配合。

（三）治疗护理

1. 术前护理

（1）全身状况准备。术前进行全面、准确的病史采集以及详细的体格检查。在病史询问中，应特别了解患者既往有无纵隔炎、胸膜炎、纵隔或胸部外伤史、手术史，是否接触过化疗或胸部放疗。

（2）做好术区皮肤准备。

1）单纯淋巴结摘除术备皮范围上至颈部，下至脐部，左侧至左腋后线，右侧至右腋后线和双上臂 1/3。

2）淋巴结摘除加肺叶切除术或气管和支气管成形和重建术者备皮范围同本章第一节中的“术前护理”。

（3）消化道准备。按全麻术前准备。术前 8~12 小时禁食，术前 4 小时禁水，以防麻醉过程中呕吐引起窒息或吸入性肺炎。

2. 术后护理

（1）同全麻术后护理常规。

（2）淋巴结摘除加肺叶切除术后护理。

1）胸腔引流管的护理。同本章第一节中的“术后护理”。

2）鼓励并协助患者咳嗽排痰，随时做肺部听诊，根据医嘱做好雾化吸入。

3）肺段切除术后患者咳血痰时间较长，更应鼓励咳嗽排痰。

4）鼓励患者早期下床活动及肢体功能锻炼，与患者一起制订活动计划。

（3）如果淋巴结侵及气管和支气管，则行相应的成形和重建术（详见本章第二节中的“术后护理”）。

（四）健康教育

同本章第一节中的“健康教育”。

八、护理评价

（1）患者心理状态是否保持平稳。

（2）患者营养状况是否得到改善。

（3）患者换气功能是否有所改善。

（4）患者疼痛是否有所减轻。

（5）患者术后呼吸道是否保持通畅。

（6）患者术后体温是否保持正常。

（7）护理人员能及时发现并处理术后并发症。

（8）患者是否掌握健康教育相关知识。

第五节　颈淋巴结结核围术期患者的护理

一、病因

颈淋巴结结核俗称瘰疬，是结核分枝杆菌侵犯颈部淋巴结而引起的淋巴结肿大、化脓和破溃。全身淋巴结均可发生结核，但以颈部淋巴结结核最为常见，约占淋巴系统疾病的 80% ~90%，好发于青壮年和儿童，在肺外结核病例中居首位。

二、发病机制

（1）结核原发灶的一部分，口、咽、喉等部位结核原发灶的结核分枝杆菌沿淋巴管达颈淋巴结，多引起颈上淋巴结结核。

（2）胸腔内结核病变，累及纵隔、气管淋巴结，向上蔓延至颈淋巴结，引起颈下淋巴结结核。

（3）肺部结核病变由血行播散至颈部，形成局限于淋巴结内的慢性粟粒性改变，是全身结核的局部表现。常为双侧淋巴结肿大，很少发生干酪样坏死，累及范围较广，但少有粘连成团、坏死、瘘管。

（4）既往被感染的小淋巴结结核病变，当新的非结核性感染发生或免疫功能低下时引起。

三、病理改变

颈淋巴结结核感染初期仅单纯淋巴结肿胀，质较硬，无痛，可移动。当淋巴结周围发生炎症时，出现疼痛和压痛，移动性差，界限不清，炎症蔓延至多个淋巴结，往往融合连成较大的硬块，液化坏死形成冷脓肿，如破溃易形成瘘管或溃疡。淋巴结结核分为4型：干酪型结核、增殖型结核、混合型结核、无反应型结核。

四、手术适应证

（1）脓肿型。对结核性颈淋巴结脓肿不主张穿刺抽脓，最好是切开引流。

（2）溃疡瘘管型。

五、常见术式

1. 淋巴结摘除术　结节型或炎症型颈淋巴结结核，局限在一个部位的单个或多个淋巴结，经规律化疗1年以上，不缩小，或反而增大，对多耐药、化疗效果差的非结核分枝杆菌淋巴结炎，应尽早行淋巴结摘除术。

2. 脓肿切开引流术　凡是淋巴结的干酪样坏死液化，淋巴结由硬变软，且有波动感，或皮肤变红或暗紫色者，是脓肿破溃前的表现，应立即行脓肿切开引流术，否则自动破溃后，形成瘘管不易愈合。若已经破溃的早期脓肿，也应行切开引流手术。同时将脓肿腔内的干酪样坏死物质刮净，放无菌纱布条或5%异烟肼的纱布引流。

3. 瘘管切除术　脓肿穿破后或术后的瘘管，经过全身用药和局部换药不愈合，或愈合后又复发的陈旧瘘管，应行瘘管切除术，将瘘管壁和肉芽组织、瘘管附近的淋巴结全部切除。

应当强调的是，手术疗法不论是淋巴结摘除术、脓肿切开引流术或瘘管切除术，保证手术成功的关键，一是术前、术中、术后配合正规的化疗；二是手术时一定要将结核病变组织彻底清除干净，若残留病变，虽有化疗保障，但也有少数病例术后又复发。

六、护理评估

（一）健康史评估

了解患者既往是否患有肺结核、是否规律治疗；是否有结核病密切接触史。

（二）身体状况评估

1. 全身症状　一般可无任何症状。较重者可出现低热、盗汗、乏力、食欲缺乏等慢性结核中毒症状。

2. 局部表现　颈淋巴结结核以右侧和双颈上部多见，局部有肿胀感、疼痛和压痛等，按其病程发展分为 4 型。

（1）结节型。起病缓慢，一侧或双侧有 1 个至数个淋巴结肿大，质变硬，散在而活动，无粘连，压痛或微痛。

（2）浸润型。有明显淋巴结周围炎，与周围组织有粘连，移动受限，自觉疼痛与压痛，可触及高度肿大的淋巴结。

（3）脓肿型。肿大淋巴结中心软化，形成脓肿。即使在化疗时亦有 20% 可发生脓肿。伴继发感染时，局部红、肿、热、痛明显。

（4）溃疡瘘管型。脓肿自破或切开引流，创口经久不愈，则形成瘘管或溃疡。

（三）辅助检查评估

1. 结核菌素试验　结核菌素试验呈强阳性，对诊断有重要意义。

2. X 线检查　如发现淋巴结钙化、肺部或其他部位的结核病变，有助于诊断。

3. B 超检查　颈部淋巴结结核的 B 超特征为多发、增大、多个圆形或椭圆形淋巴结聚集成团，表现为低回声，后壁回声增强，轮廓清楚。干酪化时轮廓不清楚。冷脓肿则质地不匀，呈现不均匀的低回声暗区。

4. CT 检查　表现为淋巴结肿大，密度较低（25~40Hu）。强化扫描时中央密度减低，边缘成密度增强的环形影（101~157Hu）。中央密度减低区提示为干酪样坏死，且减低程度与坏死液化程度呈正相关，边缘密度增强为炎症充血的结果。上述 CT 结果为本病特征性改变。

5. 淋巴结穿刺检查　淋巴结穿刺内容物或冷脓肿穿刺脓汁，可做 3 个方面的检查：涂片抗酸染色、培养查结核分枝杆菌及涂片苏木精 - 伊红（HE）染色做细胞学检查；活体标本还可做切片组织学检查。常用的穿刺方法有以下几种。

（1）粗针穿刺以 12~16 号针头进行淋巴结穿刺活检或冷脓肿穿刺抽脓检查。

（2）细针穿刺活检以 23 号针头（外径 6~8mm）行淋巴结穿刺活检。此法由于针细，损伤小，吸出的细胞是存活的，制成涂片更有利于诊断。

6. 淋巴结摘除病理检查　特异性可达 90% 以上。

七、常见护理诊断问题

（一）术前护理诊断问题

1. 焦虑　与担心疾病预后有关。

2. 自我形象紊乱　与颈淋巴结结核破溃有关。

3. 知识缺乏　缺乏结核病治疗、消毒隔离相关知识。

4. 有皮肤完整性受损的危险　与颈淋巴结结核破溃有关。

（二）术后护理诊断问题

1. 疼痛　与手术切口有关。

2. 潜在并发症　可发生出血等并发症。

八、护理计划与实施

（一）一般护理

（1）详细收集相关资料，进行护理评估，为制定护理措施提供依据。

（2）协助患者完善各项检查。

（二）心理护理

针对不同年龄段给予不同的心理护理，增强患者战胜疾病的信心，以缩短病程，促进疾病早日康复。

1. 青少年　青少年存在怕疼、不愿耽误学业的心理，特别是女孩，不愿接受手术，怕手术瘢痕影响美观。这就需要护理人员向其讲明，颈淋巴结结核脓肿型和破溃型，单纯药物治疗不能治愈，时间越长，病情越严重，创面扩大，瘢痕就越大，使患者对疾病有明确的认识，主动配合治疗和护理。

2. 成年人　成年人肩负着家庭、社会的双重责任，繁重的工作使得他们对自身的健康不够重视，所以，对这个年龄段的患者加强健康知识的教育，使他们清楚地了解颈淋巴结结核如不彻底治愈，将会给本人及家庭带来很大的痛苦。

（三）治疗护理

1. 术前护理

（1）皮肤准备。脓肿型颈淋巴结结核患者术前备皮时动作应轻柔，避免碰破脓肿。溃疡瘘管型备皮时进行伤口换药，术晨皮肤消毒后再进行伤口换药。

（2）颈淋巴结结核病灶清除术一般采用局麻 + 静脉给药强化，少数病例如儿童、精神过度紧张的患者采用全麻，术前 8~12 小时给予禁食，术前 4 小时给予禁水。

2. 术后护理

（1）按照不同的麻醉方式进行术后护理，使患者顺利度过危险期。

1）全麻患者按全麻术后护理常规。

2）局麻＋静脉给药强化患者回病房后，即刻测量生命特征，严密观察病情变化。患者完全清醒后，每小时观察生命体征 1 次，6 小时后可下床活动。

（2）伤口护理。

1）术后 1~3 日。颈淋巴结结核病灶清除术后伤口常规放置橡皮引流条，并用冰袋或沙袋加压，主要作用是局部止血、减少渗出。引流条一般于术后 24~48 小时拔除。

2）观察伤口愈合情况。伤口保持干燥，有渗出及时换药。颈淋巴结结核病灶清除术为感染性伤口、局部营养差，拆线时间适当延长。如果渗出多，需开放伤口，定时换药，以防病灶向伤口里面延伸。

3）Ⅱ期愈合伤口。术后未能Ⅰ期愈合的伤口，治疗方法同本章第二节中的“治疗护理”。

（四）健康教育

1. 教育患者必须坚持全程化疗　加强结核病知识的健康指导。颈淋巴结结核的化疗除围术期外，多需门诊治疗。一般采用 9 个月的方案，如 2RHZ/7RH，告知患者每月复查肝功能。

2. 注意休息　防止过度劳累，做到劳逸结合。

3. 饮食疗法　合理的饮食使颈淋巴结结核病情向好的方面转归。嘱患者多食瘦肉、豆类制品，多喝牛奶、豆浆等高蛋白质饮品，多吃富含维生素的新鲜蔬菜、水果。

4. 定期复查　颈淋巴结结核有容易复发的特点，所以，痊愈患者应分别于 1 个月、3 个月、半年复查。

九、护理评价

（1）患者能否接受形象改变。

（2）患者是否了解疾病的相关知识、掌握用药原则、了解药物不良反应。

（3）患者术后伤口疼痛是否减轻或缓解。

（4）护理人员观察术后无出血发生。

（5）患者是否了解术后康复知识。

第六节　难治性肺结核围术期患者的护理

一、概述

肺结核的手术治疗已有100余年的历史。那些经内科药物和其他方法治疗不能治愈的肺结核，通过手术，相当一部分难治性肺结核和重症肺结核以及肺结核中产生严重并发症的患者获得痊愈。难治性肺结核目前尚无统一的定义与诊断。国外常见有以下几种：排菌期超过2年的肺结核患者；登记后经过1年（或2年）持续排菌的病例；痰菌阳性持续3年以上的患者；治疗失败的痰菌阳性患者。国内专家对难治性肺结核亦有不同见解，一般是指经过长期化疗甚至多次复治痰菌不能转阴，细菌对多种药物耐药，症状持续存在和胸部X线表现不断进展者。难治性肺结核的特征为痰菌长期持续或断续反复阳性，并对大部分抗结核药物耐药；X线胸片示两侧广泛性纤维干酪及增殖性病变，伴有厚壁空洞，病变常不可逆，或伴有两侧严重或中度代偿性肺气肿，甚至导致肺心病；症状发作频繁。另外，临床上并存各种难以控制的疾病，如已有各种并发症的糖尿病，血CD_4^+T细胞数$< 200 \times 10^6/L$、伴有各种条件致病菌感染的艾滋病，以及严重肝病或对多种抗结核药物有过敏反应、难以接受有效化疗，这也属难治之列。难治性肺结核的治疗是目前控制结核病疫情的重点、难点之一。

二、护理评估

胸部手术创伤巨大，难治性肺结核患者的病程长，体质欠佳，术前应对患者进行全方位评估，包括心理、全身情况、营养状况、呼吸功能、循环功能、其他脏器功能的评估。在评估过程中要特别注意肺结核患者经常存在的营养不良、贫血、低氧血症等。如存在这些情况，要及时了解其诱因和严重程度，采取相应的护理措施，增加脏器功能和患者对麻醉及手术的耐受性，预防术后并发症的发生，促进患者康复。

（一）术前患者的评估

（1）一般资料。

（2）既往史及健康状况。

（3）患者心理状况评估。

（4）询问亲属对手术的看法（是否支持）、关心患者的程度及经济承受能力。

（5）评估患者对手术的耐受性、实验室检查结果及重要脏器功能。

（二）术后患者的评估

（1）麻醉恢复情况。

（2）身体重要脏器的功能。

（3）伤口及引流物情况。

（4）情绪反应。

三、常见护理诊断问题

1. 焦虑 / 恐惧　与术中放置引流管、术后身体不适有关。

2. 自我形象紊乱　与手术有关。

3. 营养失调（低于机体需要量）　与术后禁食、呕吐有关。

4. 躯体移动障碍　与伤口疼痛、管道约束有关。

5. 生活自理能力缺陷　与术后疼痛、虚弱、活动受限有关。

6. 活动无耐力　与手术创伤、机体负氮平衡有关。

7. 腹胀、便秘　与术中操作、术后活动减少有关。

8. 尿潴留　与麻醉、排尿习惯改变，术后伤口疼痛有关。

9. 有感染的危险　与手术有关。

10. 清理呼吸道无效　与麻醉和疼痛有关。

11. 低效型呼吸形态　与疼痛、敷料包扎过紧有关。

12. 疼痛　与手术创伤有关。

13. 知识缺乏　缺乏术后康复的相关知识。

14. 潜在并发症　可发生出血、感染等。

四、护理计划与实施

（一）心理护理

难治性结核病患者病程长、病情重，思想负担大，常出现孤独、寂寞、疑虑、恐惧、悲观、绝望等心理，增加手术治疗的难度。据报道，5 年以上久治不愈的肺结核患者，普遍带有抑郁情绪，符合 WHO 的抑郁症定义，其不利的精神因素影响，潜在地增加了患者治愈的难度。护理人员应耐心细致地做好说服教育工作，在生活上给予患者关心、照顾，使其树立战胜疾病的信心，讲解情绪与疾病痊愈的关系，使患者真正懂得与医护配合就有治愈的希望。帮助患者正确认识疾病、对待疾病，解除悲观、绝望的心理，增加自信心，保持自尊、自强心理。同时，家庭、社会的态度也影响患者的心理，患者通过护理人员心理疏导、家庭及社会支持系统的共同参与，从顾虑、拒绝手术转变为配合术前各项检查，欣然接受手术治疗。

（二）呼吸道准备及呼吸功能训练

难治性肺结核患者，肺通气 / 灌注比失调和弥散障碍而引起换气功能降低，特别是吸烟患者，在开胸术后易导致缺氧、呼吸衰竭，故需要特别加强呼吸道管理，它直接关系到患者的生命安全和疾病转归。术前常规进行戒烟、静脉输入广谱抗生素、应用支气管平滑肌舒张剂及气道内雾化吸入剂，训练深呼吸、咳嗽动作等，从而达到维持呼吸道通畅，保持足够的通气和充分的气体交换，这也是重要脏器功能保障和救治能否取得顺利转归的重要环节。结核性毁损肺患者由于手术创伤大、术后早期疼痛明显，会使胸式呼吸受到影响，胸式呼吸不能有效增加通气量。术前指导患者练习深而慢的腹式呼吸，以增加膈肌的活动范围，促进肺扩张，增加肺通气量。低肺功能患者鼓励和指导其吹气球、腹式深呼吸锻炼及使用呼吸功能锻炼器。

（三）营养指导

结核病患者由于处于高代谢状态，对能量和蛋白质的需求量大，出现营养不良或营养缺乏。营养状态是影响重症患者病程进展的重要因素之一，营养不良时，机体防御机制受损，包括肺泡表面活性物质减少、中性粒细胞的杀菌能力减弱、纤维介素缺乏、免疫球蛋白及补体减少，临床上已有大量证据显示营养不良可增加感染、延长住院时间和增加死亡率。术前纠正贫血，补充蛋白质、碳水化合物、脂肪及维生素，以保证患者有足够的体力接受手术，同时对患者进行营养状况评价，与营养师共同制定个体化饮食方案，监督指导患者完成，以满足机体营养需求，并储存能量，达到耐受手术的目的。

（四）术后护理

严密监测生命体征及血氧饱和度监测（SPO_2）。每 15 分钟测血压、脉搏、呼吸；全麻清醒后可改为每 30 分钟测量 1 次；病情平稳，1~2 小时测量 1 次。Shields 等发现，非心脏性胸部手术后心律失常的发生率平均为 20%，在全肺切除术后的发生率亦高，心律失常出现的时间在术后第 2~6 天者占 87%，术后严密观察和记录心率、心律的变化，发现问题后及时给予对症处理。因手术切口与剥离处组织损伤以及出血与渗出物的再吸收，患者可出现低热，每 4 小时测量 1 次体温，观察有无发热及发热持续的时间。

（五）并发症的护理

1. 术后支气管胸膜瘘　支气管胸膜瘘是肺结核行肺切除术后最严重的并发

症，其发生率各家报道不一，其形成原因多由于肺结核患者全身营养条件差，有贫血、低蛋白血症，或肺结核患者术前痰菌阳性，以及支气管黏膜结核患者术后残端瘘或肺断面感染所致。术后严密观察患者的生命体征，注意体温、脉搏、呼吸有无异常，支气管胸膜瘘多在术后 7~10 天出现症状，如高热、呼吸急促等。观察咳嗽及痰液的颜色、性质、量有无异常，患者随体位改变是否有刺激性咳嗽，痰液是否为铁锈色或褐色、量多，胸腔引流管有无气体逸出及气体的量，同时观察引流液的量及性质，出现异常情况及时通知医师。将患者置于患侧卧位或半卧位，以防止漏出液流向健侧，避免支气管残端被浸泡于胸腔积液中。拔除引流管的患者，重新行胸腔闭式引流术。

2. 术后并发脓胸　术后并发脓胸的主要原因是术中病灶破溃，并且结核分枝杆菌污染了胸膜腔，还有一部分患者是原来的病灶合并有结核性脓胸，手术清除又不彻底，术后脓胸复发。术后保障胸腔引流彻底，避免上行感染以及凝固血块的形成，保持管口敷料干燥，使周围皮肤不被脓液浸泡腐蚀，遵医嘱及时给予抗生素治疗。

（六）出院指导

结核病患者术后仍需化疗 6~9 个月，出院后家庭成员的督导服药及护理极为重要，部分患者常常因药物的副作用、经济原因以及其他错误信息而停药。针对患者及家属讲解治疗和康复保健知识、出院后的治疗和护理措施，使治疗和心理护理不间断，帮助患者完全恢复健康。指导患者出院后规律用药、全程化疗、定期复查。加强营养，给予患者高蛋白、高热量、富含维生素、易消化的饮食。预防感冒和感染及各种并发症的发生。适当运动可以增加心肺功能，减轻心脏负担，提高患者的抵抗力。根据病情选择适当的运动方式，运动方式主要有散步、做广播体操、慢跑、打太极拳等。运动遵循循序渐进、量力而行的原则，注意运动中和运动后的感觉，出现胸闷、呼吸困难等症状应立即停止运动。

五、护理评价

（1）患者术前是否能够掌握正确的呼吸功能锻炼。

（2）术后患者是否能够有效咳嗽、咳痰以预防肺不张，肢体功能是否得到有效锻炼。

（3）术后患者疼痛是否消除或缓解。

（4）术后患者营养是否得到改善，体重是否维持在正常范围。

（5）患者是否有良好的心理状态，正确面对疾病，合理休息，科学饮食。

（赵秋月　刘素芳　王秀军　原　红　韩　静）

参考文献

[1] 刘同伦. 实用结核病学. 沈阳：辽宁科学技术出版社，1987.
[2] 黄志强，黎鳌，张肇祥. 外科手术学. 北京：人民卫生出版社，1991.
[3] 邵孝洪，蒋朱明. 急诊医学. 上海：上海科学技术出版社，1992.
[4] 李宗浩. 现代急救医学. 杭州：浙江科学技术出版社，1993.
[5] 宋文虎，肖志成，宋礼章. 结核病学进展. 北京：北京科学技术出版社，1996.
[6] 张文武，李燕，张炳勇，等. 危重病医学. 天津：天津科技翻译出版公司，1996.
[7] 苏鸿熙. 重症加强监护学. 北京：人民卫生出版社，1996.
[8] 罗慰慈. 现代呼吸病学. 北京：人民军医出版社，1997.
[9] 阎昱，陈景寒. 气管外科学. 济南：山东科学技术出版社，1997.
[10] 谢会安，杨国太，肖成志，等. 现代结核病学. 北京：人民卫生出版社，2000.
[11] 张敦熔. 现代结核病学. 北京：人民军医出版社，2000.
[12] Carpenito LJ. 护理诊断手册. 李宁. 译. 北京：科学技术文献出版社，2001.
[13] 顾沛. 外科护理学（二）. 上海：上海科学技术出版社，2002.
[14] 刘传玉. 结核病现代防治. 郑州：河南科学出版社，2002.
[15] 严碧涯，端木宏谨. 结核病学. 北京：北京出版社，2003.
[16] 马玙，朱莉贞，潘毓萱. 结核病. 北京：人民卫生出版社，2006.
[17] 端木宏谨. 结核病诊断治疗新进展. 北京：中华医学电子音像出版社，2006.
[18] 王丽娟. 实用结核病护理学. 北京：科学出版社，2009.
[19] 李亮，李琦，许绍发，等. 结核病治疗学. 北京：人民卫生出版社，2013.
[20] 綦迎成，孟桂云. 结核病感染控制与护理. 北京：人民军医出版社，2013.
[21] 陈恒. 论难治性肺结核. 中华结核和呼吸系疾病杂志，1986，（5）9：297.
[22] 刘洪宝. 难治性肺结核原因. 中华结核和呼吸系疾病杂志，1988，2（11）：98.

[23] 阮英茆，程显声，司文学，等.心肺血管并发较大肺动脉血管栓塞100例尸检的临床病理分析.中华结核和呼吸杂志，1991，14（1）：5-7.

[24] 顾月清，廖美琳，吴怀申，等.肺癌术后呼吸衰竭的原因.中华结核和呼吸杂志，1992，15（5）：300.

[25] 黎介寿.肠内营养——外科临床营养支持的首选途径.中国实用外科杂志，2003，23（2）：67.

[26] 蒋颖，葛新华.慢阻肺伴呼吸衰竭患者雾化吸入的选择及护理.实用护理杂志，2004，20（6）：14.

[27] 周崑，陈文直.雾化吸入治疗肺转移瘤的现状.中华结核和呼吸杂志，2004，27（6）：427.

[28] 王建荣，谷岩梅，马燕兰.雾化吸入复方丹参注射液对肺切除患者术后痰流变学性质的影响.中草药，2004，35（12）：1390-1392.

[29] 周琨，王丽娟，赵秋月.1例气管结核超长切除术患者的围术期护理.中华护理杂志，2004，39（6）：459.

[30] Tsang J，Brush B. Patient-controlled analgesia in postoperative cardiac surgery. Anaest Intensive Care，1999，27（5）：464-470.

第六章

结核病感染与控制措施

第一节　结核病感染危险性评估

一、结核病感染危险性评估的内容

（1）统计医疗保健机构及医疗保健机构中特定区域每年发现的传染性肺结核患者人数。

（2）统计传染性肺结核患者在本机构或本机构中特定区域的停留时间。

（3）本机构或本机构中特定区域是否存在导致空气中结核分枝杆菌浓度上升的因素，如环境通风、中央空调、痰液收集等方面。

（4）本机构对结核病患者、疑似结核病患者的健康教育内容、健康教育方式，以及结核病患者接受健康教育的程度的评估。

（5）对医疗机构内的消毒隔离、护理人员个人防护知识教育等方面的评估。

（6）结核病感染风险发生的严重性评估。

二、医疗保健机构结核病的危险管理评估

（1）评估当地医疗保健机构对结核病管理控制、环境控制及个人防护控制感染的策略，以及结核病传播的影响因素、控制感染和预防的目的，从事结核病行政控制管理人员对相关内容是否进行有效培训和指导。

（2）评估统计医疗保健机构及医疗保健机构特定区域每年发现的传染性肺结核患者人数。

（3）评估统计医疗保健机构或医疗保健机构中特定区域是否存在导致空气中结核分枝杆菌浓度上升的因素，如环境通风是否合理、中央空调送风方向是否正确、痰液收集方法是否正确等。布局不合理、防护用品不到位都是医院感染结核分枝杆菌的危险因素，肺结核作为呼吸道传染病，病区的合理划分是杜绝医院感染的关键。医疗保健机构候诊室走廊、门诊、病房、实验室和放射检查室，这些区域都相对密闭，因患者数量较多或候诊时间长，这些区域常常过度拥挤，增加了驻留过的人员的感染风险。所以，对医疗保健机构中特定区域的患者停留时间、发病患者数都要进行评估和统计分析。

（4）医疗保健机构的行政感染控制管理人员要会识别和分析医疗机构中结核病暴发的原因，以及结核病传播的影响因素、控制感染和预防的目的和措施。对结核病病房、结核门诊、生成气溶胶的医疗操作、痰样收集、支气管镜检查、进行结核分枝杆菌培养的实验室等进行危险评估，识别护理人员感染结核病的职业危险，以及在工作环境中的感染控制措施。

（5）为了评估医院不同部门护理人员感染结核病的风险，需要特别注意3个因素。首先，每年在该部门出现的感染患者数量是护理人员职业暴露量的预测因子，要牢记护理人员与感染患者接触的时间。其次，需要考虑对高风险的工作程序（如留取痰标本或者支气管镜检查）进行风险评估，并确定执行这些程序所涉及的工作人员。最后，要注意结核病、肺部疾病和传染病科室的感染风险高，且

护理人员和实验室检验人员比医师和行政管理人员的感染风险更高。

（6）没有接受感染控制措施教育的患者很有可能传播或感染结核病；缺乏适当的通气（开窗通风）会增加区域内感染的概率；缺乏或者是滥用防护具会产生感染的风险；感染控制措施使用不正确会增加感染传播的风险；医疗机构过度拥挤及不良的空间间隔不但增加了空间的密闭性，而且候诊时间越长，暴露时间越长，感染的风险越高。

三、医疗机构中结核病感染的高风险区域

1. 结核病病房　由于结核病病房是结核病患者聚集的地方，空气中结核分枝杆菌的密度远高于其他地方，在结核病病房工作的护理人员以及结核病患者的陪护探视人员是结核病感染的高危人员。

2. 呼吸内科或感染科病房　由于患者在尚未明确结核病诊断之前，有可能收入呼吸内科或感染科住院，因此，在这些病房工作的护理人员以及陪护探视人员也可能感染结核病。

3. 急诊室及结核病专科门诊　在急诊室工作的预检分诊护士以及在结核病专科门诊工作的护理人员结核病感染的风险较高。

4. 特殊检查室　痰标本采集区、放射检查室、支气管镜检查室、肺部外科手术室等区域属结核病感染危险区域，相关工作人员有结核病感染危险。

5. 检验科　检验科的微生物或结核实验室是结核病感染的高危区域，从事痰涂片和结核分枝杆菌培养的人员感染结核病的危险性高。

6. 候诊室和走廊　特别是肺结核患者及其家属所处的候诊室和走廊，该区域人流量较大，人群密集，所有在此驻留过的人员均易感染。

四、医疗机构中结核病患者各环节存在的感染因素

1. 接诊环节

（1）患者到达医疗机构后，接诊者的暴露频率极高，有感染的风险。患者在候诊区等候接诊时，未明确诊断的患者，如果不了解结核病及防控措施的相关知识，具有很大的传染风险。未诊断、未采取控制结核感染措施的患者处于过度拥挤的环境中时，感染会在医疗机构中的患者、来访者以及工作人员间传播。

（2）护理人员在接诊患者时，有症状的患者说明结核处于活动期，会对他人产生感染的风险，必须立即诊断并迅速隔离。不采取结核控制感染措施的患者可能会传染护理人员，如面向护理人员咳嗽、打喷嚏时。

2. 检查环节

（1）放射科的照相室通常是密闭的，而且通气很差。结核诊断试验痰涂片阳性、胸片显示多个空洞，且伴有频繁而强有力咳嗽的患者最具有传染性。

（2）送往实验室的痰液必须合理采集，否则会产生很大的风险，如到户外采集、在诱发咳痰隔离室采集。不正确的采样方法可能会导致误诊，使其他人有感染的风险。有些医疗机构的实验室可能还承担着其他化验检查，采样的标本在送检前未经合理保存或者储存时间过长，感染的风险更大。样本处理不正确及检验设备使用不合理，均会给实验室工作人员带来很大的感染风险。

3. 住院治疗环节

（1）疑似结核病患者被送进病房后没有进行合理有效的隔离，传染病病房中没有设置结核病患者与其他患者的隔离区域，床间隔离不合理等，这些都会导致交叉感染。

（2）确定涂片阳性的患者在直接监督下实施治疗，不合理的治疗会阻碍患者的康复，同时产生耐药的风险。结核耐药性的延误诊断会导致耐药性的传播，治疗的副作用会产生治疗中断的风险，不合理的监控患者对治疗方案及感染控制措施的依从性会导致再感染。

（3）住院患者继续治疗过程中，患者以及工作人员可能会随时间的推移，降低对控制感染措施的依从性，使其他人员的感染风险有所增加。

（4）一旦患者的痰涂片转为阴性，患者感觉好转，没有了宣教和支持，他们可能就不再继续治疗；患者回到社区可能会受到别人歧视；患者进入维持治疗阶段后，由于患者离开医院、回到社区，对患者的治疗观察会更难；药物副作用被很多护理人员忽视，导致患者治疗的中断：这些原因均易引起患者复发或再次感染。

五、对新确诊结核病患者的评估

1. 评估患者的社会和心理需要　新诊断为结核病的患者可能会感到紧张，结核病是一个常被歧视的疾病，这会导致患者感到被拒绝和孤立。在开始阶段就要让患者了解他们的病情和治疗的必要性，以避免延误治疗。要对每位患者进行全面评估，既要关注患者的结核病病情，也要关注患者本身，这样才能为患者制定适合的治疗方案。

2. 评估患者对结核病相关知识的理解　每位患者对结核病相关知识理解的水平不同，这取决于他们了解的途径和他们是否认识其他患此类疾病的人。关注患者最关心的领域，了解患者需要知道哪些知识很重要，这样可以为患者提供所需要的信息，纠正患者的认识错误。护理人员与患者分享其所关注的信息，这对患者来说很重要，可提高患者的治疗依从性。使用合适的视听材料和健康宣教材料对患者有一定的帮助，但不能取代一对一的指导，每一次向患者提供多少信息量取决于患者个体的需要及其所关注的问题。

3. 持续构建良好的关系　被诊断为结核病，对患者的生活是一个巨大的打击，会给他们的生活带来很多挑战，这些都需要患者自己去面对。通过仔细倾听，护理人员可与患者建立良好的人际关系。在开始阶段，重要的是找时间询问患者有关他们的病情并诊断治疗。如果患者感到护理人员的服务意识和态度差，那么他们有可能拒绝接受治疗。从长远意义来看，护理人员若不能与患者构建良好的关系，会导致患者不规律治疗、缺失治疗、治疗失败或延长治疗，使患者病情不能得到有效控制。

六、人群聚集场所感染评估

（1）在人口聚集场所，如劳教所、军营、收容无家可归者的收容所、难民营、宿舍和疗养院等，随着接触时间的延长、拥挤、通风不良，结核病在该地区的流行都能增加感染结核病的可能性。在这些地方需要与负责处理相关问题的卫生行政部门的负责人沟通，对这些人口聚集场所实施相关措施，同时需要与负责处理超越卫生部门职权范围的场所的相关决策者协调。减轻人口聚集场所的拥挤，特别是劳教所，是降低结核病在这类场所传播的最重要措施之一。

（2）受感染的风险取决于吸入结核分枝杆菌的量（随着暴露时间延长而增加）、内在的杆菌毒力，以及个人的免疫系统状态（如是否有糖尿病、艾滋病、癌症等）。另一个危险因素是与周围认识的感染患者接触（如家庭成员和朋友），包括覆盖的人群、建筑布局、机构性质、当地结核病患病水平等。

（3）卫生医疗保健机构不同部门的风险不同，如留痰室、支气管镜室、门诊、诊室等是高风险区域，缺乏适当的通气（开窗通风），会增加区域内感染的概率。

七、对结核病患者家庭情况进行评估

认真评估患者的家庭情况，确定接触者的人数、潜在的活动期病例和高危感染人群，运用良好的沟通技巧与患者进行沟通，对患者关心的问题给予适当的反馈。与患者保持开放性对话，培训患者在家庭和朋友中识别可疑病例，鼓励其寻求帮助。

告知患者及其家庭成员（征得患者的同意）有关结核病的知识，在患者的记录卡上准确地记录高风险接触者，以及对他们进行的检查和采取的任何措施。医务工作者或治疗支持者对接受结核治疗的患者进行家访时，应特别观察家庭中的其他成员，通过访视加强接触者对识别症状和自愿接受调查重要性的认识，高风险的接触者将识别并接受适当的管理。家访时记录密切接触者的人数、检查的人数、检查结果和采取的措施。

此外，应对巩固治疗阶段的结核病患者的需求进行再评估。

（1）患者获得的控制权和责任正在逐渐增加，对治疗越来越适应，并逐渐从其在强化治疗阶段的不适感和脆弱感中走出来。在这个阶段，重新评估患者的需求并根据新情况更新治疗计划是非常重要的，特别是如果患者正从直接监督治疗转为自我管理治疗时期，重新评估患者的需求和更新治疗计划更为重要，否则患者会觉得他们是否继续治疗无关紧要，导致巩固治疗阶段结核病患者治疗失败，并有再度感染的危险。所有最初痰液涂片阳性的患者在治疗后都要进行痰液涂片的抗酸杆菌跟踪检查，以确认治疗的成败。

（2）评估和记录每个患者的治疗效果，对于理解结核控制计划的效能是必不可少的。患者治疗结束时重新检查痰液，以确认达到治愈，对于指导治疗成功来说，这比完成治疗更有意义。

（3）在评估中如果发现了潜在问题，那么，制订适宜的计划并在与患者达成一致的情况下定期评价该计划的进展就显得极为重要。出现问题后，患者应该与相关的护理人员进行联络，护理人员应迅速做出反应以解决问题，并确保采取所有可能的措施来防止治疗期间可能出现的感染。在必要的情况下，可能需要将患者转到医疗机构，因此，护理人员应与其他服务机构保持联系。护理人员要跟踪患者痰液检查结果并根据检查结果采取相应措施，同时记录治疗效果，做到结核病患者治疗期间的全程管理。

八、社区人群集聚场所的结核病感染危险的评估

（1）评估社区医疗保健人员在开展结核病患者监测过程中发现的疑似或确诊肺结核病例是否填写转诊单，及时将患者转入结核病诊疗机构进行进一步的检查、诊断，并跟踪随访，直至患者落实转诊。

（2）评估社区医疗保健人员是否按照疾病预防控制机构的要求，对综合医院转诊未到位的肺结核患者或疑似患者，通过电话追踪、上门追踪等方式进行患者追踪，确保肺结核患者和疑似患者能够及时到结核病诊疗机构就诊。同时在医师工作手册上填写好患者转诊追踪记录。

（3）评估社区医疗保健人员对所有涂阳肺结核患者和初治涂阴肺结核患者强化期是否实行在护理人员直接督导下以服药为主的全程化疗。

（4）评估社区医疗保健人员是否采取多种形式，对患者及其家属进行结核病防治知识的健康教育，提高患者的治疗依从性及家属的责任心。督促患者定期复查，掌握其痰菌变化情况，争取痰菌尽早转阴，减少传播。

第二节　结核病的感染控制

结核病的感染控制分为管理控制、环境控制和呼吸防护三个层级。结核病的感染控制需要完善开展结核病控制、HIV 控制和加强卫生系统的核心活动管理。管理控制是采取管理措施来减少暴露于结核分枝杆菌的风险。环境控制是采取工程系统来预防结核分枝杆菌的蔓延，减少空气中结核分枝杆菌飞沫核的浓度。呼吸防护是通过个人防护，进一步减少结核分枝杆菌的暴露风险。管理控制应该辅以环境控制和呼吸防护，因为这些措施有助于进一步减少结核病的传播。结核病的感染控制对于预防结核病传播来说是一个重要的策略，所有医疗机构和人群聚集的地方都应该实施结核病感染控制措施。

一、结核病的管理控制

结核病的管理控制是指能减少结核分枝杆菌传播的特定方法与工作流程，同时也是减少结核病在人群中传播的多种措施的综合，其基础是早期快速诊断、治疗和对结核病患者进行正确管理。

（1）管理措施是有效预防与控制结核分枝杆菌传播的第一道防线，是环境控制措施和呼吸防护措施顺利开展的基础和前提，是最重要的控制措施。它通过应用管理控制措施来阻止飞沫的产生，从而降低护理人员及其他陪护人员暴露于结核分枝杆菌的风险。

（2）管理措施包括加强组织领导、开展本单位结核感染危险性评估、制订结核病的感染预防与控制计划、建立健全感染预防与控制的制度、落实《传染病防治法》《医院感染管理办法》及其相关技术性标准、规范，对机构中相关工作人员开展感染预防与控制、职业安全防护等技术培训和开展预防结核感染的宣传教育。通过筛选，早期发现有结核病症状的患者，要及时隔离传染性患者，控制病原体传播，加强患者咳嗽礼仪和呼吸道卫生健康教育，尽量减少患者在医疗卫生机构的停留时间。早期发现有结核病症状的人（通过筛选）非常重要。早期发现有结核病症状的患者应及时进行分诊。隔离患者的特殊标准取决于当地的情况和患者数量。一般来讲，结核病可疑者必须与其他患者分开，安置在通风良好的区域，进行咳嗽礼仪和呼吸道卫生教育，并且优先诊断、及时分诊。

二、结核病的环境控制

环境控制是医疗卫生机构预防结核分枝杆菌感染的第二道防线，主要是运用工程学技术阻止空气中具有感染性的飞沫核的传播，降低空气中飞沫核的浓度。通常情况下，很难消除各类人群暴露于结核分枝杆菌的风险，这就需要在高危区域使用多种环境控制措施以降低空气中飞沫核的浓度。这些措施包括自然通风、机械通风、消毒和使用高效微粒空气过滤器等。这些技术与工作实践以及给药控制结合起来应用是最有效的。通风可以使用自然的（开窗）、机械的或两者混合的方法，目的是置换污染环境的空气，让其他患者和护理人员吸收外界进入的新鲜空气。紫外线辐射消毒可以进一步降低空气中的细菌浓度。医疗机构的设计和建筑样式、当地的气候、就诊的患者数量以及机构可利用的资源都是影响环境控制的因素。

1. 常用的环境控制措施

（1）开窗可实现最大的自然通风，稀释空气。这是最简单、最便宜的技术。

（2）吊扇在许多地方都已使用，开窗时可进一步增加自然通风。

（3）在开窗及使用吊扇通风不足的情况下，排气扇可以提供定向的空气流通。定向气流是指引入“清洁”空气稀释室内结核分枝杆菌的浓度再排出，从而降低传播的风险。通常在窗户上放置排气扇，使室内有感染颗粒的空气与室外“清洁”空气进行交换。

（4）当区域风险较高且经费允许时，排气通风系统可以防止污染的空气进入清洁区域，换气频率至少为 6 次 / 时。最常见的方法就是使用负压设备建立通风系统，房间通过相对于周边区域的负压引入外面的空气并且排出。

（5）辅助措施，如使用高效空气颗粒过滤器（HEPA）或紫外线杀菌可能会有帮助，但不能取代上面提到的环境控制措施，除非有充足的空气流通确保感染颗粒与这些设备的接触，否则这些辅助措施的作用十分有限，而且很难现场评估其效果。

2. 常用的消毒方式

（1）空气消毒。紫外线照射、高效过滤装置、化学消毒相对复杂，花费较高；自然通风最简单并且花费最少。

（2）通风（自然和机械）能稀释空气，是最简单、最便宜的技术，可以减少工作环境中高浓度的感染性颗粒。可以通过以下方法实现：室外风产生的气流；室内的热源产生对流；直接抽入空气的机械风扇；各种各样的机械通风设备理想的情况是，新鲜的空气持续进入，然后安全排到室外，每小时要进行多次空气交换。

（3）由于气候或其他原因无法实现足够通风时，可选择性地减少空气中飞沫核浓度的措施包括试用紫外线照射杀菌，或利用空气过滤设备移走感染性颗粒。

然而，需要确保空气充分混合和流通，否则这些方法的效果有限。

三、结核病的呼吸防护

结核病的呼吸防护是医疗卫生机构预防结核分枝杆菌感染的第三道防线，是管理控制和环境控制的有效补充，主要作用是防止吸入飞沫核。护理人员和患者都应接受标准原则教育和防护设备使用的培训。防护设备的选择必须对结核分枝杆菌传播给患者或其家属、护理人员的风险进行评估。在管理措施和环境控制不能有效降低飞沫核浓度的情况下，通过让结核病患者佩戴普通口罩、护理人员佩戴防护口罩（N95 口罩）等措施进行防护，保护特定人群。在医疗机构中，一次性口罩和手套都应该得到充足的供应。除标准防护措施，应用于空气传染疾病患者或可疑者的防护措施包括护理人员佩戴口罩，将患者安置在隔离的有良好通风的区域，当患者在患者隔离区域外活动时使用医用口罩。这些应用于所有空气传染疾病的防护措施，能有效减少结核病的传播。

以下是常用的结核病的呼吸防护措施。

（1）同一病种的患者可同住一室。进入病室者应戴外科口罩，必要时穿隔离衣。

（2）护理下一名患者前应洗手。

（3）患者所用餐具、痰杯等应予隔离。餐具每餐消毒，痰杯每天消毒更换，呼吸道分泌物应消毒后废弃。

（4）病室空气每天消毒 1~2 次，患者必须离开病室时，要戴外科口罩。

（5）采用隔离标示，勤洗手，使用肥皂或洗手液并用流动水洗手，不用污浊的毛巾擦手。双手接触呼吸道分泌物（如打喷嚏）后应立即洗手。

（6）打喷嚏或咳嗽时应用手帕或纸巾掩住口鼻，避免飞沫污染他人。患者在家或外出时佩戴口罩，以免传染他人。

（7）均衡饮食，适量运动，充分休息，避免过度疲劳。

（8）当长期居住在人口聚集场所的个体疑似或确诊为结核病时，要给患者戴外科口罩，痰涂阳性患者实行隔离治疗。短期处于人口聚集场所的个体疑似或确诊为结核病时，应组织适当的转诊。

第三节　结核病感染控制的团队合作

结核病防治体系中的参与者，不管是医院中的医务工作者，还是社区工作人员以及疾病预防控制机构都应担负起结核病感染控制的责任，利用三位一体的结核病防控体系来有效进行结核病的感染控制。只有每一个工作人员都认识到感染控制的重要性，担负起监控的职责，结核病的感染控制才能得以实现。

一、医疗机构中结核病感染控制的团队合作

结核病患者进入医疗机构后，候诊、接诊及相关住院等各环节及区域均应做好相应的防控工作，以减少疾病在医疗机构中的传播。

（一）患者进入门诊后

1. 涉及的团队成员　门诊导医人员。

2. 角色和责任

（1）迎接患者，提供相应指导，并登记患者信息。

（2）对患者的等待时间进行评估。

3. 团队合作　导医人员通知医师，如果面对的是需要立即照顾的急症患者，应以恰当的方式通知护理人员或医师。

（二）患者在候诊区时

1. 涉及团队成员　导医人员、门诊医师、收费员、门诊药剂员、医技人员、住院处工作人员、护理人员、医院管理人员、医院专职感染控制人员。

2. 角色和责任

（1）住院处工作人员注意观察咳嗽的患者，有条件者应为潜在感染的患者提供独立的、通风良好的候诊区。

（2）住院处工作人员、护理人员为患者提供纸巾、口罩和病员服。

（3）住院处工作人员、护理人员告知患者基本的咳嗽方式以及感染控制措施。

（4）住院处工作人员、护理人员给予疑似结核病的患者相应处理。

（5）住院处工作人员、护理人员保证所有区域最大限度地通风，有条件者可采取机械通风和紫外线照射。

（6）医院专职感染控制人员准备和发放相关的结核病健康宣传单。

（7）医院专职感染控制人员监测候诊区，确保遵循程序与指导原则，卫生间的水池处应该提供洗手液，并提供描述洗手方法的图示。

3. 团队合作　医院管理部门与感染控制团队进行联系，感染控制团队对医院管理的不足进行反馈。

（三）患者接受结核病相关检查、诊断时

1. 涉及团队成员　护理人员、护工、放射科工作人员、医院管理部门、感染控制团队。

2. 角色和责任

（1）护理人员收集痰液。

（2）放射科工作人员安排进行 X 线检查。

（3）护理人员提供 HIV 检查和咨询。

（4）医院管理部门在高危区域如实验室、放射科以及痰液收集区提供警告标示。

（5）感染控制团队监管感染控制标准的遵循情况。

3. 团队合作　护理人员告知护工，如果患者表现出明显的感染迹象，护工应该在需要时将这些信息传达给医技部门。感染控制团队应在日常监管工作中发现

问题时和医院管理部门联系。

（四）患者在病房接受继续治疗时

1. 涉及团队成员　医师、护理人员、清洁工。

2. 角色和责任

（1）护理人员评估患者：①记录患者个人信息和用药史；②检查结核病的症状和体征；③为患者提供相关检查（如痰液和X线）的解释和说明。

（2）根据医嘱，按处方记录给患者发放药物。

（3）治疗初期，患者会产生药物的副作用，护理人员和医师要会识别药物副作用，并能采取适当的措施。

（4）护理人员协助患者，满足其基本照顾需求，必要时进一步提供感染控制的健康教育。

（5）护理人员、清洁工都必须严格执行感染控制程序，必要时向患者解释。

3. 团队合作　患者与医师讨论药物副作用，医师可以替换治疗方案。

（五）疑似结核病患者进入病区后

1. 涉及团队成员　医师、护理人员、清洁员、感染控制团队、医院管理部门。

2. 角色和责任

（1）护理人员告知患者医院规章制度和感染控制措施，提供和教育有关结核病的信息，保证患者理解遵守制度和感染控制指南的重要性，建立患者护理计划。

（2）医院管理部门提供结核病诊治和护理程序。

（3）感染控制团队负责保证正确的隔离、整合患者资料（如涂片阳性和涂片阴性、HIV阳性等的隔离措施）合作。

（六）痰液标本送达实验室时

1. 涉及团队成员　护工、实验室技师、医院管理部门、感染控制团队。

2. 角色和责任

（1）护工确保痰液标本处理得当并正确转送。

（2）实验室技师遵循实验室安全指南对痰液进行涂片显微镜检查以及对涂片进行结核分枝杆菌培养和药物敏感性试验。

（3）医院管理部门提供安全测评和个人防护用具，并保证仪器设备处于良好的工作状态。

（4）医院管理部门提供安全检测，如进行培养和药物敏感性试验区的通风系统。

3. 团队合作

（1）护工送交痰液标本给实验室工作人员，结果报告应迅速回报给医师。

（2）实验室仪器设备如破损，实验室工作人员应立即通知医院管理部门。

（3）感染控制团队教育实验室工作人员正确地处理样本和感染测评。

（七）患者痰涂片转为阴性后

1. 涉及的团队成员　医师、护理人员、实验室技师。

2. 角色和责任

（1）医师首先评估患者的身体状况，再更改治疗方案。

（2）护理人员进一步采集痰标本，确认是否转阴。

（3）如果接受治疗 2 个月后（耐多药结核病患者接受治疗 3~4 个月）痰液仍为阳性，按照指南对患者进行再评估。

（4）护理人员准确记录患者的病情进展。

二、结核病患者进入社区后的团队合作

患者出院后回到社区，与之相关的危险因素仍然存在，此时的患者多数存在治疗间断或处置不当的风险。治疗过程中患者不一定具有传染性，但如果治疗中断，患者可能存在状况恶化的风险。

患者出院后恢复原来的生活方式，容易忘记自己的健康状况。对具有传染性（痰涂片阳性）的患者，社区工作者应该采取预防措施，指导患者注意咳嗽的方

式。室内有人时让患者戴医用口罩防止传播，告知患者尽量减少乘坐公共交通工具的时间，避免去人群密集的场所。因此，在结核病患者的治疗阶段，患者之间、家庭成员、社区成员、护理人员以及社会工作者的合作是至关重要的，是控制结核病感染的最有效措施。

结核病的感染控制是跨学科的，涉及卫生部门和其他部门，包括卫生服务提供者（如医师、护理人员、药剂师、实验室技师）和卫生管理及后勤工作者（如财务人员、厨师、司机和清洁员）。为控制感染所采取的措施，即使是那些专门针对结核病的措施，由于涉及和汲取了不同领域的专业知识，而且提高了学科之间的合作，因此，能够加强卫生服务。这样，一旦形成合作，一个健全的感染控制框架就可以为其他项目打下基础，并使其受惠。

要成功实施结核病感染控制，还需要正确的技术指南，卫生、财政、司法、劳工、公共工程和环境等部门之间的协调努力，国家不同疾病专项之间的协调，国家级和省级卫生部门之间的协调，技术合作伙伴和民间社会的努力，倡导和社会动员，以消除各种广泛实施活动的障碍，使各级筹集充足的资金。

对于在社区接受治疗并有传染性（痰涂片阳性）的耐多药结核病患者，应该采取预防疾病传播的措施。应建议患者注意咳嗽的方式，室内有其他人时建议患者佩戴医用口罩防止疾病传播。居住空间应最大限度地通风，天气状况良好时，室外活动有益于患者健康。如果生活空间足够，患者应尽量与家人分开，独自睡觉，并尽量减少乘坐公共交通工具的时间，避免去人群密集的场所。患者、家属及社区卫生工作者都有必要接受结核病预防措施的健康教育。

患者的预防措施尽管非常必要，但可能使患者感到羞愧，感到被社会歧视和孤立，由此带来的各种经济、社会及心理问题，如失业、嗜酒和药物滥用、贫困、遗弃、独居、抑郁及社会孤立等都可能影响患者的治疗依从性。在结核联合指南、最佳实践中，针对患者变得更加独立，必须处理很多相互矛盾的优先事项这一情况，给出了详细的指导说明。因此，在这一阶段，患者之间、家庭成员、社区成员，护理人员及社会工作者的合作是至关重要的，以鼓励患者坚持长期治疗。

综合的社区治疗效果不亚于医院治疗，且能降低医疗花费、增加患者满意度。社区有不同的成员参与患者的照顾过程，而医院只有护理人员参与。部分患者和医院失去联系，应采取适当的策略，找到失访患者，确保他们继续治疗。

WHO 推荐在整个治疗阶段维持“直接监督下的治疗”。可能涉及的个人包括家庭成员、密友和邻居，即和患者日常生活关系紧密的成员，通常是给予患者照顾和建议的主要成员。社区卫生工作者、志愿者和患者支持团体是监督治疗、确保治疗能够延续的重要形式。无论由谁来承担“直接监督下的治疗”，承担者本身需要充分的支持和监督，这是一项困难而艰巨的任务。这类以社区为基础的途径与门诊访视相比，更易于为结核病患者提供个性化服务，消除结核患者和医疗机构的隔阂。在初级保健水平，与患者自我管理相比较，社区成员参与的治疗对患者更有益。无论如何安排患者的照顾活动，其最终责任仍属于义务工作者，并需要进行适当的指导。

提高公众对结核病传染性的认知。社区成员提倡抵制病耻感，给患者一个现实、可信的期望，鼓励患者寻求治疗。这样的交流可以在学校、教堂或者其他人口聚集的地方进行，其影响意义深远。所有社区的主动加入会给所有成员带来益处。为患者提供医疗的群体，无论与患者接触方式如何，都必须接受适当的感染控制的基础培训，并能够识别不良反应以及他人无意中被感染后的征象。

社区卫生工作者和其他治疗服务者根据时间投入的多少需要得到经济补偿，例如交通。国家结核控制项目需要为初级结核保健服务提供基础设施和经济来源，以及提供专业人员的培训、诊断服务、免费可获取的药物。

国家层面上，遏制结核病合作组织或其他组织可以协调当地的伙伴关系和合作关系。可以建立与非政府组织和私人医师转介和诊断结核病疑似患者的协议，并支持正在进行的治疗。

在社区层面，为提高大众认知，宣传和交流结核病相关知识是非常重要的。

许多社区大多数人的文化层次低，因此，社区领导以及相关工作人员对公众进行结核病相关知识培训，让社区人员了解结核病感染控制措施的内容，掌握相关知识，加强个人防护。结核病的治疗不仅仅是生物医学的治疗，更是一种社会干预。直接督导下治疗的含义要远比单纯的“监督患者服药”丰富，只有当患者与督导者均认识到治愈结核病对于患者和患者所在社区的价值、相互之间建立起责任联系时，直接督导下的治疗才能发挥最大效用。而结核病防控项目及患者所在社区同样需要在方便的时间、合适的地点为患者提供治疗，以表现对患者的尊重。因此，需要对直接督导下短程化疗策略进行修正，以适应各地的实际情况。策略的选择标准应不单着眼于策略效果，同样需关注策略的适宜性和可接受性，而这些特性则与各种社会、组织因素相关联。若项目无法满足患者需要，或是未能认识到患者的困难，则项目很难提供有效的结核病防治服务，社区卫生服务机构的贡献是结核病防控项目的重要组成部分。虽然防治结核的主要工作由结核病防控项目来承担，但社区卫生服务机构可以通过多种方式加强对结核的有效防治，如社区卫生工作者督导患者治疗，对患者、家庭和社区进行健康教育，促进病例发现，促使政府做出控制结核病的承诺，等等。社区卫生工作者可以接受物质激励，也可以无任何激励。每种文化氛围、每个社会和每个社区都是独一无二的，在实施直接督导下短程化疗的过程中，都有其独到优势，并面临着不同的挑战。有关研究发现，约 1/3 的结核病患者不能规律服药，并且难以预测何种患者的依从性差。许多国家结核病防治指南要求结核病患者在工作日前往结核病诊所或是健康中心服药，推荐的督导者顺序按降序排列依次为：卫生人员、社区志愿者、家庭成员，卫生人员督导被推荐为第一选择。

三、结核病传播宣传教育的团队合作

通过世界防治结核病日向社会宣传我国结核病流行现状，让患者及其家属知道结核病是一种呼吸道传播的慢性传染病，严重危害广大人民群众的身体健康，指导人们若患有结核病，应该到当地结核病专科医院正规治疗。向大众宣传不随地吐痰。

要求住院患者把痰吐在有消毒液的痰盂里或吐在纸上焚烧等处理，咳嗽时应用手帕掩住口鼻，不要对着别人咳嗽或打喷嚏。房间应经常开窗，保持通风，室内温度适宜，保证环境卫生清洁。让患者及其家属知道国家卫生计生委办公厅关于加强结核病防治宣传教育的通知。

目前我国艾滋病合并结核病的患者较多，加速了结核病的传播速度。需加强对这部分患者的宣传教育，改变其不健康的生活方式，相关防治机构要定期探访，向患者介绍结核病的相关知识，如传播途径、流行特征、主要症状等，使他们对结核病的防治有正确的认识，并督导患者的行为、疏导不稳定的情绪、解决心理上的负担，使患者积极配合治疗。

《中华人民共和国传染病防治法》第十八条规定：各级疾病预防控制机构在传染病预防控制中要履行开展健康教育、咨询，普及传染病防治知识的职责。作为结核病健康教育的提供方，各级结核病防治机构和政府要担负起各自的职责，不断健全结核病健康教育机制，积极探索适合我国的健康教育模式。政府要在宏观层面保证各项健康教育法规的完善和具体政策的落实，使得健康教育的工作能够有法可依，并向公众很好地宣传这些政策法规；参与制定国家结核病防治健康促进策略，编写、制作健康教育材料，指导和实施健康促进工作。

各部门间应相互协调，组织开展结核病防治健康促进活动，使各项健康教育措施落实到直接督导下的短程化疗策略的相应环节中去，做好健康教育材料的发放工作。同时，还要做到政府监管，保证结核病健康教育的专项经费落到实处。制订详细的培训计划，对相关护理人员进行课程培训，传递科学的结核病诊断、监测和管制方法，努力打造一支强大的结核病防治队伍。此外，目前还需建立一套对结核病健康教育效果进行评价的指标和体系，通过对健康教育效果的评价，总结结核病预防控制中的得与失，指导下一步结核病预防控制工作的开展。

1. 健康教育的方式　目前开展健康教育是从入院教育、住院教育、出院教育3个方面进行的。住院当日首诊护理人员采取一对一的方法向患者及其家属介绍病区环境、入院须知、安全注意事项、作息时间、陪护、探视及卫生制度。第二日由责任护士、护士长对患者进行相关知识教育，如结核病的传播途径、易感人群的防护；主治医师、科主任介绍相关检查的目的、治疗方案、用药原则、注意事项及不良反应，患者表示了解掌握并签名。

2. 健康教育对肺结核患者的心理指导作用

（1）青壮年肺结核患者一旦确诊后往往表现出否认、消极、自卑、焦虑、恐惧等的心理反应。首先否认自己患有传染病，怕别人知道后另眼相看、怕被老板炒鱿鱼、怕同事朋友远离、怕传染给家人、怕给家人带来经济负担，担心学业、前途、恋爱、婚姻受到影响等，于是消极自卑、沉默不语，不愿和同事朋友相处。疾病的折磨、亲朋好友的远离，使患者更加感到孤独。

（2）老年患者以为自己老了，对治疗缺乏信心，轻视治疗，缺乏合作，导致治疗效果不满意。甚至有的老年患者听传闻、看广告用药，迷信江湖医生的治疗，不去专科医院治疗，失去治疗的最佳时机，使病情加重，反而更增加经济负担和精神负担。

（3）护理人员不仅要掌握新知识、新技术、新对策，而且要掌握现代健康教育的基本理论。护理人员要运用心理学原理去观察、分析和了解患者的心理活动，针对不同心理特点，有目的、有计划地开展心理护理和健康教育，用生动形象的比喻、通俗易懂的语言向患者及其家属解释肺结核的发病原因、临床症状、治疗原则、注意事项以及预防措施。告诉患者，不要担心治不好，也不要麻痹大意，只要及时正规治疗，结核病是可以治愈的。集菌法查痰阴性的情况下，也可以让患者与家人、朋友团聚。适时开展健康教育及预防结核病的宣传，使患者对自己所患的疾病有明确认识，消除患者的各种心理障碍，稳定患者的情绪，确保患者积极主动地配合治疗，以取得良好的治疗效果。

（4）健康教育有助于肺结核的正规治疗。结核病是一种慢性病，无论是口服用药还是静脉用药，疗程均较长。有的患者求治心切、急于求成，以为静脉注射起效快，对全程服药缺乏足够的信心。有些患者症状好转、出现副作用或因经济困难就自行中断用药，这样容易导致复发，形成难治性与耐多药性肺结核。

3. 护理人员应不失时机地对患者进行健康教育

（1）结核病的治疗原则是“早期、联用、适量、规律、全程”。早期发现，早期用药，才能获得满意的治疗效果。联合用药可减少耐药菌的产生，药量不足、种类不够、组织内不能达到有效杀菌浓度，则疗效不佳，同时易产生继发性耐药。滥用药物或药量过大，不但造成浪费，而且极易出现不良反应。规律、全程用药是化疗成功的关键，要使患者明白坚持治疗原则的重要性，并严格遵照化疗方案，避免遗漏和间断。

（2）通过各种渠道开展健康教育，使患者对所患疾病的基本知识有所了解，树立正确的健康信念。消除患者住院治疗期间的负面心理，保障规范用药，尽早发现药物不良反应，缩短病程，使患者早日康复、减少疾病传播。在实施健康教育的过程中，应注意与患者的沟通技巧，交流时声调应平和，语速适中，用词通俗易懂，注意通过身体姿势与体态结合，并预先做好环境准备，给患者创造一个和谐宁静的氛围。

（3）抗结核药物不良反应较多，故护理人员应使患者熟知药物的作用与副作用。常用结核杀菌药物有异烟肼、利福平、吡嗪酰胺、链霉素，结核抑菌药物有乙胺丁醇、卡那霉素、对氨基水杨酸钠。其中，对氨基水杨酸钠、吡嗪酰胺等可引起肠胃不适，利福平、异烟肼可有肝损害，链霉素、卡那霉素可致听力障碍，乙胺丁醇可致视神经炎。在化疗过程中患者出现上述情况，可能是药物的不良反应，应及时与医师联系。健康教育内容可伴随治疗过程循序渐进地开展，如在确诊阶段可帮助患者了解结核病的病因、症状、诊断标准。在治疗阶段指导患者正确用药、采取合理体位、有效咳嗽和咳痰的意义。

4. 开展相关法律法规的宣传　医院及其他医疗单位开展《中华人民共和国传染病防治法》《结核病防治管理办法》和《结核病归口管理办法》的宣传，这是结核病健康教育的一个特殊内容，对加强结核病患者的归口管理，提高患者发现率有特殊意义。一定要注重健康宣传效果的评价。加大健康教育的深度和广度，探索适合本地区实情、花费相对小、效果好的健康教育措施。结核病健康教育要以提高患者发现率和治愈率作为最终目标。健康教育的内容包括以下几个方面。

（1）肺结核的发病原因、传播途径。

（2）肺结核常见的症状及初始症状，如出现相关症状，及时到结核病治疗地点进行治疗。

（3）介绍肺结核的消毒隔离及如何正确留取痰液标本。

（4）结核病的治疗原则是早期、联合、适量、规律、全程用药，要在专业医师的指导下服药。抗结核药的使用如果不足量、不足疗程，会导致治疗失败，产生耐药，剂量过大则会出现毒副反应。

（5）常用抗结核药物的用法、作用、不良反应及定时复查肝肾功能、血常规的目的及意义。

（6）建立科学健康的生活方式，劳逸结合，适当锻炼，戒烟戒酒。

（7）饮食指导。

（8）心理护理。

（9）出院指导。

5. 结核病的传播方式

（1）有咳嗽、咳痰的排菌肺结核患者是最主要的结核病传染源，尤其是痰结核分枝杆菌涂片阳性未经治疗的患者。

（2）结核病最主要的传播途径是结核分枝杆菌经呼吸道传染。健康人吸入排菌肺结核患者在咳嗽、打喷嚏或大声说话时从鼻腔和口腔喷出的含菌飞沫就可能引起感染。

（3）结核病传染性的大小与传染源患者的病情严重性、排菌量多少、咳嗽频率、患者居室的通风情况、接触的密切程度、接触者的抵抗力有关，一个未经治疗的传染性结核病患者一年中可能传染 5~10 人。

（4）结核病的易感人群主要是未感染过结核分枝杆菌，而且对结核分枝杆菌无特异性免疫力的人群，他们主要来自生活水平较低、人群相对稀疏的农村和边远地区，当他们进入城市或其他人口密集场所时，很容易被感染，而且往往发现晚，易形成新的传染源，传染给更多易感者，甚至造成暴发性流行。

（5）一些免疫力低下的患有其他疾病的患者也属于易感人群。如 HIV 感染者，合并结核感染后最容易迅速发展为活动性结核病而死亡。与排菌的肺结核患者密切接触的家属、亲友、同事以及护理人员均属于结核病易感人群。

在卫生宣传教育时，要特别强调不要对着他人咳嗽，在咳嗽时要用手帕或用手捂住口鼻。现阶段行之有效的预防手段不外乎卡介苗（BCG）接种和化学预防（即预防性治疗）。BCG 接种适用于未受结核分枝杆菌感染的人群；而预防性治疗是针对已感染结核分枝杆菌的人群。BCG 接种的主要对象是新生儿，对儿童结核病有一定的预防效果，尤其可有效减少儿童结核性脑膜炎和粟粒性肺结核的发病数。化学预防的主要对象为结核菌素试验强阳性的儿童、青少年，特别是家庭内肺结核密切接触者；有未经治疗的非活动性肺结核病灶；已受结核分枝杆菌感染的高发对象，如长期应用免疫抑制剂，免疫功能受药物抑制者。

（孟桂云　郭爱敏　赵　红　陈慧敏　杨凤勤）

参考文献

[1] 马玙，朱莉贞，潘毓萱. 结核病. 北京：人民卫生出版社，2006.

[2] 唐神结. 耐药结核病防治手册. 北京：人民卫生出版社，2009.

[3] 肖东楼，赵明刚，王宇，等. 中国结核病防治规划实施工作指南. 北京：中国协和医科大学出版社，2009.

[4] 王撷秀. 耐多药结核病的预防. 中华结核和呼吸杂志，2006，29（8）：511-513.

[5] 王黎霞，成诗明，徐敏，等. 加强结防机构与医院的合作提高肺结核病人发现试点报告. 中国防痨杂志，2007，29（6）：479-482.

[6] 李建伟，钟球，黄桂清，等.医疗系统转诊在肺结核病人发现工作中的作用.中国防痨杂志，2007，29（4）：312-314.
[7] 李亮.耐多药结核病流行与控制.中国疾病预防控制中心结核病防治临床中心.结核病健康教育，2007，1：54-56.
[8] 李飞，程冬梅，梁瞒保.综合医院转诊对提高肺结核病病人发现工作的分析.预防医学论坛，2008，14（9）：828-829.
[9] 丁国英，封子秀，刘思新.加强医院感染控制与环节管理.中华医院感染学杂志，2008，18（3）：403-405.
[10] 唐神结，肖和平，李红，等.经皮肺穿刺注药治疗耐多药肺结核空洞的近远期疗效观察.中国防痨杂志，2009，31（2）：94-99.
[11] 钟球，周琳，吴惠忠，等.耐多药结核病的治疗及对策研究.广东医学，2010，31（15）：1908-1910.
[12] 谭守勇，伍小英.耐多药结核病的防治.广东医学，2010，31（15）：1913-1915.
[13] Center for Disease Control and Prevention（CDC）.Extensivelydrug-resistant tuberculosis-United States，1993—2006.MMWR MorbMortalWkly Rep，2007，56（11）：250-253.
[14] SHAH N S，WRIGHT A，BAIG H，et al.Worldwide emergenceof extensively drug-resistant tuberculosis. Emerg Infect Dis，2007，13：380-387.
[15] World Health Organization. Guidelines for the programmatic management of drug-resistant tuberculosis：Emergency update 2008.Geneva：World Health Organization，2008（WHO/HTM/TB/2008.402）.
[16] World Health Organization.Global tuberculosis control：Epidemiology，strategy，financing：WHO report 2009.Geneva：World Health Organization，2008（WHO/HTM/TB/2009.411）.
[17] World Health Organization. Anti-tuberculosis drug resistance in the world fourth global report. Geneva：World Health Organization，2008（WHO/HTM/TB/2008.394）.
[18] GANDH IN R，NUNN P，DHEDAK，et al.Multi drug-resistant andextensively drug-resistant tuberculosis：Athreat to global control of tuberculosis.Lancet，2010，375（9728）：1830-1843.

第七章 结核病患者的健康教育

结核病是一种慢性传染病，既有传染病的特点，又有病程长、治疗复杂、病情反复的慢性病特点。结核病治愈的关键是全程遵医嘱服药，提高患者服药依从性就显得尤为重要，因此，健康教育在结核病的防治中扮演着重要角色。

第一节 健康教育概述

一、健康教育的定义

WHO 在历年正式文献中有若干关于健康教育的论述。1954 年，WHO 在《健康教育专家委员会报告》中提出："健康教育和一般教育一样，关系到人们知识、态度和行为的改变。一般说来，它致力于引导人们养成有益于健康的行为，使之达到最佳的健康状态。"1969 年，WHO 又在《健康教育规划及评价专家会议报告》中提出："健康教育工作的着眼点是人民群众和他们的行动。总的说来，健康教育的共同目的在于引导并鼓励人们养成并保持有益于健康的生活方式；合理而明智地利用已有的保健设施；自觉地实行改善个人和集体健康状况或环境的活动。”WHO 健康教育处前处长慕沃勒菲（Moarefi）博士提出：“健康教育是帮助并鼓励人们获得健康的愿望；知道怎样做以达到健康的目的；人人尽到自己或集体应尽的责任；并知道在必要时如何寻求适当的医疗帮助。”

综上所述，健康教育是通过有计划、有组织、有系统的社会和教育活动，通过信息传播和行为干预，帮助个人和群体掌握卫生保健知识，树立健康观念，促使人们自觉地采纳有益于健康的行为和生活方式，消除或减轻影响健康的危险因素，预防疾病、促进健康和提高生活质量。

二、健康教育的目的及任务

（一）健康教育的目的

健康教育是一种有计划的教育介入，其对象包括患病者、高危人群和健康人群。健康教育的目的是为服务对象提供健康信息，促使其采取有益于健康的行为，去除不良的生活方式和行为，加强遵医行为，预防疾病，促进健康。

1. 达到知、信、行的统一　包括传授知识、转变观念或态度、相信科学、改变不良行为；为患者提供健康信息，使患者采取有益于健康的行为，去除不良的行为和生活方式；帮助患者了解自身健康问题的性质，疾病的发生发展和转归；帮助患者了解控制疾病的重要性，加强自我管理和遵医行为；发挥患者及家庭的作用，预防疾病，促进健康。健康教育绝不仅仅是提供健康知识和信息，还应整合相关信息，并为患者提供可行的实施步骤。

2. 个人和家庭为健康共同承担责任　通过健康教育应使学习者能够认识到，维护和促进健康不仅仅是政府或医务工作者的责任，更重要的是个人及其家庭的责任。疾病谱与死因谱的改变亦进一步提示人们，自我保健意识是十分重要的，健康的钥匙掌握在每一个人手里。

（二）健康教育的任务

（1）主动争取和有效促进领导层和决策层转变观念，从政策上对健康需求和有利于健康的活动给予支持，并制定各项促进健康的政策。

（2）促进个人、家庭和社区对预防疾病、促进健康、提高生活质量的责任感。通过为群众提供信息，发展个人自控能力，帮助人们改变不良生活方式和行为习惯，排除各种影响健康的危险因素，使人们在面临个人或群体健康相关的问题时，能明智、有效地做出抉择。

（3）创造有益于健康的外部环境。健康教育和健康促进必须以广泛的联盟和支持系统为基础，与相关部门协作，共同努力逐步创造良好的生活环境和工作环境。

（4）积极推动医疗部门观念与职能的转变，使医疗部门的作用向着提供健康服务的方向发展。

（5）在全民中，尤其在广大农民中深入开展健康教育。教育和引导人民群众破除迷信，摒弃陋习，养成良好的卫生习惯，提倡文明、健康、科学的生活方式，培养健康的心理素质，提高全民的健康素质和科学文化水平。

三、健康教育的相关理论及方法

健康教育是一个跨领域的学科，涉及医学、教育学、心理学、传播学等学科。

（一）传播理论

1. 传播的概念　传播是一种社会性传递信息的行为，是个人之间、集体之间以及集体与个人之间交换、传递新闻、时事、意见的信息过程。传播有如下特性。

（1）社会性。信息传播是人们建立相互联系，维系社会生活和社会关系的一种纽带。人必须有所归属，人不能离开他人而生存，一个人如果脱离了社会，不进行传播活动，就不会是一个完整的人。

（2）普遍性。无论是从人类发展的历史来看，还是从个体的发展进程来看，人类传播行为无处不在、无时不在，是与生俱来的。

（3）工具性。它是人类检测、适应、改造环境的工具。健康信息传播是健康教育用于帮助、指导人民群众提高健康知识水平和自我保健能力，进而预防疾病、促进健康的工具。

（4）共享性。信息交流的目的是为了使传播双方分享某种观点、知识、新闻、时事，分享某种情感等。健康教育就是希望广大人民群众能接受健康观念，采纳健康的生活方式，否则便失去了传播的意义。

（5）互动性。传播不是一种单向行为，而是人与人之间的相互作用、相互行为。这一点在人际传播中表现得更为明显。

2. 传播模式　美国著名传播学家哈罗德·拉斯维尔（H.D.Lasswell）于 1948 年提出 5W 传播模式，即：谁（who），说什么（say what），通过什么渠道（in which channel），向谁说（to whom），有什么效果（with what effect）。

（1）传者，指传播信息的人或机构。传者是相对于受者而存在的，二者互相依存，又可以互相转换角色。这种角色转换是信息沟通和产生共识的基础，是社会性传播活动的保证。从事健康教育的人就是“传者”，具有收集信息、加工制作信息、选择传播渠道、收集与处理反馈信息的职能。

（2）信息，指传者所传递的内容。信息用一定符号表达对人与事物的判断、观点、态度以及情感。健康信息是指与人的健康有关的信息，泛指一切有关人的身体、心理、社会适应能力的知识、技术、观念和行为模式。作为健康信息，应具有符号通用、科学性、针对性、适用性、指导性和通俗性的特点。

（3）传播途径，指信息传递的方式和途径。传播途径是多种多样的，对传播效果会产生影响。根据信息传递的特点，传播途径可分为口头传播、文字传播、形象化传播、电子媒介传播和综合传播等类型。

（4）受者，指信息通过各种途径所到达并被接收的个人或群体。在传播信息时，必须考虑受者的心理特点和动机。受者有求新心理、求真心理、求近心理和求短心理。受者接受信息的动机有消遣、填充时间、社交需要、心理需要、寻找情报、解决疑难等。受者对信息的选择性接受、选择性理解和选择性记忆是信息传播过程中的主要干扰因素。

（5）效果，指受者接受信息后，在情感、思想、态度和行为等方面发生的反应。健康信息的传播效果分为4个层次：知晓健康信息、健康信念认同、态度转变和采纳健康行为。

3. 人际传播　也称为人际交流，是指人与人之间的一种直接的信息沟通的交流活动，主要通过语言来完成，也可以通过非语言的方式进行，如动作、表情、信号等。人际传播可分为个人与个人之间、个人与群体之间、群体与群体之间3种形式。人际传播是健康教育最重要、最基本的途径之一，常用的有健康咨询、讲座、小组活动、个别指导等。

（1）人际传播的特点。人际传播一般不需要任何非自然媒介；交流的双方可以互为传者和受者；人际传播有益于提高传播的针对性；人际传播的速度慢，信息量相对较小。

（2）人际传播的技巧。包括说话技巧、提问技巧、倾听技巧、反馈技巧和观察技巧。

（3）大众传播。指职业性的传播机构和人员通过广播、电视、电影、报纸、期刊、书籍等大众媒介和特定传播技术手段，向范围广泛、为数众多的社会人群传递信息的过程。大众传播需要借助非自然的传播技术手段，面向全社会人群，扩散距离远、覆盖区域广泛、速度快，传播对象大体确定，传播是单向的。

（二）学习理论

学习理论主要研究人类与动物行为特征和认知心理过程，试图解释和阐明学习的心理活动过程和规律以及有效学习的条件。学习理论在发展过程中形成了众多流派。

1. 行为主义学习理论　注重可观察的行为，强调刺激、反应和强化等在人们行为习得中的作用。但过于强调学习的外部环境作用，忽略了影响学习的许多内部因素，如认知、情感、个性特征等。在健康教育中，行为主义学习理论可用于以下方面。

（1）组织目标教学。在健康教育过程中，明确学习者的起点行为和终点行为，在此基础上制定具体、精确的教学目标。

（2）形成积极的学习行为。提供刺激，帮助学习者避免或消除某些已经形成的阻碍学习的消极条件反射。

（3）正确应用强化理论。对学习者的良好学习行为给予正强化，如表扬、奖励，使其继续保持。在健康教育过程中，应尽量使用正强化，避免负强化。

2. 认知学习理论　对学习的研究侧重介于刺激与反应之间的心理过程，借外显的行为变化来推测导致这种变化的内在机制或过程。认知心理学家不满足于行为主义只研究外部事件，认为在个体与环境的相互作用上，是个体作用于环境，而不是环境导致人的行为，环境只是提供外在刺激，至于这些刺激是否受到注意并导致行为改变，取决于学习者内部的心理结构。学习的基础是学习者内部心理结构的形成或改组。认知学习理论在健康教育中的应用如下。

（1）重视健康教育过程的设计，充分发挥学习者的潜能，掌握学习方法，学会自己发现知识。

（2）帮助学习者建立自信心，激发学习的内部动机，使之主动参与探究学习。

（3）重视对教学内容的组织与呈现方式，按照由简到繁的原则组织教学内容，使之适合于学习者的认知发展水平。

（4）采用有效的教学策略，如生动的临床案例、富有感染力的见解、直观鲜明的教具和教学媒体等，吸引、保持学习者的注意力。

3. 社会学习理论　通过观察环境中人的行为以及行为结果来进行学习。人的思想、情感和行为，不仅受直接经验影响，还通过观察别人的行为表现及其后果进行学习。

（1）在帮助学习者掌握某些保健技能时，应采用示教的方法，突出技能的主要特征，吸引学习者的注意，提供详细的言语解释，在学习者运用技能的过程中，给予及时指导，纠正错误。

（2）在健康教育的过程中，教育者本身就是一个榜样，应该身体力行，采取健康生活方式、健康促进行为。同时，应该重视学习者之间的相互影响。可以请自我保健做得好的患者介绍经验、教训，促使其他人模仿。

4. 人本主义理论　该理论强调情感、态度和价值观在学习中的重要作用。学习者是学习活动的主体，学习是人自我实现的过程。要关心和尊重人的尊严、人的各层次需要，充分重视人的主观能动性、自身价值和创造性。

人本主义理论强调教育者和被教育者之间的信任关系，重视课堂气氛，鼓励学习者参与教学活动，接受学习者具有个体差异，在教学活动中教师是帮助者和促进者。

（三）成人学习的特点

1. 学习以具体经验为起点　成人拥有丰富的经验，因此，对新知识、新观念的接受比较谨慎，教育者不能一味灌输，要注意激发学习者的兴趣和动力。

2. 具有自我指导的深入需求　成人学习有很强的目的性，迫切的需要是学习的主要动力之一。能立即解决实际问题的知识和技能，更能引起成人的学习兴趣。

3. 具有自我整合的能力　成人的学习经过由浅入深的认识，将所学、所见整合为相关的知识，将学习系统化。教育者必须因势利导，提高学习者的整合能力。

4. 理解力强，遗忘速度快　成人学习者理解能力强，能具体、深入地看问题，具备独立思考与解决问题的能力，但成人的听力、视力和记忆力都开始下降，教育者要运用一些记忆策略，如图文联想法、分类整理等，让学习者运用多种感官强化记忆。

（四）健康教育方法及技巧

1. 常用的健康教育方法　为了获得良好的健康教育效果，健康教育工作者必须采用恰当的教育方法，才能满足不同人群的健康教育需求。健康教育应贯穿人的一生，属于终身教育。健康教育对象的年龄、性别、教育程度、文化背景、经济状况、学习习惯等情况十分复杂，应采取多种多样的方法进行。具体的健康教育方法有以下几种。

（1）语言教育方法。由专业人员通过语言的交流与沟通，向患者、家属、社区居民等讲解及宣传健康知识，增加学习者对健康知识的理性认识。其特点是简便易行，一般不受客观条件的限制，不需要特殊的设备，随时随地均可进行，具有较大的灵活性。包括讲座、谈话、咨询、座谈等。

（2）文字教育方法。通过一定的文字传播媒介并借助学习者的阅读能力来达到健康教育目标的一种方法，如读书指导、标语、墙报等。其特点是不受时间和空间条件的限制，简便易行，既可针对大众，也可针对个体，而且学习者可以对教育内容进行反复学习，花费也比较少。

（3）形象教育方法。利用形象艺术创作健康教育宣传材料，并通过人的视觉的直观作用进行健康教育的方法。常以图画、照片、标本、模型、音像资料等形式出现，通过视听刺激进行信息和知识传递，能为学习者提供生动有趣、贴近生活的画面，从而使健康教育更加丰富多彩。

（4）实践教育方法。通过指导学习者的实践操作，达到掌握一定的健康护理技能，并用于自我、家庭或社区护理目的的教育方法。通过教育者的示教，学习者不仅能看到示范的物品、教育者的动作与表情，还能听到教育者的解说。学习者在教育者的帮助和指导下进行演练，可增加学习者对某项技能操作的熟练度。例如，糖尿病患者自测血糖、注射胰岛素方法的示教与演练。

（5）电化教育方法。运用现代化的声、光等设备，向学习者传送健康信息的教育方法，如广播录音、电影电视、计算机辅助教育、网络教育等。电化教育的特点是将形象、文字、语言、艺术、音乐等有机地结合在一起，形式新颖，形象逼真，为学习者所喜闻乐见。但此法的运用对物资设备与人员专业技术条件有较高的要求。

（6）综合教育方法。将语言、文字、形象、电化、实践等多种健康教育方法适当配合、综合应用的一种健康教育方法，如举办健康教育展览或通过电视举办知识竞赛等。综合教育方法具有广泛的宣传性，适合大型的宣传活动。

（7）其他教育方法。包括案例学习、角色扮演、参观等。

2. 健康教育的技巧

（1）循序渐进。在开始健康教育前，先与患者或其家属寒暄，询问一些生活起居事项，吸引他们的注意力。这样不仅能拉近护患之间的距离，也能使患者更易于接受护理人员的建议和指导，从而容易记住学习内容。

（2）健康教育内容适当。内容要符合学习者的学习能力和学习需求，每次授课的时间不要太长，内容不要太多。成年人平均 1 次只能记住 5~7 点内容，为加固患者的记忆，每次教育指导应限于 3~4 点内容。

（3）小组教育与个别教育相结合。对有相同健康问题及需要的患者，将他们组织在一起，对相关知识和技巧掌握的方法进行示教，对面临不同健康问题的个体给予个别指导。

（4）因人而异选择沟通技巧。根据患者的年龄、教育背景、职业、性别、病情，选择适当的沟通方式。对文化层次高、适应能力强的患者，可给他们提供书面的资料或可查找资料的线索，鼓励他们自己学习；对于文化水平较低、理解能力较差的患者，则以口头讲解、指导为主。

健康教育是针对不同的对象，采用不同的方法，传播保健知识、技能，以促进人们健康的过程。在这个过程中，要用到其他领域的理论。

第二节　健康教育程序

一、评估

（一）评估内容

1. 学习需求　患者或其家属想知道什么，需要学习什么，对所学习的内容是否有充分的主客观准备？

2. 学习者的知信行

（1）知识。患者已经了解了什么，有哪些错误认识？

（2）态度。是否有信心？健康信仰是什么？是否处于恐惧、气愤或排斥的情绪状态？

（3）行为。患者是否掌握了自我检测、自我保健的技能，有哪些有益健康或有害健康的行为或习惯？

3. 学习能力　患者或其家属的受教育程度、理解能力如何，有无影响学习的因素，如视力、听力障碍及认知障碍等？

（二）评估方法

有多种方法可以用来评估患者或其家属的学习需求、学习能力等。例如，采用观察法了解患者的健康行为、自我保健行为；采用问卷调查法评估患者的健康知识水平、健康信念、学习需求、有无认知障碍；采用仪器测量视力和听力水平。

二、确定问题

（1）列出教育对象现存或潜在的健康问题。

（2）选出可通过健康教育解决或改善的健康问题。

（3）分析健康问题对教育对象健康所构成的威胁程度。

（4）分析开展健康教育所具备的能力和资源。

（5）找出与健康问题相关的行为因素及环境因素和促进教育对象改变行为的相关因素。

（6）确定健康教育的重要问题并排序。

三、计划

（一）设立目标

健康教育的目标应明确、具体、可完成、可测量。患者和家属应参与目标的制定。

1. 认知目标　对健康信息的理解和接受。

2. 情感目标　健康相关态度的形成或改变。

3. 技能目标　掌握和运用操作技术的能力。

（二）教育计划

1. 目标人群　需要改变健康行为的人，如患者；对患者有影响的人，如家属、护理人员；可能影响健康教育计划的人，如决策者、经济资助者。

2. 教育策略　根据评估结果和设立的目标，选择教育的内容、方式、教材以及师资。

3. 教育场所、时间　根据目标人群的特点、干预方式选择适合的场所，如医院的病房、门诊，社区居民活动中心等。

4. 教育效果的评价计划　对评价的指标、方法、工具、时间等做出计划。

四、实施

（一）健康教育实施的原则

健康教育实施过程中，应始终坚持科学性、针对性、保护性、阶段性、程序性的原则。

（二）实施前的准备

（1）教育者需进一步熟悉和理解教育计划。

（2）准备实施教育所必需的知识和技能。

（3）合理安排人力、物力、时间等资源。

（三）实施

在这个阶段，工作重点是落实计划中的措施，确保教育目标的实现，解决问题。实施过程中，需要注意以下问题。

（1）教育者与学习者之间是平等的关系，教育或指导是协助，是提供帮助与支持。

（2）注意教育技巧，使学习者乐于接受，最终采纳有利于健康的行为。这其中的关键在于转变态度，自愿接纳。

（3）注意学习者的反馈，必要时对教育计划进行调整。

五、评价

（一）评价的目的

了解教育效果，完善和修改教育计划，以满足学习者的需求。

（二）评价的功能

1. 导向功能　通过评价目标、指标和内容体系为核心的导向机制的引导，为教育者和学习者指明教与学的努力方向，使健康教育不断完善。

2. 调控功能　通过对教学活动进行全面监测、获得信息、判断是否达到目标，并反馈给教育者，有针对性地采取措施进行干预，修正教学内容或方法，保证教育目标的实现。

3. 鉴定功能　通过一定的评价标准，判断教育者的教学水平、学习者的成绩是否达到、在多大程度上达到规定的标准。

4. 激励功能　通过适时、客观地评价教育者的教学工作，可以使其明确教学工作的努力方向；通过对学习者的评价，可以提高其学习积极性和学习效果。

（三）评价类型

1. 形成性评价　在健康教育过程中进行的评价。通过及时了解健康教育的进展情况，发现方法、计划和进程中的问题，及时反馈，通过调控促进健康教育不断完善。

2. 总结性评价　是在相对完整的教学阶段结束时，对教育目标达到的程度做出结论性评价。

3. 绝对性评价　以某一预定的目标为客观参照，找到被评价者在客观标准中所处绝对位置的评价。绝对评价用来评价学习者是否达到了预定的目标。

4. 相对评价　以学习者群体的平均水平为参照，确定被评价的学习者在群体中的相对位置。

（四）评价指标

1. 反映个体或人群健康知识水平的指标　如调查人群在健康教育前后相关知识知晓率的提高。

2. 反映人群健康状况的指标　发病率、患病率、死亡率、平均期望寿命、少年儿童生长发育指标等。

（五）评价方法

包括观察法、访谈法、问卷法、检查考核法、流行病学调查法、模拟法及自我评价等。

健康教育程序是一个发现问题、确定问题、解决问题的过程。按照这个程序实施，才能保证健康教育是科学安全、有针对性的，才能达到预期的目标。

第三节　急诊结核病患者的健康教育

随着医学模式的转变和人们对健康重视程度的提高，健康教育已深入医疗服务的各个领域。急诊结核病专科由于其服务群体和工作内容的特殊性，决定了对急诊结核病患者开展健康教育的必然性与艰难性。急诊就诊的结核病患者多数合并有急症，甚至有生命危险，患者对结核病的危害感触最深。健康教育在急诊贯穿于分诊、治疗及抢救全过程，应用护理程序，根据急诊结核病患者的特点，建立结核病健康教育工作流程，通过健康教育的手段，使患者积极配合医师进行规范治疗，提高疗效、减少复发，有效控制结核病在人群中的传播。

一、评估

（1）评估患者的急性症状程度、诱因及急需解决的问题。

（2）评估患者的疾病分级。

（3）评估患者的年龄、职业、文化程度。

（4）评估患者的心理状态及情绪。

（5）评估患者结核病的类型、治疗阶段及对所患结核病相关知识的了解程度。

二、制订健康教育计划

急诊结核病患者病情重、病种复杂、情绪不稳定，多数患者具有传染性。在患者病情平稳、情绪良好的状态下，护理人员应选择适宜的时机、方式及场所开展健康教育。教育者需要熟练掌握专业知识和交流技巧，才能取得患者的信任，使患者对自己所患疾病的发生、发展与平常的生活习惯、饮食卫生、情绪、预后及如何预防等相关知识有一个正确的理解和认识。所以，护理人员要结合急诊结核病健康教育的特点，制订出切实可行的健康教育计划，通过实施计划，达到健康教育的目的。

急诊结核病患者健康教育的目标有如下特点。

（1）使患者了解所患急症的急救处理措施及配合要点。

（2）尽快让患者的急性期症状得到纠正或缓解。

（3）满足患者需求，减少医患纠纷。

（4）改变患者不良的行为习惯。

（5）提高患者的治疗依从性。

（6）缩短患者留院观察时间。

三、实施健康教育计划

（一）健康教育实施方式

急诊的健康教育贯穿于急诊护理工作的每一个环节，急诊护理人员虽然岗位分工不同，但各岗位护理人员在完成急救护理的同时都承担着健康宣教工作。条件允许时可设立健康教育岗，由专人进行专职健康教育工作，弥补护理人员因忙于急救护理而缺乏健康教育时间的状况。专职教育人员可通过巡视病情、了解需要，积极主动获取患者需求信息，有的放矢地实施健康教育，进一步提高急诊对患者健康教育的效果。结核病专科急诊的健康教育工作应围绕以下内容进行。

1. 对结核病患者的评估　就诊患者的评估内容包括生命体征、症状、现病史及既往史、对所患结核病的了解程度。发现健康问题及时进行健康教育。留院观察患者的评估内容包括患者一般资料、留院观察经过、症状体征、既往史、过敏史、皮肤状况、管路情况、有无烟酒嗜好、对所结核病相关知识的掌握情况。对患者进行评估为下一步的健康教育提供了依据。在患者留院观察期间，护理人员应做到分阶段、有重点、有针对性地完成健康教育工作。

2. 环境与制度介绍　向患者及其家属介绍急诊环境、护理人员情况、化验及检查科室位置、作息时间、支付费用方式及注意事项、预防院内发生结核病感染的措施。向留院观察患者介绍留院观察须知及陪住制度，使患者顺利完成急诊就诊并有效执行相关制度。

3. 急诊抢救患者的建康教育　急诊抢救的患者多数处于危重状态，护理人员的主要任务是抢救患者、执行医嘱、完成护理操作技术，对意识清楚、有接受能力的患者，在治疗护理中可告知患者配合要点及注意事项，对意识不清或无接受能力的患者可先将相关事项告知家属，待患者病情平稳后再进行健康教育。

4. 急诊结核病患者的健康教育

（1）为就诊的结核病患者发放一次性外科口罩，并教会其使用方法。

（2）禁止患者随地吐痰，对咳痰患者发放痰袋，并告诉其痰袋用后放入黄色医疗垃圾桶统一处理的方法。

（3）在条件允许的情况下，留院观察病室应保持通风换气，并向患者讲解病室通风的重要性。

（4）教育患者家属做好自身防护，陪护期间佩戴医用防护口罩，加强营养，注意休息，预防院内感染发生。

（5）就诊后回家治疗的结核病患者需要掌握结核病治疗及康复的相关知识，如结核病的病因、传播途径、治疗原则、抗结核药及副作用、定期复诊的意义、居家生活中的消毒隔离、结核病患者的饮食与康复。因为急诊患者在院时间短，患者年龄、教育背景各不相同，护理人员在面对面教育的同时可引导患者观看宣传板及结核病宣传视频，发放宣教手册及健康教育处方，使患者容易掌握所需知识，提高健康教育效果。

（二）制定规范的结核病健康教育手册

根据急诊工作特性及急诊结核病患者的特点，制定规范化的结核病健康教育手册，利用健康教育处方、宣传板、电视视频等，采取不同形式的教育方法，以在有限的时间内最大限度地满足急诊各类人群的健康教育的需求。健康教育手册应涵盖以下内容。

1. 各种结核病及其并发症　如肺结核、肠结核、结核性脑膜炎、结核性胸膜炎、咯血、肠梗阻、昏迷等的病因、临床表现、诊断、治疗、治疗用药、注意事项、转归及康复知识。

2. 结核病的消毒隔离知识　结核病的传播方式与预防方法、居家消毒与隔离、结核病患者痰的消毒方法及防护口罩的正确使用等。

3. 治疗用药及药物副作用　结核病的治疗原则、不正规治疗的危害、各种抗结核药的服药方法及副作用、定期复查的意义等。

4. 生活指导　饮食、休息及日常生活中注意事项。

（三）加强健康教育者的培训

急诊的特点决定了护理人员必须具备全面的专业素质及切合实际的教育计划内容和实施方法。

1. 确立急诊健康教育服务的主体意识　通过外出学习参观、专题讲座、情景模拟等多种形式进行健康教育理念、理论技能及服务礼仪的学习培训，充分调动科内护理人员的积极性和潜力，激发护理人员爱岗敬业、团结上进的工作热情。

2. 加强专业理论知识培训　急诊科护理人员获取专业知识的途径大多来自工作实践、院内活动，缺乏系统的专业培训，这种单纯依靠工作年限的增长、工作经验的积累来提高业务水平的现状，不利于急诊科护理人员整体素质的提高。护理人员自身专业水平不足，势必影响健康教育质量。护理人员大多没有时间系统接受健康教育培训，而较多的急诊护理管理者又认为护理人员只需熟练掌握基础护理操作、急救护理技术，忽视对护理人员语言表述能力和沟通能力的培养，从而影响忽视健康教育的效果。管理者要制订教育计划，定期对护理人员进行急诊及结核病专业理论知识的培训与考核。安排护理人员参加急诊认证学习班，使护理人员取得急诊专业护士资格，提高急诊护理队伍专业理论水平。

3. 急诊健康教育技巧培训　掌握一定的传播技巧、采取正确的教育方法和途径、选择合适的时机是做好健康教育的基本条件。依据急诊结核病患者健康教育的特点，培训护理人员在进行健康教育时应遵循以下原则。

（1）通俗性原则。急诊就诊的结核病患者由于职业、文化程度及生活背景不同，对健康宣教知识的理解能力也不同。护理人员要把健康教育知识用通俗易懂的语言传递给患者，要做到深入浅出，尽量避免使用医学术语。健康教育过程中注意患者的反馈，对患者的疑问及时做出解释，使患者能够完全理解，以达到健康教育的最佳效果。

（2）随机性原则。急诊就诊的结核病患者多为重症结核病患者，这些患者的病情不稳定，可随时发生变化，护理人员要密切观察患者的病情，发现患者病情变化及时处理，并进行相关健康教育。

（3）短暂性原则。急诊结核病患者在急诊观察期较短，急性症状得到控制后即可离院或转住院治疗，护理人员要合理安排工作，既不影响患者治疗，又不延误患者的健康教育。

（4）综合性原则。急诊就诊的结核病患者可能合并有慢性疾病，护理人员要充分考虑到慢性疾病对结核病的影响，进行综合性的健康教育。如结核病合并糖尿病的患者，护理人员不但要进行结核病方面的健康教育，还要考虑到糖尿病对患者结核病治疗的影响，指导患者控制血糖，做好糖尿病相关知识的健康教育。

（5）强化性原则。初诊的急诊结核病患者缺乏结核病相关知识，护理人员要采取反复强化的宣教方式，如肺结核合并咯血的患者，护理人员要多次讲解将气道内出血咯出的重要性，促使患者主动配合，预防患者发生窒息。

（6）礼貌性原则。急诊就诊的结核病患者起病急，加之结核病具有传染性，易导致患者及其家属情绪不稳定，产生抵触甚至恐慌心理。护理人员在健康教育过程中，应表现出对患者尊重和友好、真诚相待、耐心负责，不歧视患者，切忌自以为是，采用说教式语言及态度生硬。

（四）建立急诊健康教育互动服务

设急诊健康教育互动记录本——将健康教育记录表格化，表格内容包括健康教育护理人员和患者的姓名、健康教育重点内容、评估效果、反馈意见、患者或家属签名等。护理人员在治疗过程中选择合适时机向患者讲解健康知识，并详细解答患者提出的问题，将健康教育内容简明扼要地填写在健康教育本上。待患者病情缓解后复述教育内容，护理人员再根据情况进行教育补充，最后由患者或家属浏览加深印象后反馈意见并签名。此措施既增加了患者和家属的参与性，又有效保证了健康教育的落实。

四、评价

（一）教育对象评价

1. 与患者交谈的方式　责任护士、护士长采用与患者交谈的方式了解和检查健康教育执行的程度和质量。

2. 定期调查　定期向患者发放意见征询表，通过收集信息，对存在问题分析原因、修正制定措施、促进管理。

（二）教育者自我评价

1. 集体交班时提问　在交班时不定期请责任护士介绍所负责的留院观察患者的基本情况，检查责任护士对患者的了解程度、工作责任心和工作能力。

2. 健康教育质量讲评会　科内每月召开健康教育质量讲评会，共同探讨健康教育活动中存在的问题。对好的经验进行切磋、推广，不足的地方提出整改措施，同时对表现出色者和欠佳者分别给予表扬、批评。

第四节　门诊肺结核患者的健康教育

门诊是医院面向社会的重要窗口，不仅承担着诊治患者疾病的任务，同时也承担对患者进行健康教育的责任，尤其是对肺结核患者。由于肺结核是一种慢性传染病，肺结核的治疗不仅疗程长，且多数肺结核患者的治疗在门诊进行，因此，对肺结核患者进行健康教育更体现其重要性和必要性。通过健康教育，让患者得到肺结核的治疗和防控知识，养成良好的卫生习惯，避免传染病在社会以及在家庭的传播和交叉感染，促进患者康复，促进医患关系和谐。

一、评估

（1）评估患者年龄、知识层次、文化背景及获取结核病防治知识的需求。

（2）评估患者的健康状况（包括营养状况）。

（3）了解患者个人工作、生活和卫生习惯。

（4）评估患者对疾病的认识和心理状态。

（5）评估患者目前疾病和身体整体状况，如症状、体征和相关的检查结果情况。

（6）评估患者对肺结核的消毒隔离知识的了解和掌握程度。

二、制订健康教育计划

（一）肺结核相关发病和治疗知识的讲解

让患者了解肺结核的发病原因、症状体征、诊断治疗，以及肺结核治疗的早期、联合、适量、规律、全程的原则，提高患者治疗的依从性。

（二）介绍抗结核药物的作用及不良反应

由于治疗过程漫长和用药的不适，有些患者难以坚持全程治疗。要让患者知道哪些表现是药物的不良反应，以便及时发现和治疗，保证用药过程的安全和顺利。同时，鼓励患者克服身体不适，积极配合，坚持完成规范治疗。

（三）对患者容易出现的心理反应进行介绍

包括传染病报告卡的填写是否会给患者造成社会上和工作上的不良影响；肺结核一旦让别人知道，是否会遭到歧视；患上肺结核会引发心情不悦，不愿再融入社会等各种心理问题。通过健康教育，协助患者调整心理状态，坚定战胜疾病的信心。

（四）介绍消毒隔离知识

具体讲解在家庭生活、社会活动中应怎样做消毒隔离，让患者掌握知识的原理和实际操作方法。

（五）休养知识介绍和指导

讲解和教导饮食起居和锻炼方法，让患者知道根据自己的病情怎样劳逸结合，指导患者怎样合理膳食。

三、实施健康教育计划

门诊的工作特点，决定了门诊健康教育工作存在一定的难度，如门诊患者的流动性大、在院停留的时间较短、患者的就诊心态急切、综合情况和求知欲的差异，等等。因此，门诊健康教育计划的实施应采取多种形式，因人、因病、因需、因时，伴随医疗活动的全过程，主动地、不失时机地，以通俗易懂、易接受的健康教育语言，做门诊肺结核患者的健康教育。

（一）健康教育的形式

1. 讲课　以大讲堂和小讲课的形式向就诊患者做肺结核的相关知识讲座，同时，回答患者提出的各种问题。

2. 宣传板　以挂板形式向患者宣传肺结核的相关知识，让患者利用候诊时间学习防治。

3. 视频　以电视滚动播放的形式向就诊患者传递肺结核相关知识的影像，让患者形象地了解相关信息及防病治病的方法。

4. 图文资料　以健康教育处方的形式向就诊患者介绍肺结核相关知识，让患者根据自己的病症索取相关的、有针对性的健康教育处方。

5. 个体教育　对特殊肺结核患者，如耐多药和广泛耐药肺结核患者，在心理、治疗、家庭生活、消毒隔离等方面，针对个体情况进行教育。

（二）健康教育的要点

1. 肺结核相关知识　首先以多种形式，通俗易懂、生动形象地给患者讲解肺结核是一种慢性传染病，多数患者的病史较长，往往与许多疾病相关，与生活环境、生理因素也有一定关系。结核分枝杆菌通过空气传播，排菌的肺结核患者通过咳嗽、打喷嚏、大声叫喊、谈话等，将含有结核分枝杆菌的微滴核传播到空气中而传染给他人；讲解肺结核的临床症状、所需要做的相关检查等。讲解各项检查的相关事宜，让患者能够接受和配合。对初诊患者，需重点讲解有关检查的重要性和留取标本的正确方法，如为什么要做这些检查，在各项检查的前后应注意的事项，怎样配合才能正确、顺利、安全地完成各项检查。对复诊患者，需重点讲解再次做各项检查的必要性，让患者明白和理解，同时能够很好地配合。

2. 治疗用药知识　肺结核是具有传染性的慢性疾病，需要较长的治疗用药时间，有些患者症状好转或症状消失便认为疾病痊愈，开始不按时服药，或忘记服药，或自行停药。同时，抗结核药物有较大的副作用，有些患者对此并不了解。所以，详细介绍抗结核药物的治疗原则，要求患者遵医嘱坚持用药，在家中可采用闹铃提醒方式避免遗忘服药；讲解用药的基本常识，以及药物的作用和副作用，让患者知道抗结核药物的服用时间、如何观察药物的副作用及表现、为什么定期进行肝肾功和血常规的检查，尤其对初治的肺结核患者更要细致地讲解，以此提高患者治疗的依从性，获得满意的治疗效果。

3. 心理疏导知识　由于肺结核所具有的特点和治疗的特殊性，患者在心理上会产生不同程度的烦躁、自卑、焦虑和悲观，情绪会因心理变化而低落。对于门诊患者，心理疏导不仅需要我们做，也需要患者家属做，告诉家属心理疏导的必要性和方法，如果能教会患者自我疏导，将会产生不同寻常的效果。通过有关疾病各方面知识的讲解，以及有关实例的介绍和分析，帮助患者正确对待疾病；同时让患者了解疾病治疗的过程，解除各种疑虑；通过与家属的沟通，帮助患者正视疾病带来的经济、生活、人际等方面的困扰，使其减轻心理压力，长期心理压力将会引起机体神经体液调节失衡、免疫力下降，导致病情恶化、复发或迁延不愈。良好的心态是建立信心、促进康复的基础，所以，心理疏导知识的宣教是非常必要的。

4. 消毒隔离知识　指导患者及其家属做好预防传染和进行消毒。

（1）口罩的使用。现在越来越多人的健康意识逐渐增强，知道戴口罩可以防止呼吸道传染病。但在医院等公共场所戴口罩的更多是健康人，实际上最需要戴口罩的应该是肺结核患者，尤其是排菌的肺结核患者，因为他们是传染源。向患者及其家属讲解肺结核的传播途径，告诉患者在公共场所、在与人交谈时都应戴口罩，减少飞沫核的传播；家属与患者密切接触时也要戴口罩，减少被传染的机会。

（2）痰液的处理。肺结核的传染源主要是排菌的肺结核患者的痰。应特别强调禁止随意吐痰，禁止随手乱扔痰纸。患者将咳出的痰液吐在纸里，如果在医院，将痰纸扔到黄色垃圾桶内；如果在家中，将痰纸放入固定耐热的容器（如带盖的铁痰盂）中焚烧处理；如果在外面，将痰纸放入垃圾袋中，带回家处理。这是直接杀灭结核分枝杆菌，减少传播的最简单、最经济、最有效的方法。

（3）习惯的养成。宣传养成良好习惯的重要性，讲解肺结核患者如果在排菌期，1 次咳嗽可使具有传染性的微滴核增加到 3500 个，1 次喷嚏可排放高达 100 万个飞沫核。同时，患者排出的结核分枝杆菌落到衣物、被褥、地面，干燥后会随尘土飞扬被人们吸入而受感染。因此，传染性肺结核患者在咳嗽、喷嚏、大笑、大声谈话时一定要以纸巾遮住口鼻，以减少含有结核分枝杆菌的飞沫排到空气中，用后的纸巾不要随手丢弃，应集中焚烧处理。

（4）空气的清洁。开窗通风使空气流通，是减少室内空气中菌量的有效方法，每天不少于 2 次，每次不少于半小时，通风不好的房间可安装换气扇或空气消毒机。天冷时通风要注意为患者保暖，或暂时避开通风的房间，以免受凉，引起呼吸道感染。

（5）接触的防护。有条件的家庭，如果患者的病情不需家属长时间陪伴，一定要做到分室居住；但如果没有条件做到分室居住，要做到分床或分床头睡；患者的餐具要单独使用，并定期（每周）煮沸消毒；衣物和被褥定期晾晒，阳光紫外线消毒；物品和地面每天清洁。

5. 生活休养知识　让患者知晓结核病是慢性消耗性疾病，养成良好的日常作息和饮食卫生习惯非常重要。患者可根据身体情况适当运动，劳逸结合；饮食要营养搭配均衡，不仅要高热量、高蛋白和富含维生素，还要增加含钙食物的摄入，糖尿病患者注意碳水化合物和含糖食物的摄入量。讲解的同时，可列举一些运动方式和具体食物供患者参考。对于吸烟、饮酒的患者，告诉他们禁烟、戒酒的必要性。

四、评价

利用患者候诊和为患者治疗的机会，采取问候与交流的方式，评价患者对护理人员所做宣教知识的理解和了解的程度；通过接受结核病防治知识的宣教，评价患者及其家属实际掌握和做到了多少，还存在哪些误区；评价患者通过健康教育后，身心状况是否得到改善和疾病的恢复情况。针对具体患者和具体问题，设定具体的健康教育目标，通过多种方式，克服门诊健康教育的不便因素，达到肺结核门诊健康教育的效果。

第五节　住院肺结核患者的健康教育

住院肺结核患者一般病情较重，在院时间长，心理状况复杂，护理人员应根据其生理、心理特点及不同的住院时期，有针对性地安排健康教育活动，使患者了解并掌握结核病防治知识和自我保健技能，树立战胜疾病的信心，改变不良卫生习惯，行为向有利于结核病康复的方向发展。通过健康教育，达到提高患者治疗依从性，增强患者的心理调节与社会适应能力，促进疾病康复，降低疾病的复发率、死亡率，促进治愈的目的。

一、入院教育

（一）评估

（1）评估患者的年龄、知识层次、文化背景及学习需求。

（2）评估患者的既往健康状况及个人卫生习惯。

（3）评估现病史，包括患者的意识、症状和体征及痰菌检查情况。

（4）评估患者对结核病知识的掌握情况。

（5）评估患者对消毒隔离知识的掌握情况。

（6）评估患者的营养状况。

（7）评估患者的精神、心理状态。

（二）教育目标

（1）满足患者的学习需求。

（2）患者了解完成肺结核规范治疗的重要性，掌握药物治疗的知识。

（3）患者能够调整心理状态，树立战胜疾病的信心。

（4）患者能积极配合护理人员，坚持完成规范治疗。

（5）患者掌握消毒隔离知识。

（6）患者掌握科学饮食原则，营养状况得到改善。

（三）健康教育计划与实施

护理人员要运用恰当的沟通技巧，建立和谐的医患关系，构建良好的交流平台，在此基础上，根据评估结果制订健康教育计划、对患者实施有效的健康教育。

1. 健康教育要点

（1）心理指导。患者患病后难免会感到焦虑和担心，且由于医学知识有限，患者在就医过程中心理往往处于弱势，情感处于低潮。患者家属对结核病的认知程度以及对患者的支持程度也直接影响患者的心理状态。某些抗结核药物的使用会不同程度地影响患者的精神、心理状态，因此，评估患者的心理状态，做好心理指导，是结核病治疗不可或缺的环节。护理人员根据患者的年龄、性格、知识层次、文化背景，用真诚、平和、关切、和蔼的沟通态度与患者进行沟通，告知患者结核病可防可治，消除患者消极、恐惧的心理，使其树立疾病治愈的信心。了解患者家属对结核病的认知程度以及对患者的支持程度，告知患者家属结核病虽然是传染性疾病，但经正规治疗 2 周后，传染性下降 95%，减少家属对结核病的恐惧程度，使家属不要孤立、疏远患者，而是给予患者经济、精神层面的支持，减轻患者因患传染病而产生的对家庭的愧疚感。在应用抗结核药之前评估患者的心理、精神状态，观察用药后患者的精神状态及心理反应，对于有心理疾患的结核病患者应实施有针对性的心理疏导，提供心理支持手册供患者阅读参考，并鼓励患者与心理咨询师建立联系，一对一进行心理辅导，使心理问题对治疗的影响降到最低。

（2）疾病知识指导。讲解结核病的发生发展过程、传播方式、易感因素以及预防继发感染的意义，讲解留取痰标本的意义和方法，并指导患者正确留取痰标本。讲解各种检查前后的注意事项及需要配合的内容，使患者安全顺利地完成检查。

（3）消毒隔离指导。指导患者注意保持室内空气新鲜，尽量采用自然通风方式进行通风；将痰吐到纸内包好并放入不透水的容器中，由护理人员按要求消毒处理。在大声说话、咳嗽、喷嚏时要用纸巾遮掩并及时洗手；在与家人、护理人员交流时或到检查科室做检查时应主动佩戴口罩。指导家属尽量减少探视，探视时佩戴 N95 口罩。

（4）咳嗽、咳痰、咯血的指导。讲解保持呼吸道通畅的重要性，鼓励患者有痰及时咳出。对痰液黏稠不易咳出者，指导多饮水或配合使用雾化吸入稀释痰液，强调遵医嘱按时口服化痰药。对长期卧床者，讲解定时翻身、叩背对松动痰液、利于咳出的作用。对咯血患者，指导其密切观察咯血量，对痰中带血或少量咯血者，嘱其绝对卧床休息。咯血量大于 100ml 时，提示有窒息的危险，注意防范。教育患者保持口腔清洁，每次咳痰或咯血后要用清水漱口，减少口腔细菌的滋生，预防口腔黏膜的感染。

（5）饮食指导。肺结核为慢性消耗性疾病，良好的营养状况对结核病的恢复起着至关重要的作用。向患者讲解保持良好的营养状况对疾病恢复的重要性。鼓励患者正常进食，如无并发症，建议食用高热量、高蛋白、高维生素及含钙丰富的食物，忌食油炸、辛辣的刺激性食物。特别要禁止吸烟、喝酒，避免降低抗结核药物的疗效或延长疗效。对食欲减退者，为患者提供喜爱的饮食，对肺结核合并糖尿病患者给予糖尿病饮食。

（6）用药指导。

1）用药常识指导。介绍结核病的治疗原则为早期、联用、适量、规律、全程，对于患者更应强调不规律用药与不全程用药的危害。告知患者不规律用药可致血药浓度忽高忽低，血药浓度过低易诱发耐药性的产生，过高易发生药物毒性作用。部分患者在服用抗结核药物一段时间后，疾病症状往往大有好转，不再重视结合药物的规律服用，甚至出现擅自停药的现象，那些生长缓慢或细胞内的结核分枝杆菌仍然存活，这样会导致治疗失败和复发。讲解所用药物的作用、副作用，指导患者正确用药，做到发药到手，服药到口。强调服药期间为减轻药物对肝脏的损害，绝对禁止饮酒。指导患者密切观察用药后的不良反应，发现不适及时告知护理人员。

2）药物副作用监测指导。告知口服利福平可使尿、便、汗液、眼泪和唾液变为红色或橘黄色，还可引起恶心、呕吐、腹泻和类流感症状，出现这些情况不要紧张，这些都是药物的正常代谢现象。异烟肼的主要副作用是外周神经炎，特别是糖尿病、慢性肾衰竭、营养不良和嗜酒者更为明显。口服吡嗪酰胺者易出现关节痛，并可能影响正常的肝功能，告知患者如出现皮肤、巩膜发黄，右季肋部触痛应及时报告护理人员。应用乙胺丁醇和链霉素时，可产生视神经炎，导致视力障碍，指导患者注意视力改变。链霉素有耳毒性，提醒患者注意听力改变。

（7）生活指导。指导患者养成良好的生活习惯，活动以不感到疲劳为宜，活动后要适当休息，重症恢复期的患者活动要循序渐进。充足的高质量睡眠对调节人体免疫力具有重要的作用，向患者讲解睡眠的重要性，指导患者每日要保持8小时的充足睡眠，以保证足够体力及良好的精神状态。

2. 工具及方法

（1）利用多种媒介开展健康教育。①宣传栏或墙报：宣传栏通常可定期更换内容，注意做到标题醒目、内容简洁通俗，字体字号易于阅读，内容形式图文并茂。宣传栏的高度和光线应适宜阅读。由于患者住院时间较长，宣传栏的内容应重点使患者了解住院治疗期间的关键知识，还可设“答疑解惑”栏，针对某些患者的学习需求做出相应的指导性解答。②发放宣传材料：向肺结核患者发放健康教育宣传手册、社会支持手册等。③有条件的医院可在病房安装视频播放设备，向患者播放结核病的相关知识教育短片或视频节目。

（2）面对面教育。

1）开展个体化健康教育。对于住院的患者，由责任护士根据患者所患结核病的类型及有无并发症等特点进行个体化健康教育。个体化教育应贯穿入院到出院的全过程，有针对性地将健康教育渗透到工作中的一点一滴。

2）开展单元讲座。以病室、病种为单元，针对住院期间存在的一些共性问题进行健康教育，讲解时注意患者的反馈，注重实效。健康教育要注重个体化和反复性以增强记忆。

3）开展健康教育大课堂。在全院范围内为患者举办健康教育讲座，由不同领域的医务工作者（如临床科室、检验科、营养科等）向患者讲解有关结核病的知识，并就患者在治疗过程中产生的各种问题进行解答，尽可能通过交流消除患者的疑虑，提高患者的依从性，使其积极配合治疗。

4）开展患者之间的交流。提供一定的场所，使患者通过与其他患者的相互交流，分享治疗期间的心得体会，并通过相互鼓励而获得心理上的支持，从而配合医师完成治疗。随着信息技术的发展，护理人员也可鼓励患者并为患者提供网络信息平台，促进患者之间进行交流活动。

（四）评价

评价患者对结核病相关知识的掌握程度，如结核病治愈的关键、抗结核药的主要不良反应，能否主动配合药物治疗；患者掌握消毒隔离知识的情况，如结核病的主要传播途径、患者房间和衣服如何消毒、如何与健康人隔离；心理护理后患者的心理状况有无改善，是否能以积极的心态对待疾病；健康教育后患者能否做到科学膳食、规律生活。对于健康教育未能实现的部分目标，应寻求原因并采取相应的对策，努力使所有患者都能达到教育的预期目标。

二、出院教育

患者已完成1~2个月的住院治疗，即将回归家庭，进入继续治疗期。患者离开了医院，脱离了护理人员的照护与指导，此时护理人员应给予患者一个恰当及时的出院教育，它将直接关系到患者继续治疗期服药的依从性及疾病的预后。

（一）评估

（1）评估患者及其家属对继续治疗期的学习需求。

（2）评估患者自我管理能力、家属的照护能力及家庭继续治疗可能存在的困难。

（3）评估患者及家属居家治疗时用药及消毒隔离知识的掌握情况。

（4）评估患者的心理状态。

（5）评估患者的营养状态。

（二）教育目标

（1）满足患者及其家属的学习需求。

（2）在家属的配合下，患者对后续治疗能发挥良好的自我照护能力，建立信心，完成后续治疗。

（3）患者及其家属掌握居家治疗的用药及消毒隔离知识。

（4）患者能够保持良好的心理状态。

（5）患者能够保持良好的营养状态。

（三）健康教育计划与实施

在出院前一天，护理人员应将前一阶段的治疗结果告知患者，并详细交代出院转诊及后续管理的注意事项、定期复查、药物不良反应应对、本院的详细地址及联系电话等，同时强调坚持完成治疗的重要性，鼓励患者树立信心，配合治疗。

1. 健康教育的要点

（1）预防知识指导。再次向患者及家属强调坚持规律、正规抗结核治疗是治疗成功的关键。详细介绍各种药物可能出现的不良反应及处理方法。帮助患者建立正确的遵医行为，坚持按规定疗程完成治疗，切忌自行停止治疗。指导患者养成良好的生活习惯，合理休息与适当活动相结合，积极预防呼吸道感染，如有感染及时就诊，进行抗感染治疗。恢复期坚持每天做腹式呼吸操，以提高呼吸肌耐力，并做到禁烟酒。

（2）家庭护理指导。向患者家属讲解家庭成员在情感与行动上的支持对患者疾病恢复的重要作用，以取得家属的合作。指导患者及家属掌握正确的隔离方法，注意科学隔离，如分室居住或分铺睡眠，痰要吐到纸上后焚烧，或吐入盛有10%漂白粉液的痰杯中进行消毒，不要与婴儿亲吻等。嘱家属给患者加强营养，调理膳食。宜吃滋阴养肺的食品，忌吃香燥伤阴耗气之物；宜吃清淡益气食品，忌吃辛辣刺激性食物；宜吃新鲜乳类、禽蛋、瓜果和豆制品，忌烟酒。

（3）复诊指导。交代出院后定期复查胸片、CT、痰菌及各项生化检查，以观察用药效果，判断有无影响药物治疗的不良因素。

2. 工具与方法　在出院教育过程中主要采用面对面语言教育的方法，发放出院记录单和出院联系卡等纸质媒介的健康教育工具。

（四）评价

患者出院后，一部分患者在其归属地结核病防治机构继续进行治疗管理。一部分患者会在结核病医院门诊继续复查进行后续治疗。对于患者出院后的目标评价，可通过随访记录进行评价，也可通过移动互联网手机App信息平台进行评价。评价患者能否主动规律药物治疗；患者及其家属居家消毒隔离执行情况，如分室居住、患者房间和衣服如何消毒、如何与健康人隔离；居家治疗时患者的心理状况如何，情绪是否稳定，是否能以积极的心态对待疾病；居家治疗时患者的营养状态，能否做到科学膳食、规律生活。

三、健康教育新举措——专职健康教育护理人员

护理人员的健康教育能力对患者的健康教育效果起着至关重要的作用。责任

护士的时间和精力不能完全满足患者的健康教育需求。近几年，某些结核病专科医院设立了专职健康教育护理人员岗位，她们不负责患者的任何治疗工作，而专门为患者进行健康教育。健康教育护理人员是由具有一定工作经验、理论基础扎实、沟通能力强、具有亲和力的高年资护理人员担任，与责任护士协作，做好住院健康教育评估，根据评估的结果制订计划，根据计划实施有针对性的个体化健康教育，对健康教育工作进行效果评价，有持续改进的方法，真正实现全程、全人、全面、无缝隙的健康教育表（7-1）。健康教育护理人员每天深入病房与患者沟通交流，为患者解决实际问题的同时了解患者的心理状况，并对其进行心理疏导。每天密切地接触、深入地交谈，无形中与患者及其家属形成一种朋友式关系，在完成健康教育的同时也拉近了医患距离，使护患关系更加融洽。专职健康教育护理人员在结核病护理的平台上将会发挥越来越显著的作用，为护理岗位管理开辟一条新的道路。

表 7–1　肺结核患者标准健康教育路径表

实施时间	教育内容	教育工具和方法	完成人
入院第 1 天	□入院护理评估（生理和心理状况） □环境及人员介绍 □肺结核患者知识、信念、行为评估 □讲解并示范标本留取的正确方法	1. 入院评估单 2. 肺结核患者知、信、行调查问卷 3. 心理测评问卷 4. 面对面语言教育 5. 动作示范	主管护士： 责任护士：
入院第 2 ~ 7 天（第 1 周）	□心理指导 □消毒隔离指导 □用药指导 □饮食指导	1. 观看健康教育短片 2. 发放健康教育手册 3. 健康教育宣传栏 4. 面对面语言教育	主管护士： 责任护士：
入院第 8 ~ 14 天（第 2 周）	□特殊检查前后指导 □用药指导 □生活指导 □呼吸功能指导	1. 健康教育宣传栏 2. 面对面语言教育 3. 动作示范	主管护士： 责任护士：

续表

实施时间	教育内容	教育工具和方法	完成人
入院第 15 ~ 21 天（第 3 周）	□心理指导 □健康教育专题讲座 □针对未掌握的内容进行强化、指导 □询问患者存在的疑惑并给予解答	1. 心理支持手册 2. 健康教育宣传栏 3. 面对面语言教育	主管护士： 责任护士：
出院前 1 天	□对患者知识、信念、行为进行评价 □预防知识指导 □家庭护理指导 □复诊指导	1. 肺结核患者知、信、行调查问卷 2. 出院记录单 3. 出院联系卡	主管护士： 责任护士：

第六节　信息技术在结核病健康教育中的应用

健康教育是通过有计划、有组织、有系统的社会教育活动，促使人们自觉地采纳有益于健康的行为和生活方式，消除或减轻影响健康的危险因素，预防疾病、促进健康和提高生活质量。健康教育的核心是积极教育人们树立健康意识，养成良好的行为与生活习惯，以减少或消除影响健康的危险因素。现代健康教育管理模式提出了通过网络、电话、短信、视频等现代化的计算机管理手段，以知识管理信息平台和受众服务信息平台为基础的现代管理模式。因此，在健康教育与健康促进中普及、推广、应用现代信息技术，对于开发利用健康信息，提高健康教育质量，拓展健康教育与健康促进工作等具有非常重要的作用，尤其在结核病治疗与防护过程中扮演着重要角色。

一、信息技术的概念

信息技术在护理领域的应用始于 20 世纪 80 年代，主要是指借助网络、卫星、无线电等信息端口，利用电话、计算机、电视及其他移动设备为患者提供非面对面的护理康复服务和健康照顾。它也被定义为一种提供社会支持的工具，即通过创建支持网络、提供媒体中介和在线支持等良好的监控系统，以促进慢性病患者、照顾者和卫生系统之间永久的联系。

二、信息技术在结核病健康教育中的主要形式

信息技术用于健康信息传播和疾病管理的主要形式有电话随访、智能手机、网络平台服务、远程终端控制设备、电视等；用于结核病的健康教育，则多以电话随访、智能手机、网络平台服务和远程终端控制设备等形式开展。信息技术作为一种管理工具，已经纳入结核病健康教育管理模式，使其成为结核病健康教育体系的一部分。

（一）电话随访在结核病健康教育中的应用

1. 电话随访的应用优势　作为一种经济、方便、省时的随访方式，电话随访在结核病健康教育中被广泛应用。为保证随访质量，电话随访的实施须有科学的目标和合理的计划。电话随访需要在专业人士（具有丰富临床经验的护理专家或专科护理人员）的讨论下制定电话随访指南、电话随访流程图、电话随访记录单及与电话随访配套的书面出院指导等系列科学方案，由结核病专科护理人员实施随访。除了流程，电话随访频次和时间也要有科学的要求，例如：初次随访的时间一般为 1 周内，随访频次需结合制定的随访目标和计划来确定等；在初始时随访量可能最大，随后通过受访者反馈加以巩固和调整。通过实施电话访问，患者可获得结核病的自我护理、正确用药指导、症状识别和应对、结核病家庭防护等的正确知识；同时，通过随访者给予的电话督导和鼓励，使患者的疾病知识得到强化，在结核病认知水平和生活质量上得到明显的改善。可见，电话随访在提高结核病患者的生活质量、自我管理水平以及护理满意度方面均有明显效果。

2. 电话随访的应用劣势　电话随访在结核病健康教育中也存在失访、拒访，或由于沟通内容与沟通效果差异而无法确保依从性等主要缺点。在随访过程中，

往往会出现因为电话号码更换或出差等情况导致失访；因害怕陌生人电话或工作不方便接听等理由而拒访；患者沟通障碍，家属不理解、不配合导致沟通效果欠佳；沟通的时间长、方式不恰当等导致沟通不顺畅等问题。电访随访还会受随访人员沟通方式和技能水平差异的影响，同时由于缺乏面对面的直观交流与指导，从而难以保证健康宣教的依从性。

（二）网络平台服务在结核病健康教育中的应用

借助网络服务的互动、连通、协作等的优势以及组织和个人之间交流的技巧，网络平台服务现已被广泛地应用于提高健康促进与疾病预防服务，尤其是结核病患者的健康教育之中。

1. 智能手机的应用　由于手机号码对应的是特定的个人，这使得对具有某些特性的群体和个体进行针对性的健康教育传播成为可能。手机用户具有极高的收视率，这是其他健康教育载体无法达到的。手机信息还具有良好的可传播性，接收者可将信息保存，反复阅读，并可将其转发给亲朋好友，扩展了健康教育信息传播的范围，并打破地域和时间的限制，成本低廉，是最具潜力的健康教育信息技术。随着移动通信技术的发展，手机的功能日趋丰富，高度集成了多媒体与掌上电脑功能，包括视频、语音、图像、文本等多种内容呈现形式，为开展健康传播提供了更优质的平台。因此，利用手机的网络平台对结核病患者进行健康教育传播是目前常见的形式。通过开发、植入手机的 App（移动设备上的第三方应用程序）软件，能方便、及时地监测病情和管理患者的症状，这也是用于结核病健康教育中的新思路。现有手机 App 平台上，结核病患者可查询相关饮食、护理、治疗、防护等的资讯信息；可以自行设定服药时间，以便后台结核病专业人员用以督导；更突出的功能是患者可与值守的护理人员进行有针对性的问题咨询，确保患者之间、患者与护理人员间的“无缝隙连接”，真正做到：有问题—专家医师在线解答；想知道—康复咨询全面了解；治疗中—服药检查自动提醒；要倾诉—病友与你共同分享。可见，其在结核病健康知识普及、提高患者治疗与服药依从性等方面均有不可忽视的作用。

2. 沟通平台与门户网站服务的应用　沟通平台与门户网站服务的应用也是结核病健康教育的一种新趋势。例如，通过建立微博、微信等沟通平台，对结核病患者及其照顾者进行管理和干预。该平台可构建关怀、互动、健康教育、经验分享等主要内容，运用聊天、论坛、电子邮件、随访等多种形式帮助患者及其照顾者在结核病健康教育方面进行指导；还可以通过平台，促进患者与患者之间的相互交流、相互学习和相互促进与提高。

总之，这种多部门、多水平的网络结构的应用，既避免了局域性健康教育引起的资源重复，又不以牺牲人力、物力为代价，还可以通过网络技术的实施对结核病患者的健康行为促进及移动监测、移动提醒，使结核病健康教育有了从医院到家庭的转变，提高患者的服药依从性，改善治疗结局，同时也提高了护理人员对结核病患者用药情况、健康状态、整体信息等数据收集的完整性和准确性。

3. 网络服务的应用劣势　由于网络服务的虚拟和不可控性，在依从性监测和健康教育信息系统的管理上也多多少少存在着不可控的地方。另外，由于结核病患者以老年人、经济基础较薄弱患者居多，因此，网络技术的操作性和实用性仍难以普及。

（三）远程终端控制设备在结核病健康教育中的应用

1. 远程控制终端的应用优势　远程控制终端是运用一个交互式语音应答系统，患者每天用标准电话按键将需要观测的指标如生命体征、用药反应及防护知识等的特定问题输入终端设备，通过与预先设定好的参数对比，输出检测结果；如有异常数据，系统则会发出警告，由健康教育管理者评估异常情况，做出相应的处理。远程终端控制设备用于结核病患者的健康教育还在探索阶段，常常采用“教育—反馈”的方法确保患者理解，并教会患者使用远程控制工具以及解释检测生理参数的重要性，以确保健康教育的有效性。通过远程控制技术的健康教育，可以减少患者再入院率，使患者提高生活质量，条件允许的情况下较易被患者接受。

2. 远程终端控制的应用劣势　远程终端控制设备昂贵使其使用依从性不高；同时，在效果评价上，远程控制技术未能减少医疗服务的利用率和相关费用，在提高患者自我管理行为上的效果不是很明显。

三、信息技术在结核病健康教育中应用的重要意义

信息技术的交互性与即时性、海量性与共享性、多媒体与超文本、个性化与社群化等的主要特征迅速发展。信息技术更新了传统的面对面的结核病健康教育形式，全面、个体化、多角度地对患者实施持续监测和系统管理，提高患者自我管理效能及家庭照顾者的照顾水平，改善结核病患者的生活质量、改变不良行为习惯，减轻门诊复诊压力等。信息技术的科学性、知识性、趣味性和实用性并重的特点，在结核病健康教育科普传播中具有优越性，也是最为经济、便捷的教育模式，更是结核病患者健康教育管理的必然趋势，值得推广和应用。

（赵红　聂菲菲　于燕华　吴　平）

参考文献

[1] 吕姿之 . 健康教育与健康促进 . 北京：北京医科大学中国协和医科大学联合出版社，1998.
[2] 李曼琼，罗艳华 . 临床护理健康教育学 . 北京：人民卫生出版社，1999.
[3] 郑修霞 . 护理教育学概论 . 北京：北京医科大学出版社，2002.
[4] 马骁 . 健康教育学 . 北京：人民卫生出版社，2006.
[5] 姜安丽 . 护理教育学 . 北京：人民卫生出版社，2007.
[6] 刘建芬，黄惟清 . 社区护理学 . 北京：中国协和医科大学出版社，2010.
[7] 严碧涯，端木宏谨 . 结核病学 . 北京：北京出版社，2003，4：78-1361.
[8] 董红，焦卫红，徐志兰 . 住院肺结核患者心理状态与社会支持的相关性研究 . 实用护理杂志，2004，40（5）：782-783.
[9] 傅瑜，游永红 . 肺结核是如何传染的 . 结核病健康教育，2007，1：33-34.
[10] 田苗冉，曹爱利，李永玲 . 浅析急诊留观患者健康教育的开展情况 . 中外医疗，2009，26：110.
[11] 王柳行，曹志友 . 健康教育与健康促进教程 . 北京：中国中医药出版社，2009：83-102.
[12] 侯晓倩，赵兴国 . 成人学习特点及其学习策略生成的途径探讨 . 成人教育，2009，267：42-43.
[13] 冯满雄，杨玉珍，钟志阳 . 门诊肺结核患者健康教育的效果评价 . 海南医学，2010，21（10）：122-124.

[14] 刘庚，李庆印，刘华平.对慢性心力衰竭患者实施标准电话访问管理的效果研究.中华护理杂志，2010，45（3）：201-204.

[15] 蔡丽萍.急诊开展健康教育的影响因素及对策.护理与康复，2011，10（5）：382-384.

[16] 黄津芳.住院患者健康教育指南.北京：人民军医出版社，2011：3-14.

[17] 王黎霞.耐多药肺结核防治健康促进实用手册.北京：中国协和医科大学出版社，2011：33-38.

[18] 刘英.肺结核患者的健康教育.健康教育，2011，19（11）：2004.

[19] 夏莹，陈琰，吴菊芬，等.班杜拉社会学习理论对慢性阻塞性肺疾病患者呼吸训练依从性的影响.护士进修杂志，2011，26（2）：137-138.

[20] 张俊娥，郑美春，黄金月.结肠造口患者出院早期电话干预延续护理模式之构建.中国护理管理，2011，11（8）：31-35.

[21] 雷轶芳.深化开展急诊科特色健康教育工作的做法.中国社区医师，2012，14（314）：395-396.

[22] 王立辉.急诊留观患者的健康教育.中国当代医药，2012，19（29）：130-131.

[23] 吴茜，万文洁，施雁.信息通讯技术在护理领域的应用现状与展望.护理学杂志，2012，27（13）：86-88.

[24] 綦迎成，孟桂云.结核病感染控制与护理.北京：人民军医出版社，2013，102-105.

[25] 钱琴.信息通讯技术在出院患者回访中的应用现状与展望.当代护士，2013，9：20-21.

[26] Atkin P，Barrett D. Benefits of telemonitoring in the care of patients with heart failure . Nurs Stand，2012，27（4）：44-48.

[27] Purcell R，Mcinnes S，Halcomb EJ. Telemonitoring can assist in managing cardiovascular disease in primary care：A systematic review of systematic reviews. BMC Fam Pract，2014，15（1）：43-69.

第八章 结核病患者的心理护理和社会支持

结核病是一种以呼吸道传染为主要传播途径的慢性传染性疾病，患者因病程较长、药物的不良反应、长期治疗的经济压力、社会成员的疏远等因素，导致身心承受巨大的痛苦。部分患者体内神经体液调节失衡、免疫力下降，导致病情恶化、复发或迁延不愈，严重影响患者的心理健康和生存质量。

第一节 概述

一、心理健康与心身疾病

（一）心理健康的概念

不同的国家、民族、学科，甚至包括不同的学者对心理健康的理解不尽相同，目前尚缺乏公认的定义。WHO 将心理健康定义为情绪和心理的良好状态（astate of emotional and mental well-being），而不仅仅是没有心理问题或心理疾病。精神医学家 Menninger 认为，心理健康包括消极性心理、积极性心理两个方面。消极性心理健康包括自卑、焦虑、抑郁、孤独、恐怖、强迫、疑病、冲动、愤怒、敌对、猜疑等，而积极性心理健康包括幸福、快乐、满足、愉快、自信、友好、信任等。

心理健康是个体整体健康的重要组成部分，在个体的健康与疾病中起着重要的作用，同时也是个体良好的健康水平的具体表现。随着社会经济和文化的发展，生活方式的改变和生活节奏的加快给人们带来了更多的心理压力和痛苦，心理健康问题日益突出，心理障碍或精神疾病也给社会带来了严重的疾病负担。因此，人们心理健康问题的早期发现、早期干预非常重要，对提高现代社会中人的生存质量意义重大。

（二）心身疾病的概念

所谓心身疾病，是指心理社会因素起重要作用的具有持久的躯体病理形态变化的一类疾病。据国内外多项调查资料表明，心身疾病患者占综合医院各科患者总数的 25%~30%；在医学心理咨询门诊中，心身疾病患者一般约占就诊者总数的 2%~4%。在心身疾病的发生、发展和转归中，既有生物因素的影响，同时也有心理社会因素的影响，其中心理社会因素占主导或重要作用；在临床症状方面，既有躯体症状，又有心理症状。国内外研究认为，在以往的印象中，人们普遍接受的心身疾病有溃疡性结肠炎、消化性溃疡、偏头疼、支气管哮喘、类风湿性关节炎、甲状腺功能亢进及神经性皮炎等。

（三）结核病属于心身疾病

随着心身医学研究的发展，心身疾病的概念在不断更改，范围在不断扩大。现在普遍认为，结核病同样是一种心身疾病。朱林等采用五态性格测验、生活事件体验调查、社会支持调查等方法来研究社会心理因素与青年结核病发病关系，发现：结核病的发病与社会心理因素密切相关。此结论证实结核病属于心身疾病，是一种生物—心理—社会性疾病。尽管结核病是由结核分枝杆菌引起的传染性疾病，但在疾病的发生、发展、转归过程中，社会心理因素起着重要的作用，因其可影响神经内分泌系统和免疫系统的功能。这就提示医务工作者在重视疾病治疗、改善症状和生理指标的同时，也应重视心理社会因素在疾病的发展和转归中的影响，加强心理治疗和心理护理，从而促进疾病的痊愈。

由于结核病的呼吸道传染性，人们普遍对结核病有惧怕心理，不愿与结核病患者有过多的接触，对患者冷落、疏远，甚至歧视，这使患者很容易产生自卑心理，再加上工作、学业受影响甚至中断，均可使患者出现敏感、消极、焦虑、抑郁等心理症状。尤其是复治肺结核患者病程长，需长期规则治疗，需承受可能的药物不良反应，治疗过程需与家人和外界隔离，因此，患者可产生心理障碍，减少人际交往。随着医学模式的转变，人们日益重视社会心理因素对一些疾病的影响。结核病是以变态反应为主的慢性传染病，其发生、发展与转归在一定程度上取决于机体免疫功能的变化，经常性消极情绪可导致体内神经体液调节失衡，致使免疫力下降，有时消极情绪给患者造成的痛苦和危害比结核病引起的器质性损害更为严重和持久，从而使结核分枝杆菌生长活跃，病情得不到控制甚至加重病情，进一步影响到疾病的转归。

心理治疗和心理护理应贯穿于药物治疗的全过程，以缓解患者的心理症状。开导患者不要悲观、自卑，多与外界接触，以便获得更多的经济和情感支持。应根据患者的心理特征，针对性地做好心理治疗和心理护理，使患者以积极、合作、乐观的心态配合治疗和护理。

二、心理护理

（一）心理护理的概念

心理护理是指在护理活动过程中，护理人员通过各种方法和途径，积极地影响患者的心理活动，帮助患者在自身现有条件下获得最适宜的身心状态。

心理护理的概念，已成为现代护理模式的核心概念。随着人类学、社会学、心理学的发展，医学模式已由简单的生物学模式向着生物—心理—社会现代医学模式转变，心理护理是对现代医学模式最好的诠释与实践。心理护理强调运用心理学的理论和方法，要求护理人员紧密结合护理专业的临床实践，对患者治疗过程中的心理问题进行甄别、研究及解决，减少一切不利于患者身心健康的消极影响，为忍受疾病的患者提供心理支持。

（二）心理护理的基本要素

心理护理的基本要素主要有 4 个：护理人员、患者、心理学理论与技术、患者的心理问题。这 4 个要素互相依存，缺一不可。其他因素如患者亲属、患者之间、其他工作人员也可以影响心理护理效果，包括起推动作用或干扰作用，但不起决定作用。

第二节　心理护理程序及方法

心理护理程序的思维模式与过程紧紧围绕着整体护理而进行，是一个综合的、动态的含有决策和反馈功能的完整过程，是科学确认、解决患者心理问题的护理工作方法。

一、心理护理评估

（一）心理护理评估的概念

护理领域的临床心理问题评估是依据护理心理学理论，排除精神疾病和严重精神异常人群，遵循心理评估的原理，融合心理学、医学、护理学、社会学等综合知识与技能，对有心理问题或心理障碍的临床患者做出心理特征的判断和鉴别。

评估是实施心理护理的首要环节，核心是广泛收集资料，将患者现存的或潜在的心理社会问题和异常心理信息有机地结合起来，为下一步进行系统分析和提出护理问题做好充分准备。

对新入院的患者，评估的范围包括入院资料、患者对健康状况的感知、营养与代谢、排泄功能、活动与锻炼、睡眠与休息、感知和认知、认知自我、角色关系、承受应激能力、价值观与信仰，以及医院环境。

通过访谈法、观察法，有条件的可以采用心理卫生评定量表全方位地采集患者的心理信息。心理卫生评定量表有康奈尔医学指数、症状自评量表、自测健康评定指数等评定方法。其中，症状自评量表（表 8-1）由 Derogatis 编制，包括 90 个项目，划分为 10 个因子：躯体化、强迫症状、人际关系敏感、抑郁、焦虑、敌对、恐怖、偏执、精神疾病、其他。此量表在国内外已广泛应用于临床，具有较好的信度和效度。

表 8–1　症状自评量表（SCL–90）

指导语：以下表格中列出了有些人可能有的病痛或问题，请仔细阅读每一条，然后根据最近一星期以内（或过去 _______ ）下列问题影响你或使你感到苦恼的程度，在方格内选择最合适的一格，画一个钩，如"√"。

	无	轻度	中度	偏重	严重
1. 头痛	□	□	□	□	□
2. 神经过敏，心里不踏实	□	□	□	□	□
3. 头脑中有不必要的想法或字句盘旋	□	□	□	□	□
4. 头晕或晕倒	□	□	□	□	□
5. 对异性的兴趣减退	□	□	□	□	□
6. 对旁人责备求全	□	□	□	□	□
7. 感到别人能控制你的思想	□	□	□	□	□
8. 责备别人制造麻烦	□	□	□	□	□
9. 忘记性大	□	□	□	□	□
10. 担心自己的衣服不整齐及仪表不端正	□	□	□	□	□
11. 容易烦恼和激动	□	□	□	□	□
12. 胸痛	□	□	□	□	□
13. 害怕空旷的场所或街道	□	□	□	□	□
14. 感到自己的精力下降，活动减退	□	□	□	□	□
15. 想结束自己的生命	□	□	□	□	□
16. 听到旁人听不到的声音	□	□	□	□	□

17. 发抖	□	□	□	□	□
18. 感到大多数人都不可信任	□	□	□	□	□
19. 胃口不好	□	□	□	□	□
20. 容易哭泣	□	□	□	□	□
21. 同异性相处时感到害羞不自在	□	□	□	□	□
22. 感到受骗，中了圈套或有人想抓住你	□	□	□	□	□
23. 无缘无故地突然感到害怕	□	□	□	□	□
24. 自己不能控制地大发脾气	□	□	□	□	□
25. 怕单独出门	□	□	□	□	□
26. 经常责怪自己	□	□	□	□	□
27. 腰痛	□	□	□	□	□
28. 感到难以完成任务	□	□	□	□	□
29. 感到孤独	□	□	□	□	□
30. 感到苦闷	□	□	□	□	□
31. 过分担忧	□	□	□	□	□
32. 对事物不感兴趣	□	□	□	□	□
33. 感到害怕	□	□	□	□	□
34. 感情容易受到伤害	□	□	□	□	□
35. 旁人能知道自己的思想	□	□	□	□	□
36. 感到别人不理解、不同情自己	□	□	□	□	□
37. 感到人们对自己不友好、不喜欢你	□	□	□	□	□
38. 做事必须做很慢以保证做得正确	□	□	□	□	□
39. 心跳得很厉害	□	□	□	□	□
40. 恶心或胃部不舒服	□	□	□	□	□
41. 感到比不上别人	□	□	□	□	□
42. 肌肉酸痛	□	□	□	□	□
43. 感到有人在监视、谈论	□	□	□	□	□
44. 难以入睡	□	□	□	□	□
45. 做事必须反复检查	□	□	□	□	□
46. 难以做出决定	□	□	□	□	□
47. 怕坐电车、公共汽车、地铁或火车	□	□	□	□	□

48. 呼吸有困难	□	□	□	□	□
49. 一阵阵发冷或发热	□	□	□	□	□
50. 因为感到害怕而避开某些东西、场合或活动	□	□	□	□	□
51. 脑子变空了	□	□	□	□	□
52. 身体发麻或刺痛感	□	□	□	□	□
53. 喉咙有哽噎感	□	□	□	□	□
54. 感到前途没有希望	□	□	□	□	□
55. 不能集中注意力	□	□	□	□	□
56. 感到身体的某一部分软弱无力	□	□	□	□	□
57. 感到紧张或容易紧张	□	□	□	□	□
58. 感到手或脚发重	□	□	□	□	□
59. 想到死亡的事	□	□	□	□	□
60. 吃得太多	□	□	□	□	□
61. 当别人看着你或谈论你时感到不自在	□	□	□	□	□
62. 有一些不属于你的想法	□	□	□	□	□
63. 有想打人或害怕他人的冲动	□	□	□	□	□
64. 醒得太早	□	□	□	□	□
65. 必须反复洗手、点数	□	□	□	□	□
66. 睡得不稳不深	□	□	□	□	□
67. 有摔掉或破坏东西的想法	□	□	□	□	□
68. 有一些别人没有的想法	□	□	□	□	□
69. 感到对别人神经过敏	□	□	□	□	□
70. 在商店或电影院等人多的地方感到不自在	□	□	□	□	□
71. 感到任何事情都很困难	□	□	□	□	□
72. 一阵阵恐惧或惊恐	□	□	□	□	□
73. 感到公共场合吃东西很不自在	□	□	□	□	□
74. 经常与人争论	□	□	□	□	□
75. 单独一人时精神很紧张	□	□	□	□	□
76. 别人对自己的成绩没有做出恰当的评价	□	□	□	□	□
77. 即使和别人在一起也感到孤单	□	□	□	□	□
78. 感到坐立不安、心神不定	□	□	□	□	□

79. 感到自己没有什么价值	□	□	□	□	□
80. 感到熟悉的东西变得陌生或不像是真的	□	□	□	□	□
81. 大叫或摔东西	□	□	□	□	□
82. 害怕会在公共场合晕倒	□	□	□	□	□
83. 感到别人想占自己的便宜	□	□	□	□	□
84. 为一些有关性的想法而苦恼	□	□	□	□	□
85. 认为应该因为自己的过错而受到惩罚	□	□	□	□	□
86. 感到要很快把事情做完	□	□	□	□	□
87. 感到自己的身体有严重问题	□	□	□	□	□
88. 从未感到和其他人很亲近	□	□	□	□	□
89. 感到自己有罪	□	□	□	□	□
90. 感到自己的脑子有毛病	□	□	□	□	□

（二）心理护理评估的作用

1. 筛选干预对象　几乎所有患者在疾病的诊治过程中都会出现程度不同的心理失衡、心理偏差或心理危机，但其表现形式不同。护理人员通过观察、访谈、测评等定性或定量的方法，对患者心理状态实施综合性评估，根据评估结果进一步制定干预方案。将患者的心理反应按轻度、中度、重度划分临床心理干预等级，采取有针对性的干预措施，避免盲目性。

2. 提供干预依据　临床心理评估不仅要把握患者心理反应的强度，还要分析患者心理反应的影响因素。因为同样的表现形式，其影响因素不尽相同。例如，焦虑、抑郁、恐惧、愤怒等负性情绪，可能受到疾病认知、就医环境、社会支持、人格特征等不同因素的影响。只有确定患者发生的心理反应的主要原因，才能有的放矢地制定干预对策，有效降低患者负性情绪反应的强度。

二、提出护理问题

护理问题是指针对个人、家庭或社区现存的健康问题以及生命过程的反应所下的判断。表 8-2 是北美护理学会有关心理社会方面的护理诊断。

表 8-2　与心理社会因素有关的护理诊断

1. 社交障碍	18. 社区对立无效	35. 思维过程改变
2. 社交孤立	19. 防卫性应对	36. 知识改变
3. 语言沟通障碍	20. 防卫性否认	37. 记忆障碍
4. 有孤立的危险	21. 不合作	38. 功能障碍性悲哀
5. 角色紊乱	22. 选择冲突	39. 预感性悲哀
6. 有父母不称职的危险	23. 精神困扰	40. 创伤后反应
7. 父母角色冲突	24. 睡眠形态紊乱	41. 精力不足
8. 父母不称职	25. 调节障碍	42. 无能为力
9. 有照顾者角色障碍的危险	26. 焦虑	43. 有婴儿行为紊乱的危险
10. 照顾者角色障碍	27. 恐惧	44. 婴儿行为改变
11. 家庭作用改变	28. 绝望	45. 决策冲突
12. 母乳喂养无效	29. 自我形象紊乱	46. 决定性需求健康行为
13. 家庭失能性应对能力失调	30. 自尊紊乱	47. 潜在性暴力行为
14. 家庭妥协性应对能力失调	31. 自我认同紊乱	48. 无效性否认
15. 家庭应对：潜能性	32. 感知改变	49. 性生活形态改变
16. 社区应对：潜能性	33. 条件性自我贬低	50. 性功能障碍
17. 个人应对无效	34. 长期自我贬低	51. 强奸创伤综合征

三、实施心理护理计划

心理护理计划是解决患者心理问题，使其恢复心理健康所采取的护理措施。实施心理护理计划首先要针对患者的每项护理问题确定目标，目标有短期的，也有长期的。短期目标是在达到长期目标过程中的阶段性目标，长期目标是最终要达到的目的。护理人员在制订计划目标时要与实际相结合，首先向患者及其家属说明制定措施和目标的意义，然后根据患者的具体问题向患者推荐多种有效的措施，使患者积极参与实施。

护理人员在实施心理护理计划的过程中，要始终把建立良好的护患关系放在重要位置，用有效的沟通技巧和周到耐心的服务赢得患者的信任，取得患者的合作。

四、评价心理干预效果

对患者的主观感受、生理指标、心理痛苦是否得到缓解、身体康复进程是否加快等进行综合评价。在针对患者特点实施心理干预后，要通过患者的情绪表现，评价干预措施是否有效。如果患者负性情绪反应强度降低不明显或更加严重，应及时修订、补充更为有效的干预对策，而进入下一个护理干预的循环。

第三节　结核病患者的心理问题及干预

结核病是一种慢性呼吸道传染病，一旦确诊，患者常担心别人知晓自己患该病而受到歧视。对于有传染性的排菌患者，整个治疗过程需要与家人、同事、朋友等隔离，自然而然会产生孤独的心理。结核病病程长，患者需要承受可能出现的各种药物不良反应，尤其是初治失败而进入复治阶段的患者需要更长时间的药物治疗。另外，经济学调查显示，结核病患者群体经济条件相对比较差，因此，患者还要面对较大的经济压力。的确，结核病的发生、发展对患者及其周围人群将造成很大的心理压力，其疾病的转归直接影响患者及其亲友的家庭和社会生活。

一、结核病患者的常见心理问题及干预

（一）心理问题

1. 焦虑　结核病具有传染性、迁延性，长期的慢性消耗可导致免疫力下降，造成患者疲乏无力、食欲缺乏、睡眠质量下降等，患者多会出现不同程度的焦虑。患者易为病后的家庭和社会生活、工作和学习能力问题担忧，为疾病是否会影响前途而忧虑。焦虑主要表现为失眠、紧张、害怕、急躁、易怒。

2. 孤独　结核病是一种传染病，周围人群因害怕被传染，会冷落和疏远患者。随着时间的延长，结核病患者同周围人群的接触频率下降，会感到生活范围、社会关系等受到各种限制。多数患者患病期间十分关注亲友、同事对自己的态度，对人际交往产生紧张情绪，往往对人采取回避的态度，从而使自己陷入孤独的境地。

3. 自卑、自怜　由于病程长，尤其是初治失败的患者，感到自己成为家庭和他人的累赘，对生活失去热情。患者常常产生自怜、自卑的心理，常想："为什么我会得这种病？"他们的内心往往有无限的委屈与怨恨需要发泄。患者会产生自责心理，感觉自己给家人和朋友带来了负担，认为自己是个没用的人。听到别人低声细语，患者会以为在议论自己的病情，对别人的好言相劝也半信半疑，对治愈没有信心、恐惧不安。

4. 主观感觉异常　患结核病后，患者角色强化，过分认同疾病状态，会把注意力转向自身，对外界声音、光线、温度也异常敏感。患者能感觉到自己的呼吸心跳，对体位、姿势等高度关注，一会儿觉得枕头低，一会儿觉得被子沉，一会儿觉得床单皱等。甚至有些患者会出现错觉，如总感觉时间过得慢，好像度日如年，对悦耳的声音也会产生反感等。

5. 退化心理

（1）长期患病后，患者表现为依赖性强、无所适从、情绪波动、易激惹、情感脆弱、易受伤害等心理特征。有的患者对躯体方面的微小变化颇为敏感，常因小事而勃然大怒，责备医师未精心治疗，埋怨家属或护理人员未尽心照顾。

（2）表现为过度以自我为中心，将一切事物和人际关系是否有利于自我存在作为准则。

（3）兴趣缺乏，表现为对许多事情失去兴趣，过分关注自身。

（二）心理护理干预

1. 情感支持　结核病患者与正常人一样，渴望与他人交流、被人理解，因此，护理人员、家属等要尊重其人格，主动与患者建立真诚信任的治疗性人际关系，理解患者的处境，关心他们所关心的，接受他们所体验的，鼓励他们将内心的痛苦倾诉出来。如果患者出现伤心流泪的情况，尽量不要阻止，让其将负性情绪宣泄出来。同时，在不违背医疗原则的前提下，尽量满足患者的需求，安慰疏导患者，合理安排家属、朋友探视，使他们受到乐观、热情、健康生活态度的感染，消除其焦虑、抑郁、孤独、恐惧的情绪，使其体会到一种归属感。

2. 医疗信息　告诉患者现代的治疗手段能治愈绝大多数结核病，使患者树立战胜疾病的信心。结核病具有传染性、迁延性，患者需要了解与自身疾病有关的资料，尤其是如何治疗及治疗的副作用，还要了解如何保持舒适及日常生活中的知识、技能和方法。所以，护理人员应及时向患者提供有关的疾病知识，告诉患者防止传播的重要性，并指导患者防止传染的技巧。

3. 心理支持　对排菌的患者需要进行隔离治疗，使患者产生孤独、恐惧、绝望心理，甚至使患者拒绝治疗。患者迫切需要家庭和社会强有力的支持，护理人员应高度重视家庭对患者的影响作用，主动与家属联系，告诉他们恰当的隔离措施和预防即可预防被传染，鼓励家属多探视患者，为患者提供关怀和支持。鼓励患者之间进行沟通，以此减少孤独感。

4. 创造轻松的康复环境　康复环境包括物理环境和人文环境，如病房的环境、同病房患者疾病的严重程度、患者之间的关系、医患及护患之间的关系，都要有利于患者的身心健康。鼓励患者之间进行交流沟通，互相倾诉自己的感受和想法，以缓解内心的苦闷与不安。患者保持乐观的情绪能提高机体的抗病能力，也可使药物发挥最大效能。

二、住院结核病患者的心理特征及干预

（一）焦虑反应

1. 影响因素

（1）认为自己的疾病严重，因为结核病是“痨病”，可能永远不能治愈，由此产生焦虑及不安。

（2）对医师的诊断及治疗方案、护理措施等产生恐惧心理，因治疗效果不明显而怕被诊断错误，担心治疗方法不当会带来副作用。

（3）对住院环境不适应，生活不习惯，原有的生活规律被打乱，如睡眠时与多人同住一室，而且还有护理人员在旁边观察，引起失眠、焦虑和不安。

（4）缺乏结核病传播及消毒隔离知识，对日常的生活无所适从。

2. 护理措施　患者的焦虑反应会给正常的治疗和护理带来负面影响，因此，应引起高度重视。

（1）细致观察患者的焦虑反应及表现，了解焦虑产生的原因。

（2）尽可能早地让患者了解自己的疾病诊断、诊疗方案、诊疗程序，以及各种检查和治疗方法的必要性、可靠性、安全性等，打消其顾虑。

（3）使患者受到尊敬，耐心地向患者介绍医院的环境，帮助患者建立和谐的病友关系，使患者在一个温暖、亲切、受关怀的环境中安心治疗，减轻焦虑不安的反应。

（4）护理人员向患者讲授疾病的病因、疾病传播的特点，需要介绍隔离的重要性和必要性，以减轻或消除住院患者因不适应而产生的焦虑心理。

（二）孤独感

1. 影响因素　患者因患病而离开了家庭和工作单位，住进医院，周围接触的都是陌生人；肺结核是呼吸道传染病，需要与外界隔离，患者常常担心别人知晓自己患该病而受到歧视。以上原因造成患者产生孤独感。

2. 护理措施　护理人员应该理解患者的孤独心理，采取相应的护理措施消除患者的孤独感。

（1）主动关心患者，以亲切和蔼的态度向患者做好入院健康教育等，使患者尽快熟悉病区的环境。还要做好住院期间的健康教育，如检查、治疗的安排等。

（2）将患者介绍给同室病友，使其尽快与大家熟悉起来，建立和谐的病友关系。

（3）夜间值班多巡视患者，增加患者的安全感，减少其孤独感。

（4）适当安排患者开展文化娱乐活动，如读书看报、听收音机、看电视等。

（5）允许家属探视及陪住，随时与患者家属保持联系，请家属抽空来探视。

（三）敏感、疑虑及防御心理

1. 相关因素

（1）患者不能很快地适应角色转换，不适应“一切听从摆布”的住院环境，被隔离后自尊心受到伤害，因此，患者易对护理人员产生疑虑、敏感、不满、抱怨甚至敌意。

（2）患者在患病后，往往以自我为中心，关心自己疾病的微小变化，将自己的饮食起居与疾病相联系，对自己身体的微小变化十分敏感。

（3）对周围人的冷暖不关心，但关心周围人对自己的态度，也往往将周围人的态度与自己的疾病相联系，认为别人的言行都与自己的疾病有关，尤其是在疾病严重时。

（4）多次复发、感染耐药结核或迁延不愈的结核病患者，往往会产生心理不平衡感，而对周围人，包括家属、同事及护理人员产生不信任、敌视心理，常会为一些小事产生激怒、冲突，过分地挑剔等，这是防御心理的表现。

2. 护理措施

（1）要及时向患者介绍他的病情、诊断及治疗方法，提供康复措施、预后等信息，时常征求患者的意见及要求，并向患者提出希望，鼓励患者积极、主动地参与治疗及康复活动等。

（2）护理人员在与患者接触时，态度明朗，回答问题明确，不要吞吞吐吐、欲言又止、含糊不清。与家属交谈时，如能让患者参与、聆听，最好当面谈，不给患者一种避开他、不让他知道的感觉，以免引起患者多疑。如果的确不准备让患者知道，必须单独交谈的，应该和家属另约时间，不让患者知道有过这次谈话，对谈话内容双方保密，以免患者疑虑和误解。

（3）护理人员要经常、及时地倾听患者的意见，要给予耐心、细致、主动的关怀与照顾，征求他们的意见，加以改进。如果是一些暂时无法解决的问题要加以解释，或者表示可以向领导反映他们的意见等，使患者有安全感、信任感，安心地住院治疗。

（4）护理人员要尽可能多花些时间，主动与患者交谈、接触，耐心倾听患者诉说的各种不适。要尊重患者，由于患者或其家属的结核病知识有限，不一定说的都是主要症状，却是第一手资料，要从中得出疾病的症状，对于不重要的症状，也要耐心地给患者一个科学的解释，使患者信服，并解除顾虑。

（5）反复住院的患者，常常会顾虑出院后复发而不愿按期出院。护理人员要帮助患者整理一套切实可行的院外预防复发的措施，可同时与家属一起协商，共同督促执行。同时指出住院与在家休养的优缺点，使患者树立出院后在家休养的信心，解除顾虑，安心出院，并在家庭环境中治疗、锻炼同时进行。

第四节　结核病患者的社会支持

社会支持是影响人们身心健康的社会心理因素之一，通过直接影响患者的身心健康和社会功能，进而影响患者的生存质量，因此，我们应高度关注结核病患者的社会支持状况。

一、社会支持的概念

我国一般将社会支持定义为：来自社会各方面，包括家庭、亲属、朋友、同事、伙伴、党团、工会等个人或组织所给予的精神和物质上的帮助和支援。社会是指以个体（被支持者）为核心，由个体和他人（支持者）通过支持性行为所构成的人际交往系统。支持包括 3 个维度：客观支持、主观支持、支持的利用度。

二、社会支持的测量

社会支持评定量表（表 8-3）是肖水源设计的。社会支持从性质上可以分为两类，一类是客观的、可见的或实际的支持，包括物质上的直接援助和社会网络、团体关系的存在和参与。这类支持独立于个体的感受，是客观存在的现实。另一类是主观的、体验到的情感上的支持，指的是个体在社会中受尊重、被支持与理解的情感体验和满意程度，与个体的主观感受密切相关。肖水源提出，对社会支持水平的评价，还应包括个体对支持的利用情况，因为个体对社会支持的利用存在差异。该量表有 3 个维度、10 个条目，分别为客观支持（3 条）、主观支持（4 条）和社会支持的利用度（3 条）。量表设计合理，条目易于理解、无歧义，具有较好的信度和效度。计分方法：第 1~4、8~10 条目，每条目只选 1 项，选择（1）、（2）、（3）、（4）项分别计 1、2、3、4 分。第 5 条目分 A、B、C、D 4 项计总分，每项从无到全力支持分别计 1~4 分。第 6、7 条目如回答“无任何来源”则计 0 分，回答“下列来源”者有几个来源就计几分。总分为 10 个条目计分之和。得分越高，说明社会支持水平越高；得分越低，说明社会支持水平越低。

表 8–3　社会支持评定量表

下面的问题用于反映你在生活中所获得的支持，请按各个问题的具体要求，根据你的实际情况填写。

1. 你有多少关系密切、可以得到支持和帮助的朋友？（只选 1 项）

（1）1 个也没有。

（2）1~2 个。

（3）3~5 个。

（4）6 个或 6 个以上。

2. 近一年来你：（只选 1 项）

（1）远离家人，且独居一室。

（2）住处经常变动，多数时间和陌生人住在一起。

（3）和同学、同事或朋友住在一起。

（4）和家人住在一起。

3. 你与邻居：（只选 1 项）

（1）相互之间从不关心，只是点头之交。

（2）遇到困难可能稍微关心。

（3）有些邻居很关心你。

（4）大多数邻居都很关心你。

4. 你与同事：（只选 1 项）

（1）相互之间从不关心，只是点头之交。

（2）遇到困难可能稍微关心。

（3）有些同事很关心你。

（4）大多数同事都很关心你。

5. 从家庭成员得到的支持和照顾（在合适的栏内打“√”）

家庭成员	无	极少	一般	全力支持
A. 夫妻（恋人）				
B. 父母				
C. 儿女				
D. 兄弟姐妹				
E. 其他成员（如嫂子）				

6. 过去，在你遇到急难情况时，曾经得到的经济支持或解决问题的帮助来源有：

（1）无任何来源。

（2）下列来源：（可选多项）

A. 配偶；

B. 其他家人；

C. 朋友；

D. 亲戚；

E. 同事；

F. 工作单位；

G. 党团工会等官方或半官方组织；

H. 宗教、社会团体等非官方组织；

I. 其他（请列出）：

7. 过去，在你遇到急难情况时，曾经得到的安慰和关心的来源有：

（1）无任何来源。

（2）下列来源：（可选多项）

A. 配偶；

B. 其他家人；

C. 朋友；

D. 亲戚；

E. 同事；

F. 工作单位；

G. 党团工会等官方或半官方组织；
H. 宗教、社会团体等非官方组织；
I. 其他（请列出）：

8. 当你遇到烦恼时的倾诉方式：（只选 1 项）
（1）从不向任何人倾诉。
（2）只向关系极为密切的 1~2 人倾诉。
（3）如果朋友主动询问你会说出来。
（4）主动诉说自己的烦恼，以获得支持和理解。

9. 当你遇到烦恼时的求助方式：（只选 1 项）
（1）只靠自己，不接受别人帮助。
（2）很少请求别人帮助。
（3）有时请求别人帮助。
（4）有困难时经常向家庭、亲友和组织求援。

10. 对于团体（如党团组织、宗教组织、工会、学生会等）组织活动，你：（只选 1 项）
（1）从不参加。
（2）偶尔参加。
（3）经常参加。
（4）主动参加并积极活动。

三、社会支持的作用

对不同疾病的大量研究表明，社会支持与患者的生存质量有关，如杨艳杰等运用 WHO QOL-100 和社会支持评定量表对 352 例癌症患者进行调查评估，结果表明社会支持和生存质量存在显著的正相关。黄萍等通过对白血病患者社会支持与生存质量的相关性研究，得出同样的结论。另外，刘明、Gulick、Courtens、颜美琼等的研究都表明社会支持对生存质量有较大的影响。现有的研究结果都表明，社会支持越大，生存质量越高。可能因为社会支持有助于身心健康，而身心健康直接关系到患者的生存质量。

四、结核病患者的社会支持现状

（一）结核病患者的社会支持分析

调查研究显示，结核病患者社会支持较常规人群低下。原因之一是人们对结核病缺乏全面的了解，认为结核病“防有措施、治有办法”，已不构成对人群健康的威胁，因此，忽视对结核病患者的关注与支持。此外，还因为肺结核的呼吸道传染性，工作中会经常听到："一进你们医院我就害怕，我都不敢呼吸，我会不会被传染上肺结核……"人们存在害怕被传染的心理，对患者有疏远、冷落现象。结核病患者由于被隔离、分餐等措施，自身在社会中受尊重、被支持、被理解的情感体验和满意程度减弱，容易产生自卑心理，形成孤独、封闭的人格特征。

（二）痰结核分枝杆菌阴性和痰结核分枝杆菌阳性患者的社会支持分析

研究表明，痰结核分枝杆菌阴性和痰结核分枝杆菌阳性患者社会支持均下降，是由于人们对肺结核传染性的认识不够全面，片面认为只要是肺结核就有传染性。实际上，绝大多数情况是痰菌阳性的患者通过咳嗽、打喷嚏排出的结核分枝杆菌进入他人的呼吸道，才会造成传染，而痰菌阴性的患者很少成为传染源。

（三）复治组与初治组的社会支持分析

研究表明，许多慢性病随着病程的推移，社会支持会逐渐减少。复治肺结核为治疗不当和耐药等各种原因造成的初治失败的肺结核，随着病情的反复和病程的延长，会给家属带来沉重的生活和心理负担，家庭支持能力逐渐下降，致使患者的社会支持水平有所下降。

（四）老年结核病患者的社会支持分析

研究表明，老年患者也是社会支持的弱势群体。由于老年人社会功能下降，社会支持系统处于减缩趋势，因此，老年结核病患者的社会支持下降。

（五）政府支持的分析

在过去的二十几年间，我国在政府强有力的领导和支持下，全面实施了现代结核病防治策略，为1000万结核病患者提供了基本的诊疗服务，成功地将传染性最强的结核病的患病率降低了50%，将结核病的死亡率降低了80%，平均每年减少了30万新发病例。

五、提高社会支持的护理对策

（一）帮助患者及其家属等正确了解认识结核病

护理人员应充分利用有效的宣传方式，进行广泛的宣传，让患者及其家属、同事等社会各方面了解结核病的流行状况和严重程度。可开展讲座、发放宣传手册、设立宣传栏等，结合看录像、幻灯、多媒体等文字图片形式以增加感性认识。

通过广播、电视等媒体进行宣传，如请专家到电台、电视台进行讲座，还可请影视名人担任“结核病宣传大使”，让社会各方面提高对结核病患者的关注度，给予患者更多的经济支持和情感支持。

（二）指导患者及其家属、朋友等正确认识结核病的传染性

采取讲解和发放宣传手册的方法，让患者及其家属、同事等知道痰菌阴性的患者不是传染源，痰菌阳性时只要做好必要的呼吸道隔离，如戴口罩等，就可以减少传染的发生。在家属咨询中，很多人害怕发生消化道传染，应让其知道经消化道传染结核分枝杆菌的病例很少见。

（三）督导患者正确服用抗结核药物

多数患者知识层次低，严重缺乏抗结核治疗的相关知识。护理人员可通过反复讲解、发放健康教育材料、开设健康教育咨询门诊等方式，让患者知道抗结核药物的使用原则及不遵医嘱服药的后果，尤其是对经短期治疗后症状减轻或消失的患者，要加强教育和管理，说明症状改善不是治愈的客观标准，避免因不规则化疗或中断化疗而导致治疗失败及产生耐药性，最终造成迁延不愈甚至危及生命的严重后果。

对患者进行全程督导服药。住院的患者护理人员要进行看服，在家治疗的患者，家属应配合护理人员督导患者进行正确、规范的化疗。

（四）关注患者的心理状况

肺结核具有呼吸道传染性，加上病程长，药物副作用多，患者常因此出现消极、焦虑、抑郁、孤独、自卑等心理。让患者知道长时间的心理压力会影响机体

免疫力，导致病情恶化而不利康复。护理人员应帮助患者树立战胜疾病的信心，如为其列举治疗成功的范例，使其从孤独和自卑中走出来，增加与外界的接触沟通，主动接受家人、亲戚、朋友的帮助，增加更多的倾诉渠道和帮助途径。

（五）做好患者的生活指导

通过讲解和发放健康教育手册，提示患者按时服药、定期复查。教育患者应做到心情开朗，注意科学膳食，提高免疫力。指导患者及家属做好消毒隔离工作，有痰吐在纸里并做焚烧处理，被褥应常晒，房间每日定时开窗通风，餐具要单独使用并定期消毒。建议各个结核病医院和结核病防治所设立咨询电话，随时回答患者的问题并定期做电话随访，将健康教育贯穿始终。

（六）关注复治患者的社会支持

调查表明患者家庭经济水平低，91.9%的患者无医疗保障而需自费治疗，而复治患者需要支付比初治更多的治疗费用，因此，呼吁政府应加大结核病防治的经济投入，如给予复治患者经济支持的特殊政策等，从而使他们获得有效的治疗。

（七）关注老年患者的社会支持

护理人员应关注老年患者，指导其充分利用社区资源，以获得更多的理解与支持。同时呼吁政府机构增加经济投入，完善社会保障机制，提高老年患者的社会支持水平。

六、护理人员的责任

针对患者的社会支持现状，护理人员应为其提供疾病知识和心理支持，使患者认识到大多数结核病是可以治愈的，使其树立战胜疾病的信心，尤其是对社会支持水平较低的复治患者和老年患者，应给予高度重视。护理人员还应调动患者的家属、亲属、同事、朋友等各个方面都来帮助患者，提高治疗依从性，提高治疗的效果，同时改善患者的心理健康状况，促进疾病的治愈，不断提高其生存质量。

（王秀华）

参考文献

[1] 汪向东．心理卫生评定量表手册（增订本）．北京：中国心理卫生杂志社，1999.

[2] 胡永年．医学心理学．北京：中国医药科技出版社，2000.

[3] 朱志先，梁虹．现代心身疾病治疗学．北京：人民军医出版社，2002.

[4] 王颖，张银玲．护理心理学．北京：中国医药科技出版社，2005.

[5] 徐波，马双莲，薛岚．肿瘤护理学．北京：人民卫生出版社，2007.

[6] 袁细海，曾继荣．心理因素对久治不愈肺结核患者的影响．江西医药，1992，27（6）：351-353.

[7] 朱林，李拯民，范若兰，等．心理社会因素与青年肺结核发病关系的调查研究．中国防痨杂志，1996，18（2）：61-63.

[8] 汪向东，王希林，马弦，等．心理卫生评定量表手册．北京：中国心理卫生杂志社，1999.

[9] 颜美琼，Linchong Pathiba.COPD 患者社会支持与生存质量的研究．中国临床医学，2000，7（2）：237-238.

[10] 崔义才，董俊玲，孙振晓，等．肺癌患者心理健康状况与个性、生活事件、社会支持的相关性分析．中国行为医学科学，2001，10（1）：33-34.

[11] 董红，焦卫红，徐志兰．住院肺结核患者心理状态与社会支持的相关性研究．实用护理杂志，2004，40（5）：782-783.

[12] 刘明，高睿，王金侠．肾移植患者社会支持与生存质量相关性研究．中华护理杂志，2005，40（2）：141-143.

[13] 王秀华，王丽娟，于艳华，等．肺结核患者社会支持水平的调查分析及护理对策．中华护理杂志，2007，42（2）：143-145.

[14] Levy MR，Dignan M，Shirreffs. Targeting wellness：Thecore. McGraw-Hill，1992：1-20.

[15] U. S. Department of Health and Human Services，Public Health Service. Health people 2000：National health promotion and disease prevention objectives：full report，with commentary. Boston：Jones and Bartlett Publishers，1992：28-29.

[16] Gulick EE.Social support among persons with multiple sclerosis. Research in Nursing and Health，1994，17：195.

[17] Courtens AM，Stevens FC.Longitudinal study on quality of life and social support in canner patients. Cancer Nursing，1996，19（3）：162-169.

[18] Greden JF. The burden of recurrent depression：Cause，consequences and future prospects. The Journal of Clinical Psychiatry，2001，62（122）：5-9.

第九章
常见结核病诊疗技术的配合与护理

第一节 结核病患者胸部叩击和体位引流排痰技术与护理

一、适应证

协助结核病患者有效排痰，促进痰液排出，防止窒息，同时减少结核病的传播。

二、用物准备

（1）可以调节床头、床尾高度的床及垫枕。

（2）机械震动器或排痰机、弯盘、黄色垃圾袋、痰纸、化验标本容器。

（3）必要时备吸引器、急救药品、监护仪。

（4）快速手消毒液。

三、护理评估

（1）评估结核病患者生命体征、呼吸形态、速率，听诊其肺部以确定分泌物积聚的部位。

（2）评估患者及其家属对胸部叩击与体位引流排痰技术的了解程度、合作能力，有无气胸、肋骨骨折、咯血及心肺功能状况。

（3）评估皮下脂肪的厚度。

四、操作要点

（1）护理人员操作时应严格执行防护措施，戴N95型口罩、护目镜、一次性帽子，穿隔离衣，戴手套，必要时戴双层手套（内层PE手套、外层乳胶手套）。

（2）胸部叩击排痰应在餐前30分钟或餐后2小时进行，防止食物反流、进入呼吸道。胸部叩击手法：患者侧卧位或坐位，护理人员双手手指弯曲并拢，使手掌成杯状，自肺底部由下而上、由外向内，用腕力迅速而有节律地叩击胸壁，频率为120~180次/分。叩击时避开乳房、心脏和骨突（脊椎、胸骨、肩胛骨）部位。

（3）使用震颤法时，双手交叉重叠，按在胸壁部，配合患者呼气时自下而上震颤、振动加压。

（4）使用振动排痰仪时，根据患者的病情和年龄选择适当的振动频率和时间，振动时由慢到快、由下向上、由外向内。

（5）体位引流宜在饭前或饭后2小时进行。结核病患者体位引流应安置在单独房间，避免交叉感染。先肺部听诊，确定分泌物积聚部位，根据病变部位采取不同的体位，使患侧肺处于高位，引流支气管开口朝下，将黄色垃圾袋置于患者下颌处，以收集排出的分泌物，维持上述姿势至少5分钟。

（6）观察患者面色、咳嗽、咳痰情况，术毕协助患者卧床休息，洗手。

（7）将患者的分泌物放入黄色医疗垃圾桶中，按医疗垃圾处理。

（8）房间用紫外线消毒或动态消毒机消毒30~60分钟后开窗通风。

五、健康教育

（1）告知结核病患者及其家属操作的目的、方法及注意事项；操作过程中可能出现的情况及应对措施；指导患者家属做好个人防护。

（2）胸部叩击禁忌证为未经引流的气胸、肋骨骨折、病理性骨折史、咯血、低血压及肺水肿等患者。肺部叩击应避免在患者生命体征不稳定时或进食前后进行。

（3）体位引流禁忌证为有明显呼吸困难和发绀者、近期大咯血和严重心血管疾病、年老体弱不能耐受者。过程中密切观察病情变化，出现心律失常、血压异常等并发症时，立即停止引流，及时处理。体位引流不宜刻板执行，必须采用患者既能接受、又易于排痰的体位，体位引流应当与其他治疗方法合并使用，如雾化等。

第二节　结核病患者纤维支气管镜检查技术与护理

一、适应证

（1）用于多种难以确诊的气管、支气管、肺部疾病的直视检查或取样活检，以协助诊断。

（2）用于清除气道内分泌物、支气管内止血、取出异物、激光治疗等。

（3）留取高质量痰标本、组织标本，提高痰集菌阴性结核病患者诊断率。

（4）镜下给药，治疗支气管内膜结核。

（5）支气管扩张术，治疗肺不张。

二、用物准备

（1）气管镜室准备纤维支气管镜、吸引器、冷光源、活检钳、细胞刷、喉头喷雾器、麻醉药、镇静药、治疗用药、抢救药和物品、心电监护仪、吸氧装置。

（2）病房准备漱口水、止血药物、吸引器、吸氧装置、急救设备；病历、胸部X线片或CT片、纤维支气管镜检查同意书。

（3）患者准备黄色痰袋、痰纸，术前6小时禁食、禁饮，取下活动义齿。

三、护理评估

（1）评估结核病患者有无麻醉药过敏史；有无高血压、心脏病史；有无出血倾向；有无鼻息肉、鼻中隔偏曲；有无青光眼病史；有无精神异常史。

（2）评估患者术前6小时有无禁食、禁饮，有无义齿，术前排空大小便。

（3）评估患者及其家属有无紧张、焦虑，给予心理疏导。

四、操作要点

（1）严格对内镜及附件进行规范化清洗消毒，杜绝交叉感染。乙肝、艾滋病等传染性疾病患者应使用专用内镜。

（2）护理人员操作时应严格按照防护措施执行，戴N95型口罩、护目镜、一次性帽子，穿隔离衣，戴手套。

（3）操作前核对患者床号、姓名等一般资料。

（4）表面麻醉前嘱患者咳出气管内分泌物，清理鼻腔和咽部后再予以表面麻醉。

（5）协助患者取去枕仰卧位，头部后仰，肩部垫一软枕，下颌略抬高，不能平卧者，可取坐位或半坐卧位。

（6）配合医师经纤维支气管镜滴入麻醉药。

（7）操作中密切观察患者的面色、生命体征、血氧饱和度、气道压力、气道阻力等。

（8）做好标本的采集及送检工作。

（9）协助医师气管内给药。

（10）有意外发生，协助医师紧急处理。

（11）操作完毕，安抚患者，仔细消毒内镜。

五、健康教育

（1）术前做好检查前的健康教育，告知检查目的，术前 6 小时禁食、禁水，避免检查中误吸呕吐物。

（2）术中告知患者检查的安全性、检查过程中配合医师的重要性，教会患者全身放松，自由呼吸，有分泌物勿乱吐，不能耐受时可举手示意，不可咬镜、抓镜管。

（3）术后患者回病房途中应将痰液吐于痰纸，放入黄色垃圾袋。禁食、禁饮 2 小时，2 小时后饮少量温开水，无呛咳后可进温凉流质或半流质饮食，以免食物误入气道，造成吸入性肺炎。

（4）术后鼓励患者咳出痰液及血液，若咯血量增加，及时通知医师。正确留取化验标本，术后半小时内减少说话，使声带得以充分休息，如有声嘶或咽部疼痛，可给予雾化吸入。

六、注意事项

（1）纤维支气管镜检查的禁忌证为严重心力衰竭、呼吸衰竭、心绞痛、严重高血压及心律失常者；严重肝肾功能不全、全身状态极度衰竭者；出凝血机制障碍者；哮喘发作或大咯血者；主动脉瘤有破裂危险者。

（2）术后密切观察患者呼吸道出血情况，注意观察有无发热、声音嘶哑或咽喉部肿痛、胸痛等不适症状。

（3）床旁除配备必要的抢救药物及设施，还要提前配制 1%麻黄碱，另外应备有垂体后叶素、巴曲酶、酚磺乙胺等止血药物，以便及时抢救大咯血。

第三节　超声内镜引导下的经支气管细针穿刺活检技术与护理

超声内镜引导下的经支气管细针穿刺活检（endobronchial ultrasoundguided transbronchial needle aspiration，EBUS-TBNA），是通过支气管镜进入气管、支气管管腔，利用微型超声探头，进行实时扫描，获得气管、支气管管壁各层及周围邻近脏器的超声图像，进行超声探测的一种新技术。在超声直视下进行的活检，可显示气管外肺内病变、纵隔内血管及淋巴结的关系，进一步提高穿刺的准确性和安全性。

一、适应证

（1）肺内肿瘤的诊断。

（2）肺癌淋巴结分期。

（3）性质不明的肺门和（或）纵隔肿大淋巴结诊断。

（4）纵隔肿瘤诊断。

国外已用 EBUS-TBNA 诊断纵隔淋巴结结核病例。

二、禁忌证

（1）活动性大咯血。

（2）严重心肺功能障碍。

（3）严重心律失常。

（4）全身情况极度衰竭。

（5）不能纠正的出血倾向，如凝血功能严重障碍。

（6）严重的上腔静脉阻塞综合征。

（7）新近发生的心肌梗死，或有不稳定心绞痛患者。

（8）疑有主动脉瘤的患者。

（9）尿毒症，活检时可能发生严重的出血。

（10）严重的肺动脉高压，活检时可能发生严重的出血。

三、仪器设备

EBUS-TBNA 内镜设备包括支气管超声内镜、超声图像处理装置及穿刺针 3 个部分。

四、操作过程

1. 体位　仰卧位，下颌上抬，必要时垫高肩部。

2. 麻醉方法　局部表面麻醉联合中枢镇静，基本与常规纤维支气管镜检查相同；全麻，经气管内插管或喉罩进行操作。

3. 穿刺操作　具体操作此处不做描述。

五、护理

（一）评估

（1）患者的身体状况。

（2）患者的心理和精神状况。

（3）患者麻醉药过敏史、支气管哮喘史及基础疾病情况。

（二）术前护理

（1）遵医嘱做好血常规、凝血功能检查。

（2）术前 6 小时禁食，术前 4 小时禁水。

（3）根据医嘱做好术前用药。

（4）术晨取下义齿。

（5）备好肺部增强 CT 片。

（6）做好心理护理。

（三）术后护理

（1）监测体温、脉搏、呼吸、心率及血氧饱和度。

（2）观察患者口唇的颜色，有无胸闷、气促等。

（3）采取平卧位 2~6 小时。

（4）嘱患者尽量少说话，避免用力咳嗽、咳痰。

（5）出现短时间声音嘶哑、咽部不适伴疼痛、少量痰中带血丝属正常现象，无须特殊处理，1~3 天自行愈合。

（6）咽部麻醉作用完全消失后给予患者温凉流食。

（7）并发症的观察及护理。可能出现的并发症为出血、纵隔血肿、纵隔气肿、纵隔感染等。

（8）及时倾听患者的不适主诉。

（四）健康教育

（1）饮食指导。

（2）使患者保持情绪稳定和愉快的心情。

第四节　浅表结核超声药物导入治疗与护理

浅表结核是指位于浅表淋巴结或浅表软组织内的结核病灶，包括颈部淋巴结结核、锁骨上淋巴结结核、腋窝淋巴结结核、胸壁软组织结核、皮肤结核等。临床上最常见的是颈部淋巴结结核，约占淋巴系统疾病的 80%~90%，在肺外结核病例中居首位。胸壁结核是指胸壁软组织、肋骨、肋软骨及胸骨发生的结核病变。

超声药物导入治疗综合了电致孔、超声空化和离子导入 3 种技术，促进了药物分子由细胞外向细胞内的转运，并使药物粒子获得沿着声波传播方向运动的动能。超声药物导入治疗使抗结核药物通过完整的皮肤进入组织，直接发挥抗结核药物的治疗作用。

超声药物导入的治疗方法为：首先将贴片固定在超声电导仪的治疗发射头内，用注射器抽取药液，分别均匀地注入两个耦合凝胶贴片，再将凝胶贴片连同治疗发射头仪器固定于患者的浅表结核病灶部位，启动治疗键。治疗 30 分钟，每天 1 次，30 天为 1 个疗程。每次治疗结束后尽量保留贴片 2~4 小时，以保证药物充分吸收。

一、评估

（1）患者知识水平及接受能力。

（2）患者精神、心理状况。

（3）患者药物过敏史情况。

（4）患者超声导入部位皮肤完整性。

（5）患者自理能力。

（6）患者对疾病的认知程度。

二、超声药物导入前护理

1. 处置室准备　紫外线空气消毒，适宜的温湿度，整洁的环境（地面、床单位、座椅等）。

2. 物品准备　超声电导仪 1 台（备用状态）、超声电导凝胶贴 2 片、一次性看护垫、一次性 20ml 无菌注射器 1 个、纱布 2 块、消毒液、棉签、药物（遵医嘱备好异烟肼、利福平粉针、丁胺卡那或链霉素溶液），应用链霉素时需遵医嘱做药物敏感性试验，阳性者及时告知医师。

3. 患者准备　每次治疗前用浴液清洗或擦拭治疗部位的皮肤，然后用清水冲洗干净，以减轻皮肤角质层的屏障作用，增加药物吸收效果。

4. 心理准备　向患者讲解超声药物导入的大致流程、导入时间、配合方法，使患者做好心理准备。

5. 治疗人员准备　治疗人员戴帽和口罩，穿工作衣裤和工作鞋。口罩应符合《医用防护口罩强制性国家标准 GB 19083—2003》，即口罩滤料的颗粒滤过效率应不小于 95%，以防止交叉感染。

三、超声药物导入中护理

（1）协助患者取舒适体位，充分暴露治疗部位。对脓肿较大、皮肤张力高的患者，动作应轻柔，避免将脓肿碰破。

（2）消毒导入部位皮肤，将药物注入导入电极片内，打开超声药物电导仪电源开关，用生理盐水清洁治疗部位皮肤，把超声导入治疗仪发射头端链接含药电极片敷贴于患处，按治疗键开始治疗。建议治疗过程中致孔强度“2”，中频强度“5”，超声强度“5”，治疗时间 20 分钟。

（3）倾听患者有无不适主诉，密切观察治疗部位皮肤及全身有无异常反应。

四、超声药物导入后护理

（1）协助医师取下超声导入治疗仪发射头，关闭电源。擦净患者病灶处周围皮肤的药液。密切观察、记录浅表结核病灶变化程度，并与治疗前相比较。

（2）协助患者整理衣物，必要时护送至床旁。

（3）消毒隔离。开窗自然通风，以有效降低空气中结核分枝杆菌的数量；每天紫外线照射 1~2 次，每次 1 小时；地面及物体表面湿式清扫，每天清水清扫 3 次，消毒液擦拭 1 次（500mg/L 含氯消毒剂或 0.2%过氧乙酸）。患者用过的一次性痰纸或一次性痰盒、痰液等放入专用黄色垃圾袋内，及时进行集中的焚烧处理。

（4）观察导入后治疗部位有无异常变化，必要时协助医师伤口换药。

（5）观察有无药物不良反应。

五、健康宣教

（1）告知患者治疗部位贴身衣物应柔软、清洁、干燥，材质以棉质类为宜，以保护治疗部位的皮肤。

（2）鼓励患者按疗程坚持治疗。防止患者对治疗表现出一定的怀疑性、担心治疗效果，从而产生紧张、焦虑、悲观等不良心理。

（3）指导患者进食高蛋白、高维生素、易消化食物。

（4）指导患者做好消毒隔离。

第五节　静脉输液港技术与护理

植入式静脉输液港（implantable venous access port）又称植入式中央静脉导管系统（central venous port access system，CVPAS），是一种可以完全植入体内的闭合静脉输液系统，由导管和穿刺座组成，经锁骨下静脉或颈内静脉穿刺置管后把导管送入上腔静脉，也可经股静脉穿刺置管后将导管送至下腔静脉，导管的另一端和穿刺座相连，埋置在胸壁皮下组织中，并缝合固定，愈合后患者体表可触摸到圆形穿刺座。静脉输液港植入后，通过插入无损伤穿刺针，建立与穿刺座的联系，进行静脉治疗。

一、适应证

（1）需长期或重复静脉输注药物的患者。

（2）输注化疗药物的患者。

（3）全胃肠外营养（TPN）及其他高渗性液体输入。

（4）其他静脉治疗，如输血、抽血、输入抗生素、普通静脉输液等。

二、禁忌证

（1）任何确诊或疑似感染、菌血症或败血症的患者。

（2）患者体质、体型不适宜植入式输液港。

（3）确定或怀疑对输液港的材料有过敏的患者。

（4）经皮穿刺导管植入法禁忌者。

三、输液港的优势

1. 低感染率　埋于皮下，操作简便。

2. 患者舒适

（1）便于洗澡、游泳。

（2）不影响外观和自身形象。

（3）不需要频繁冲管。

（4）不需要频繁进行导管维护。

（5）不需要频繁穿刺。

（6）保护血管。

3. 留置时间长　留置时间长，方便治疗。

四、护理

（一）术后护理

（1）观察生命体征，确认有无呼吸困难、气胸、血胸、出血、心律失常等术后并发症发生。

（2）术后 X 线检查确定导管末端位置。

（3）保持伤口敷料清洁干燥。

（4）观察局部有无肿胀、感染、血肿、浆液囊肿、局部疼痛，如发现上述情况，应及时更换敷料，给予抗感染、对症治疗。

（5）7 天后拆线，并观察伤口愈合情况。

（二）消毒注射部位

（1）洗手。

（2）轻触，确认位置。

（3）消毒，范围为直径 10~12cm。

（4）再次洗手，开无菌换药包，换药包中有无菌无损伤穿刺针套件、20ml 注射器。戴无菌手套，持注射器抽吸生理盐水。

（5）以穿刺点为中心，螺旋状消毒 3 次，范围为直径 15cm。

（6）待消毒剂干燥。

（7）以生理盐水预冲无损伤穿刺针套件。

（三）穿刺输液港

（1）以非主力手触诊，找到穿刺座，确认穿刺座边缘。

（2）非主力手拇指、示指、中指固定穿刺座，形成等边三角形，将穿刺座拱起。

（3）无损伤穿刺针自三指中心处垂直刺入穿刺隔，直达储液槽底部。

（4）注意事项。

1）针头垂直刺入，禁止倾斜或摇摆针头，以免针尖刺入输液港侧壁。

2）穿刺动作轻柔，感觉有阻力时不可强行进针，以免针尖与注射座底部推磨，形成倒钩。

3）注射、给药前应抽回血确认位置。若抽不到回血，可注入 5ml 生理盐水，使导管在血管中漂浮起来后再回抽。

（四）持续静脉输液

（1）抽回血后，以脉冲方式注入 20ml 生理盐水。

（2）根据情况，在穿刺针针尾下方垫适宜厚度的纱布，用无菌胶布固定针翼。

（3）用 10cm × 12cm 的透明贴膜贴好穿刺针套件。

（4）用专业医用胶布固定好延长管。

（5）夹闭延长管，分离注射器，连接输液器，打开导管夹，可以输液。

（6）持续静脉输液注意事项。

1）蝶翼针长度选择及纱布厚度要适宜：既不能使穿刺针翼悬空，也不能使它紧压皮肤。

2）使用胶布加强固定输液器与穿刺针套件的接口，防止脱开。

3）输液压力不高于 25kPa。

（五）血样采集

（1）穿刺成功后，抽出至少 5ml 血液弃置不用。

（2）换一支新的 20ml 注射器，抽足量血标本。

（3）立即用 20ml 澄清生理盐水以脉冲方式冲洗导管。

（4）将血样注入采集试管中。

（六）生理盐水或肝素生理盐水冲管

1. 冲管时机

（1）每次使用输液港后。

（2）抽血或输注高黏滞性液体（输血、成分血、TPN、脂肪乳剂等）后，应立即冲干净导管再接其他输液。

（3）如持续输入高黏滞性液体，应每 4 小时冲管 1 次。

（4）输入 2 种有配伍禁忌的液体之间。

（5）治疗间歇期每 4 周冲管 1 次。

2. 冲管技巧

（1）使用无损伤穿刺针穿刺输液港时，针的斜面背对输液港注射座的导管接口，可更有效地冲洗干净注射座内的残留药物。

（2）脉冲冲管时，有节律地推动注射器活塞，推一下、停一下，使盐水产生湍流，冲刷干净管壁。

（3）正压封管，剩余最后 0.5~1ml 盐水时，一手固定注射座，另一手推着注射器的活塞拔针。

（七）拔除无损伤穿刺针

当无损伤穿刺针已使用 7 天或疗程结束后，应拔除。

（1）揭开敷料，检查局部皮肤。

（2）一只手两指固定好输液港注射座，另一只手拔出针头。

（3）纱布压迫止血 5 分钟，棉签消毒注射部位，贴输液贴覆盖穿刺点。

五、注意事项

（1）必须使用无损伤穿刺针穿刺输液港。

（2）冲洗导管、静脉注射给药时必须使用 10ml 以上的注射器，防止小注射器的压强过大，损伤导管、瓣膜或导管与注射座连接处。

（3）每次给药后都以脉冲方式冲洗导管。

（4）抽血、输血、输高黏滞性药物后应立即用脉冲手法冲洗导管之后，再接其他输液。

（5）保持局部皮肤清洁干燥，观察输液港周围皮肤有无发红、肿胀、灼热感、疼痛等炎症反应。

（6）做 CT、MRI、造影检查时，严禁用高压注射造影剂，防止导管破裂。

（7）植入输液港患者避免使用同侧手臂提过重物品、过度活动。如肩部、颈部出现疼痛及同侧上肢肿胀或疼痛等症状，应及时检查处理。

第六节　超声引导下中心静脉导管置管术技术与护理

一、适应证

（1）提供中长期静脉输液通道。

（2）减少反复静脉穿刺带来的痛苦，保护患者外周静脉。

二、用物准备

超声引导下中心静脉导管（PICC）置管术前需要准备的物品如表 9-1。

表 9–1　PICC 置管术所需物品

序号	物品名称	数量
1	治疗车	2 辆
2	治疗台（床头柜）	1 个
3	一次性无菌手术衣	1 包
4	一次性无粉无菌手套	2 副
5	一次性防水垫巾 ×1、纸尺 ×1	各 1 个
6	一次性置管包，内含（自上而下顺序） 治疗碗 ×1（含大棉球 ×6、止血钳或无菌镊 ×2） 治疗巾 ×1、止血带 ×1、无菌大单 ×1、孔巾 ×1 弯盘 ×1（含方纱 ×4、手术剪 ×1、无菌胶贴 ×3、透明敷料 ×1）	1 套
7	PICC1 根、MST 套件 1 套、导针器套件（20G/21G）1 套	1 套
8	无针输液接头	1 个
9	2% 利多卡因	1 支
10	100ml 生理盐水	1 袋
11	20ml 注射器	2 支
12	1ml 注射器	1 支
13	乙醇和碘伏（乙醇和碘酊，氯己定也可）	各 1 瓶
14	棉签	1 包
15	一次性抗过敏胶带	1 卷
16	弹力绷带	1 包
17	医疗垃圾桶（黄色）	1 个
18	生活垃圾桶（黑色）	1 个
19	锐器桶	1 个
20	手消毒液	1 瓶
21	超声机	1 台
22	耦合剂	1 瓶
23	纸巾	1 包
24	记号笔	1 支

三、护理评估

PICC 置管术的术前评估需谨慎、全面，严谨的评估对导管顺利置入以及置管后的顺利应用会起到事半功倍的作用。PICC 置管术的评估项目包括以下几项。

（1）年龄。

（2）病情与合作程度。

（3）诊断与治疗方案。

（4）病情与发生并发症的风险。

（5）静脉条件与导管使用史。

（6）凝血功能。

（7）胸部 X 线检查显示的病变部位是否为损毁肺。

（8）皮肤状况。

（9）是否安装心脏起搏器。

（10）过敏史及乳胶过敏史。

（11）心理状态与认知配合。

（12）患者与家属的意见。

（13）导管类型。

在护理评估中，值得一提的是导管类型的选择。目前 PICC 导管类型众多，在输液流速允许的情况下，应尽量选择外径最细的 PICC 导管，但对于结核性脑膜炎等需长期快速输注甘露醇治疗的患者，则应在评估血管条件的基础上选择高流速 PICC 导管；对于结核病重症患者根据病情治疗需要，选择单腔、双腔甚至三腔 PICC 导管；对于长期输注静脉抗结核药物的耐药结核病患者，则应选择利于携带及维护的三向瓣膜 PICC 导管。

四、操作要点

（1）拿医嘱执行单及知情同意书到床旁，查对床号、姓名及腕带信息，向患者解释操作目的，以取得合作。

（2）摆体位，术肢外展，与躯体呈 90°。

（3）在穿刺肢体下垫一次性防水垫巾。

（4）选择穿刺部位。用超声仪器查看双侧上臂，选择最适合置管的血管。在超声探头上涂抹耦合剂，将超声探头垂直于上臂血管放置，血管成像清晰。选好血管后，用记号笔在皮肤上做好标记。

（5）测量导管置入长度及上臂围。从预穿刺点沿静脉走向至右胸锁关节，向下至第 3 肋间，即为导管置入长度。在肘窝上方 10cm 处测量双侧上臂围。

（6）手消毒。

（7）打开 PICC 置管包，戴无菌手套。

（8）消毒以穿刺点为中心，75%乙醇棉球消毒 3 遍，0.5%碘伏棉球消毒 3 遍，消毒范围为整臂。

（9）取无菌治疗巾垫在术肢下，将无菌止血带放好。

（10）脱手套，手消毒。

（11）穿无菌手术衣，戴无菌手套。

（12）铺无菌大单及孔巾，覆盖术肢，暴露穿刺点。

（13）助手将 2 支 20ml 注射器及 1 支 1ml 注射器打开，放入无菌区内，并协助术者抽取 1ml 利多卡因，20ml 生理盐水 2 支备用。

（14）助手打开 PICC 导管、MST 套件、导针器套件及输液接头外包装，将其放入无菌区内。

（15）检查导管完整性，用生理盐水预冲及浸润导管、减压套筒、延长管、输液接头。

（16）将预冲好的 PICC 导管及置管用物放于术者身旁的无菌区内。

（17）助手在超声探头上涂抹适量耦合剂，并协助罩上无菌保护套。注意将探头和导线套入保护套内，保护套四周不要触碰探头上的耦合剂；耦合剂与保护套充分贴合，不要有气泡；使用无菌皮筋固定保护套；在预穿刺点皮肤上涂抹一层无菌耦合剂。

（18）穿刺过程。

1）选择与血管深度符合的导针架，紧密安装到探头上（徒手穿刺则不需要）。系止血带；将穿刺针放入导针架，针尖斜面朝向探头，确保穿刺针针尖在导针架内；将探头垂直置于预穿刺血管上，使屏幕的圆点标记在预穿刺血管中心。

2）边看超声仪屏幕，边缓慢穿刺，观察针鞘中的回血。

3）见回血后，握住穿刺针，使针与导针架缓慢分离。

4）降低穿刺针角度，将导丝沿穿刺针送入血管 10~15cm，松止血带。

5）将穿刺针缓慢回撤，只留下导丝在血管中。

6）在穿刺点旁局麻，从穿刺点沿导丝向外上扩皮。

7）将扩张器及导入鞘沿导丝缓慢送入血管，并在下方垫无菌纱布。

8）按压穿刺点及导入鞘前方，将导丝及扩张器一同撤出。

（19）固定好导入鞘，将导管沿导入鞘缓慢、匀速送入，同时嘱患者向穿刺侧转头，并将下颌贴近肩部，以防止导管误入颈内静脉，导管到达预定长度后嘱患者头恢复原位。

（20）拔出导入鞘，送管至预定长度后，撤出并远离穿刺点，撕裂导入鞘。

（21）助手用超声仪检查颈内静脉，初步判断导管是否异位。

（22）撤出支撑导丝，将导管与导丝的金属柄分离，一只手固定导管，另一只手平行缓慢撤出导丝。

（23）修剪导管长度，体外保留 6cm 长的导管，以便安装连接器，以无菌剪刀剪断导管，注意不要剪出斜面或毛碴。

（24）安装连接器时，先将导管穿过减压套筒，与延长管上的金属柄连接，注意一定要推进到底，导管不能起褶，将翼形部分的倒钩和减压套筒上的沟槽对齐，锁定两部分。

（25）抽回血和冲封管。抽回血确认穿刺成功，然后用20ml生理盐水脉冲式冲管，导管末端连接无针输液接头并正压封管。

（26）安装思乐扣。①撕去孔巾。②清洁穿刺点周围皮肤。③皮肤保护剂擦拭预固定部位。④调整导管位置。⑤安装思乐扣。

（27）粘贴透明敷料。在穿刺点放置2cm×2cm小纱布，无张力粘贴10cm×10cm以上无菌透明敷料；无菌胶带蝶形交叉固定导管及透明敷料，再以胶带横向固定贴膜下缘。

（28）助手在记录胶贴上标注PICC、穿刺日期、穿刺者姓名，贴于贴膜下缘。

（29）助手酌情应用弹力绷带加压包扎固定导管，协助患者取舒适卧位，整理床单位。

（30）初步整理用物，脱手套，脱手术衣（助手协助），手消毒。

（31）向患者及其家属交代置管后注意事项。

（32）推车回治疗室，整理用物，垃圾分类处理，洗手。

（33）在即刻执行单上签名、记录执行时间，书写护理记录及置管维护记录，并保留导管条形边码，粘贴于知情同意书上。

（34）拍X线片，确认导管尖端位置并记录。

五、健康教育

1. 置管前教育

（1）置管前应向患者讲解PICC置管术的适应证和可能发生的并发症，解释操作过程和合作期望。

（2）签署知情同意书。

（3）教会患者颈静脉阻断体位，并告知术中积极配合。

（4）做好心理护理，消除患者的恐惧和不安全感。

2. 置管中教育

（1）与患者保持良好的语言交流，分散其注意力，以缓解其紧张情绪。

（2）指导患者取平卧位，手臂外展，与躯干呈 90°。

（3）告知患者 PICC 置管术是临床上一项严格的无菌操作技术，消毒后的肢体应保持固定，不可随意活动。当导管尖端到达肩部及导管进入体内约 20cm 时，嘱患者头转向穿刺侧肢体，并让下巴尽可能靠紧肩部，使导管顺利进入上腔静脉。

3. 置管后教育

（1）及时发放 PICC 教育手册并给予及时指导。

（2）教育患者置管侧手臂不可负重，不可过度上举。

（3）发放握力球，教会患者置管侧手臂的锻炼方法。

（4）向患者及其家属讲解导管维护的相关知识，请患者及其家属配合护理人员观察导管固定情况，维护导管的完整性，延长导管使用寿命。

六、注意事项

（1）严格遵循无菌技术及操作规程。

（2）超声下评估血管时，注意严格区分动脉和静脉，避免误穿动脉。

（3）测量长度要准确，避免导管进入右心房引起心律失常。

（4）穿刺成功送入导丝时，动作轻柔，确保导丝无卷曲，导丝不得反方向送入。

（5）导丝在体外一定要预留至少 15cm，避免滑入体内。

（6）沿导丝方向扩皮，避免损伤导丝和血管。

（7）如遇送管困难，不可强行送管。

（8）应轻柔抽去导丝，以免破坏导管及导丝的完整。

（9）禁用小于 10ml 的注射器，以免损坏导管。

（10）禁止在导管上贴胶带。

（11）透明敷料应全部覆盖体外导管及导管固定器（思乐扣）。

（12）PICC 置管应使用无粉无菌手套，如使用有粉无菌手套，必须在接触导管前用生理盐水冲洗无菌手套并擦干。

七、预防 PICC 非计划性拔管的管理

非计划性拔管是指尚未达到拔管指征而将具有诊断性、治疗性的留置管道拔除，包括发生意外脱管或未经护理人员同意患者自行拔除导管，也包括护理人员操作不当所致拔管。PICC 非计划性拔管不仅增加患者的痛苦和再次插管的风险，还会延误治疗，增加医疗费用，存在较大的安全隐患及医疗风险，因此，预防 PICC 非计划性拔管有着非常重要的意义。

1. 根本原因　分析作为一种质量管理模式，其核心是基于团体的、系统的、回顾性的不良事件分析方法，找出系统和流程中的风险和缺点并加以改善，通过与同行从不足中反思、学习及分享经验，可以做到改善流程，多角度、多层次地提出针对性预防措施。利用小组头脑风暴的方法，以及鱼骨图等分析工具，从人员、环境、材料、管理方面深刻分析过往导管脱出的一系列可能的因素并归类。

2. 确定根本原因　根本原因是指事件发生最基本的因素，如果该因素被纠正或去除，将可预防该事件的再次发生。文献报道，PICC 导管脱管的根本原因大致为：管理者重视不够，预防管路滑脱制度不完善，护理人员在预防管路滑脱方面知识及技巧培训不足，固定材质及方法欠妥，对置管患者评估不到位，健康教育不深入。

3. 改进方法及措施

（1）各级管理者重视管路滑脱事件，加强管理与护理人员的培训，尤其是对于新入职及低年资护理人员的培训。针对专科情况制定专科管路滑脱制度及措施。

（2）护士长加大管理力度，合理安排班次，重视管路交接班工作，设计并提

供管路交接单供护理人员使用。

（3）改善管路固定材料，改进固定方法，建议使用新型固定器（思乐扣）固定 PICC 导管，或采用导管附加装置。请专业导管固定专家进行固定方法的培训，会起到事半功倍的效果。

（4）加强对患者及家属的健康教育。对于意识清晰的患者，应详细讲解所置 PICC 导管的意义及脱管的危害、床上活动的注意事项等。对于意识模糊的患者，向其家属做好疾病解释工作，使家属充分认识到管路滑脱的危害性、使用约束带的必要性。

4. 效果评价

（1）预防 PICC 非计划性拔管，管理层面上高度重视，管理者带动护理人员认识非计划性拔管给患者、医疗、护理带来的诸多弊端，认识到预防非计划性拔管的意义。

（2）护理人员共同努力，深刻分析脱管的原因，制定出全面、细致、切实可行的管理措施，并遵照执行。

（3）通过学习、培训、管理、教育等措施，护理人员重视管路滑脱事件，有效降低了患者 PICC 管路滑脱的发生率。

第七节　结核病患者选择性支气管动脉栓塞术的配合与护理

一、适应证

（1）治疗肺结核引起的支气管动脉损害所造成的咯血。

（2）治疗胸壁窦道的出血。

二、用物准备

1. 介入室准备　介入室术前消毒房间，进入操作间人员要更换介入室专用的拖鞋，戴口罩、帽子。

2. 器械和用物的准备

（1）一次性介入导管 1 套。

（2）无菌敷料包，包括大包皮 1 块、大单 1 块、手术衣 2 件、中单 1 块、手术孔单 1 块、小治疗巾 5 块、手术剪 1 把、小弯钳 1 把、巾钳 4 把。

（3）无菌治疗包，包括治疗盘 1 个、治疗巾 3 块、弯盘 2 个、注射器若干。

（4）手术用药，包括麻醉药、肝素、造影剂、栓塞剂、各种急救药品。

（5）负压吸引器、吸氧装置。

3. 病房准备

（1）胸部 X 线片或 CT 片。

（2）患者双侧腹股沟备皮，着清洁病服。

三、护理评估

（1）评估患者咯血量、颜色、性质。

（2）评估患者有无失血性休克。

（3）评估患者药物过敏史，做好碘、普鲁卡因过敏试验，评估患者血常规、肝肾功能、心电图、出凝血时间及血型的检测结果。

（4）评估患者心理状况。

四、操作要点

（1）术前 1 日双侧腹股沟区备皮，从脐下至大腿内侧 1/3。

（2）术前禁食、禁饮 4 小时，做碘及抗生素的过敏试验。

（3）携带胸部 X 线片或 CT 片至导管室，患者取平卧位，头偏向一侧，注意咯血情况，保持呼吸道通畅，防止窒息。给予低流量吸氧，持续心电、血压、血氧监测，建立静脉通路。

（4）协助医师穿无菌手术衣，消毒皮肤，进行股动脉穿刺。支气管动脉造影时，嘱患者短暂屏气，栓塞开始时，告知患者平静呼吸，勿咳嗽。明胶海绵颗粒注入支气管动脉后，观察咯血是否得到控制。

（5）在注入造影剂、栓塞剂后，观察患者有无胸前区烧灼感、胸闷、肋间痛等不适症状，并做好解释工作，发现问题积极配合医师抢救。

（6）股动脉穿刺处加压包扎，术后返回病房，常规监测生命体征 6 小时，测量足背动脉搏动及皮温、颜色、知觉的变化。

五、健康教育

（1）指导患者术后卧床 24 小时，术侧肢体保持平伸，制动 12 小时，24 小时后解除绷带。

（2）按摩局部受压部位，健侧下肢可适度屈伸，缓解不适与紧张焦虑。

六、注意事项

（1）术后继续严密观察是否再次咯血，术后心电监测，血氧饱和度监测，严密观察穿刺肢体足背动脉的搏动强度、皮肤温度。

（2）严密观察股动脉穿刺处有无渗血和血肿，术后取平卧位，穿刺部位放沙袋压迫止血 6 小时。

（3）术后遵医嘱使用止血药物及抗生素。

第八节　结核性脑膜炎患者侧脑室引流护理技术

一、适应证

（1）降低颅内压，减轻脑水肿。

（2）紧急减压，预防脑疝。

（3）为进一步检查治疗创造条件。

二、用物准备

治疗盘、皮尺、手电筒、安尔碘、棉签、弯盘、剪刀、胶布、一次性无菌脑室引流装置、无菌换药碗（内盛无菌纱布 3 块及无菌镊子）、卵圆钳或血管钳、一次性无菌治疗巾、手套、绷带、记录单。

三、护理评估

（1）评估患者有无头痛、呕吐症状，观察神志、瞳孔、生命体征、肢体活动情况。

（2）评估患者及其家属的心理状况有无急躁、意志消沉、恐惧不安。

四、操作要点

（1）核对医嘱，准备用物。核对患者的床号、姓名、住院号、腕带，操作者洗手，戴 N95 口罩。

（2）协助患者取平卧位并保持安静，对意识不清或小儿患者应予约束，防止患者自行拔出引流管而发生意外。戴手套，铺治疗巾于脑室引流管与引流袋连接口下适宜处，取卵圆钳夹闭引流管连接口适当处。

（3）取一次性无菌引流袋，检查有效期及有无破损、漏气等，剪开引流袋外包装，拧紧接口处塑料帽，将引流袋悬挂在高于脑平面 10~20cm 处，以维持正常脑压。

（4）取无菌纱布包裹引流袋与脑室引流管的连接处并分离。

（5）将引流袋连接管前端向上提起，使引流液全部流入引流袋内，将换下的引流袋放入黄色医疗垃圾袋内。

（6）消毒侧脑室引流管接口处周围，并取无菌纱布包裹。取一次性无菌引流袋，去除连接端塑料帽，将新引流袋与侧脑室引流管连接牢固。

（7）妥善固定引流袋，松卵圆钳，观察引流是否通畅，引流的脑脊液量、颜色、性状、流速。

（8）整理用物，协助患者取舒适的卧位。

五、健康教育

（1）告知患者更换侧脑室引流袋的目的，取得患者的配合。

（2）嘱患者按要求卧位。穿刺后平卧 6 小时，6 小时后可侧卧。

（3）告知患者及家属不能随意移动引流装置。

（4）告知患者隔日进行伤口换药，预防感染，并注意保持伤口敷料清洁，不可抓挠伤口。

六、注意事项

（1）侧脑室引流后应严格进行无菌操作，防止颅内感染。引流部位每日用碘酊、乙醇消毒。每 3~5 天更换 1 次无菌引流装置，防止堵管、断管，警惕颅内出血或水肿。

（2）搬动患者时应先夹闭引流管，待患者安置稳定后再打开引流管。

（3）帮助患者翻身时，避免引流管牵拉、滑脱、扭曲、受压，如引流不畅时，告知医师。

（4）患者出现精神症状、意识障碍时，应适当约束。

（5）病情好转后，夹闭观察 24~48 小时，患者适应后再拔管。

（赵秋月　聂菲菲　朱红英　商雪辉　刘　荣　矫晓克）

参考文献

[1] 杨晓霞，赵光红．临床管道护理学．北京：人民卫生出版社，2006.

[2] 孟桂云，马明辉，綦迎成．结核病护理工作手册．乌鲁木齐：新疆人民卫生出版社，2009.

[3] 王丽娟．实用结核病护理学．北京：科学出版社，2009.

[4] 胡雁，李晓玲．循证护理的理论与实践．上海：复旦大学出版社，2011.

[5] 尤黎明，吴瑛．内科护理学．北京：人民卫生出版社，2012.

[6] 李小寒，尚少梅．基础护理学．北京：人民卫生出版社，2012.

[7] 綦迎成，孟桂云．结核病感染控制与护理．北京：人民军医出版社，2013.

[8] 颜美琼，李全磊．PICC 置管前评估的临床实践指南构建及 AGREE 评价．护理学杂志，2013，28（14）：4.

[9] 刘丽君，龚放华．实施系统化健康教育对 PICC 患者认知度的影响．当代护士，2015（9）：173.

[10] 张冰梅．根因分析法在住院患者非计划拔管中的应用．当代护士，2016（3）：180.

第十章 抗结核药物治疗与护理

第一节 概述

结核病治疗的最终目标是控制结核病的流行和消灭传染源。化疗在改善结核病流行病学的状况、控制结核病病情方面做出了无与伦比的巨大贡献。化疗的成功受多种因素的干扰，如细菌对抗结核药物的敏感性、治疗时机、药物配伍、药物质量、督导状况、社会环境因素等，使部分病例成为难以治愈的疾病。进入20世纪80年代后，结核病在全球出现“死灰复燃”的趋势，其中耐药结核病的出现是最主要的原因，治疗结核病最有力的武器——化疗，面临更严重的挑战。作为结核病专科护理人员，了解结核病化疗原则及抗结核药物的作用，掌握正确的服药方式及药物的不良反应，密切观察抗结核治疗的疗效是至关重要的。只有严格执行DOTS策略，掌握影响结核病患者服药依从性的相关因素并给予干预措施，才能改进DOTS质量，有效减少耐药结核病的出现，保障结核病患者成功完成化疗，促进疾病治愈。

一、化疗原则

以化疗为核心的结核病治疗，主要目的是杀灭结核分枝杆菌，促使结核病痊愈。鉴于抗结核药物的药理作用各异，患者所感染结核分枝杆菌对药物的敏感性不同及个体的差异，化疗会出现不同的结果。因此，正确使用抗结核药物、制定合理的化疗方案和遵循化疗原则是结核病化疗成功的关键。20 世纪 60 年代初，我国防痨界在总结国内外肺结核化疗成功经验的基础上，于 1963 年在全国结核病学术会议上提出，并于 1978 年进行修改的结核病化疗 5 点原则，即早期、规律、全程、联用、适量的用药原则，沿用至今。

1. 早期　对确诊的初治患者和病情复发、恶化的复治患者均应不失时机地抓紧治疗。尤其是未曾治疗的初治菌阳患者，早期治疗有利于病变吸收。其原因是：①病变早期的病理改变是病灶区域肺泡壁充血、水肿、炎性细胞浸润，病灶部位血流供应好，故有利于药物的渗透、分布、吸收。②病变早期巨噬细胞活跃，可吞噬大量的结核分枝杆菌，与抗结核药物协同发挥作用，以利于病变消散和组织修复。③疾病早期存在大量繁殖旺盛、代谢活跃的结核分枝杆菌，对抗结核药物敏感，容易被抗结核药物所杀灭。因此，早期治疗为彻底消灭结核分枝杆菌创造了条件。

2. 规律　在规定疗程内，有规律地用药可保持相对稳定的血药浓度，以达到杀菌、灭菌的目的。不规律用药将导致血药浓度时高时低，血药浓度过低易诱发耐药性的产生，血药浓度过高则容易发生药物毒性作用。因此，严格遵照并执行方案所规定的给药次数和给药间隔，不发生遗漏和中断，是保证患者规律用药的前提。规律用药是保证治疗成功最重要、最关键的措施，也是防止耐药性产生的有力保证。

3. 全程　按照规定的疗程完成治疗是确保疗效的前提，虽然强有力的抗结核药物在化疗后的 2~3 周内杀灭了大部分敏感的结核分枝杆菌，但生长缓慢或细胞内的结核分枝杆菌仍然存活，这些细菌是导致治疗失败和疾病复发的根源，继续完成全疗程的治疗才有可能消灭或抑制这些存留的细菌。因此，全程用药是降低失败率和复发率的重要途径。

4. 联用　治疗结核病必须联用 2 种或 2 种以上抗结核药物，目的主要是利用多种抗结核药物的交叉杀菌作用，提高杀菌、灭菌能力，保证疗效和防止产生耐药性。在结核分枝杆菌的菌群中存在着自然耐药菌，联合用药后可通过交叉的杀菌作用消灭各自的敏感菌，使耐药菌繁殖受到限制，减少继发耐药的发生。联合用药能促进药物发挥协同作用，提高疗效。

5. 适量　选择适当的剂量进行治疗，即所采用的剂量既能发挥最大的杀菌和抑菌作用，又避免因毒副反应而不能耐受。剂量不足易造成治疗失败或诱发耐药性的产生，剂量过大则因毒副反应的出现而不能耐受，其治疗必须根据患者年龄、体重，每次、每天给予准确的剂量。

早期和联用是构成结核病化疗的有效方案的要素，体现了治疗的策略。适量、规律、全程则强调一定要坚持规律用药，不能中断治疗，反映了管理的水平。只有全部达到这一原则的要求，治疗才能达到预期的目的（即 99% ~100%痊愈）。要达到规律用药和全程用药的目的，必须坚持化疗组织管理。

二、患者的服药依从性

（一）我国肺结核患者服药依从性现状

数据显示，全球结核病疫情近年呈逐渐上升趋势，发病率以每年 1.1%的速度递增。其中，我国目前的活动性肺结核患者数高达 500 万，每年死于该病的患者达 13 万。因此，我国肺结核疾病控制形势严峻。要有效预防和控制结核病的发生，提高对肺结核患者的治疗管理水平十分重要，这当中又以提高肺结核患者的规律服药依从性为关键。

所谓服药依从性，指的是肺结核患者在接受治疗过程中遵从医嘱规律性服药的程度，服药依从性可从服药剂量、服药间隔时间、服药方法等与医嘱相一致的程度来反映。患者罹患肺结核后，其身体会出现明显的病理特征，如发热、咳痰、咯血、胸闷、胸痛以及呼吸困难等，身体的诸多不适使得患者的心理状态呈多疑、悲观、恐惧的消极状态，出现服药依从性降低的情况。结核病的治疗效果则与患者服药依从性密切相关。临床研究表明，通常情况下，结核病患者至少需要连续 6~8 个月联用多种抗结核药物，才能有效控制病情。不按时规律服药、间断服药都会导致耐药力增加，从而影响患者的健康，并增加治疗成本。全国第五次结核病流行病学抽样调查结果显示，在我国已发现结核病患者中，规律服药率仅为 59%，患者服药依从性亟待提高。此外，我国肺结核患者对疾病的重视程度很不够，仅为 47%左右，公众对结核病防治知识知晓率仅为 57%。对此，业内人士指出，部分患者在服药一段时间后，感觉症状减轻，于是停止服药，这样易导致耐药性增加，极有可能发展成更为难治的耐药肺结核。做好患者的心理护理，提高社会支持度，提高患者的服药依从性，避免患者负性心理的出现与发展，这项任务十分迫切。

（二）影响肺结核患者服药依从性的相关因素

1. 社会人口学特征　包括患者年龄、文化程度等因素。有关研究表明，老年结核病患者服药依从性差，中青年患者的依从性较好，但有些青年患者用药时间长，因工作忙而更易中断服药，从而影响依从性；患者的文化程度也对依从性有所影响，文化层次较高的患者依从性强于文化层次较低者，但文化程度与服药依从性并非成正比，某些文化层次较高的患者过分关注药品不良反应，对医师的信任度低于一般患者，故服药依从性反而低于一般患者。

2. 流动人口中的肺结核患者依从性　人员流动及移民已成为影响结核病控制的四大因素之一。有关研究表明，流动人口中的肺结核患者结核病全程督导管理治疗存在严重的问题。患者居无定所，流动性大，工作不稳定，收入较低，保健意识薄弱，缺乏治疗管理，难以坚持治疗，造成依从性差。

3. 患者对疾病的认知水平　患者对结核病的认知水平对服药依从性有重要的影响。由于结核病服药是一个长期的过程，在初期用药之后，病情有所好转，甚至症状消失，导致患者误以为疾病治愈而停止服药，从而导致服药依从性大大降低。

4. 社会支持度　主要包括家庭和社会对患者的支持、家庭经济情况、医患关系以及医疗服务水平。其中，家庭和社会的支持和鼓励对提高患者服药依从性起着积极的作用，特别是来自家庭的支持非常重要。另外，家庭经济状况不佳的患者，其现有的经济条件不足以负担起相关的治疗费用，家庭支持能力较弱，患者往往需要承受身体、经济和精神方面的多重压力，导致其治疗依从性降低。此外，有关研究表明，坚持在正规医疗机构就诊的患者的治疗依从性高于在非正规医疗机构就诊者，这与正规医院的就医环境、医疗技术水平以及患者对医疗机构和医务工作者的信任度有关；良好的医患、护患关系有利于提高患者的康复信心，从而使其按照医嘱规律服药。

5. 药物反应、疗程长短与疗程的复杂性　抗结核药物带来的不良反应越大、越多，患者的服药依从性越低；肺结核患者治疗的时间越长、疗程越复杂，其服药依从性越低。

（三）提高肺结核患者服药依从性

1. 实施直接督导下短程化疗　WHO 对直接督导下短程化疗，即 DOTS（directly observed treatment，short-course）的定义是对所有发现的传染性肺结核患者进行 6~8 个月的规则治疗，至少在强化期内，每次服药都在督导人员的直接督导下进行。督导人员可以是护理人员、患者家属或者其他相关人员，以护理人员为主。推行 DOTS 这种管理方式，目的在于提高肺结核患者服药的规律性、有效性以及对抗结核治疗的依从性，并及时地发现和处理治疗过程中可能出现的药物副作用问题。据我国结核病登记报告情况显示，通过实施 DOTS 疗法，我国初治病例的治愈率提高了 32.8%。由此可见，开展 DOTS 的管理模式对提高结核病化疗的成功率起到了积极作用。

2. 提高患者的服药依从性认识　较之 DOTS，发挥患者自我监督作用更有利于降低治疗成本，提高治疗依从性。一方面，将肺结核患者健康教育计划纳入整体护理中，医院可通过开展讲座、发放宣传手册、设立宣传栏等，结合看录像、幻灯片、多媒体等文字、图片形式，向患者及其家属讲解肺结核的病因、病程、用药疗程、常见不良反应，特别强调规律、全程用药及定期复诊的意义，对年龄偏小或偏大、文化程度偏低、经济困难等特殊患者予以针对性、个体化的健康教育和康复指导，提高患者对肺结核防治知识的认识，增强其战胜疾病的信心，使患者掌握配合治疗的要点，提高服药依从性；另一方面，对于门诊患者和流动人口，护理人员可以在患者每次前来取药或做相关检查时，强化规律用药的重要性和中断治疗的危害性，提高患者的依从性，最大限度地确保患者在原登记单位坚持完成全程治疗。

3. 提高患者的社会支持度

（1）帮助患者的家属、朋友等正确了解、认识结核病，通过各种有效的途径进行广泛宣传，让其了解结核病的流行状况和严重程度，使其给予结核病患者更多的经济支持和情感支持。对居家治疗的患者，要由家属督导患者正确、规律地服用抗结核药物。

（2）关注患者的心理状况。肺结核患者常出现消极、焦虑、抑郁、孤独、自卑等心理，要让患者知道长时间的心理压力会影响机体免疫力，导致病情恶化，不利于康复。护理人员应帮助患者树立战胜疾病的信心，如为其列举治疗成功的范例，使其从孤独和自卑中走出来，增加与外界的接触、沟通，主动接受家人、朋友的帮助，增加更多的倾诉渠道和帮助途径。

（3）关注老年肺结核患者的社会支持。护理人员应关注老年患者，指导其充分利用社区资源，以获得更多的理解与支持。同时，呼吁政府机构增加经济投入、完善社会保障机制，提高老年患者的社会支持水平。

（4）护理人员要经常与患者交流，了解其真实诉求，消除其心理负担，在治疗过程中针对遇到的问题予以具体指导，建立良好的医患、护患关系，提高患者治愈疾病的信心，以取得患者的治疗合作。

4. 减少抗结核药物的不良反应　在患者服用抗结核药物期间，护理人员要对药物不良反应引起重视并采取相应措施，尽量做到实时监控、早发现、早治疗，必要时可改变用药途径、剂型、时间及次数，同时根据患者的病情和经济状况使用基础抗结核药物，尽可能减少治疗费用。

第二节　抗结核药物分类及特点

一、抗结核药物分类和分组

目前抗结核药物有分类法和分组法 2 种形式。

（一）抗结核药物分类

1. 一线抗结核药物　包括异烟肼、利福平、吡嗪酰胺、乙胺丁醇和链霉素。这 5 种药物是目前初治、复治结核病治疗方案的主要组成药品。

2. 二线抗结核药物　除一线药物外的其他抗结核药物。一般认为，二线抗结核药物药效要低于一线抗结核药物，且不良反应发生率高。

（二）抗结核药物分组

2014 年，为方便治疗耐多药结核病（MDR-TB）和广泛耐多药结核病（XDR-TB）药物选择的需要，WHO 将抗结核药物分为 5 组，在此基础上，2016 年 WHO 又做了新的调整。

1. 第一组　口服一线抗结核药：异烟肼（H），利福平（R），吡嗪酰胺（Z），乙胺丁醇（E），利福布丁（Rfb），利福喷丁（RFT）。

2. 第二组　注射剂：链霉素（S），卡那霉素（Km），卷曲霉素（Cm），阿米卡星（Am）。

3. 第三组　氟喹诺酮类：左氧氟沙星（Lfx），莫西沙星（Mfx），加替沙星（Gfx），氧氟沙星（Ofx）。

4. 第四组　口服二线抗结核药：乙硫异烟胺（Eto），丙硫异烟胺（Pto），环丝氨酸（Cs），特立齐酮（Trd），对氨基水杨酸钠（PAS）。

5. 第五组　新药及证据有限的抗结核药物：贝达喹啉（Bdq），德拉马尼（Dlm），利奈唑胺（Lzd），氯法齐明（Cfz），阿莫西林 / 克拉维酸（Amx/Clv），亚胺培南 / 西司他丁钠（Ipm/Cin），美罗培南（Mpm），高剂量异烟肼（High-dose H），氨硫脲（Thz），克拉霉素（Clr）。

这种分组有利于按照药物先后顺序准确地选择用药，便于考虑药物相互之间的交叉耐药作用，凡是分类中不包括的药物（如环丙沙星），便不在治疗耐药肺结核的选择范围内。

一线药物是初治结核病的主要用药，在药物的新分组中，将氨硫脲从原一线药物中删除，加上利福布丁，这样的分组是基于治疗结核分枝杆菌合并 HIV 双重感染，使之更合理选择用药的角度出发所做的归类。当双重感染者需要治疗时，这种分组就可避免因错选氨硫脲而引发致死性皮肤反应造成不良后果；也提示在双重感染治疗时，利福布丁是唯一可选择的利福类药物，以保障抗病毒药物充分吸收利用。此外，也将链霉素从原一线药物中删除而保留乙胺丁醇，是因为在初治方案中已包括异烟肼和利福平 2 个全效杀菌药和 1 个细胞内杀菌的吡嗪酰胺，这一组合在无耐药状态下足以杀灭各种生长状态的结核分枝杆菌，因而，初治方案中更需要的不是选择具有杀菌作用的链霉素，而是选择对耐药具有延缓作用的乙胺丁醇，由此说明，这样的药物分组更改更具科学性、实用性。

二、各种抗结核药物的作用要点、使用原则、用法用量

药物是治疗一切疾病的基础，必须全面、系统地了解和认识抗结核药物的特点，关注、熟悉治疗药物的药理作用和预期的治疗效应，以及药物的相互作用，方可正确地选择用药。在此基础上，运用正确的治疗方法才可使疾病朝着痊愈方向转化。

1. 异烟肼（Isoniazid，INH，H）

（1）特点。对结核分枝杆菌具有强大的杀菌作用，其最低抑菌浓度（MIC）为 0.02~0.05μg/ml，可杀灭细胞内或细胞外的结核分枝杆菌。其杀菌作用通过多种方式发挥，包括：①阻碍结核分枝杆菌细胞壁的合成，致细胞壁通透性增加，细菌失去抗酸性而死亡；②干扰酶的活性而产生过氧化氢（H_2O_2），杀灭或抑制结核分枝杆菌的生长；③异烟肼可影响脱氧核糖核酸（DNA）的合成等。口服后几乎被完全吸收，生物利用度达 90%。口服后 1~2 小时达峰浓度，药物可分布到全身组织，并可进入蛛网膜下腔、胸膜腔、腹膜腔、心包腔、关节腔等，并可渗入干酪病灶、淋巴结和寒性脓肿中，经肾排出。

（2）使用原则。

1）适用于初治、复治的各型肺结核，各种肺外结核和对该药耐药以外的耐药结核病的治疗。

2）适用于非结核分枝杆菌病的治疗。

3）慢性肝病患者慎用，不能用于精神障碍和癫痫病患者。

（3）用法及用量。成人口服每次 0.3g，一日 1 次顿服。采用间歇疗法时，体重≥ 50kg 者 0.6g，＜ 50kg 者 0.5g，二日或三日 1 次顿服或分 3 次服用。患急性粟粒性肺结核、结核性脑膜炎时适当增加剂量，每日 0.4~0.6g。肌内注射一日 0.3g，1 次或分 3 次。静脉滴注一日 0.3~0.6g，稀释后滴注。雾化吸入为 0.1~0.2g 溶于 10~20ml 生理盐水中。

2. 利福平（Rifampicin，RFP，R）

（1）特点。对结核分枝杆菌、非结核分枝杆菌、麻风杆菌等均有杀菌作用。对结核分枝杆菌的 MIC 为 0.39~1.56μg/ml，最低杀菌浓度（MBC）为 0.78~3.125μg/ml，对细胞内外任何生长环境、生长状态的结核分枝杆菌均有杀菌作用。作用机制为利福平与细菌的 RNA 聚合酶 β 亚基结合，干扰信息核糖核酸（mRNA）的合成，进而阻碍其 RNA 的合成，抑制结核分枝杆菌的生长、繁殖，导致细菌死亡。口服利福平后2小时达峰浓度，分布至全身脏器和体液，依次以肝、胆、肾和肺浓度最高，亦可分布到胸膜腔、腹膜腔、心包腔、关节腔、空洞、房水和胎儿循环中，脑脊液中较少，但脑膜炎时渗入增加。利福平以肝肠循环为代谢特征，60%从粪便排出。

（2）使用原则。

1）主要用于各类型初治、复治肺结核、肺外结核病（结核性脑膜炎、结核性胸膜炎、腹膜炎、心包炎、关节结核、淋巴结结核、泌尿生殖器结核等）和各种非结核分枝杆菌病的治疗。

2）适用于对该药尚敏感的耐药病例的治疗。需与其他抗结核药物联合应用，以提高疗效。

3）慢性肝病者慎用，不能用于任何表现形式的对该药过敏者。

（3）用法及用量。成人体重≥55kg者每日600mg；体重＜55kg者每日450mg，空腹顿服，一日1次。亦可用于骨与关节结核和淋巴结结核伴有瘘管者的局部用药。

3. 利福喷丁（Rifapentine，RFT，L）

（1）特点。利福喷丁是利福平的衍生物，抗菌谱同利福平。利福喷丁抗结核活性比利福平强2~10倍，对结核分枝杆菌的MIC比利福平低12.5%~50%，MBC比利福平低6.25%~25%，具有长效强杀菌作用。利福喷丁对结核分枝杆菌的延缓生长期长，是利福平的1.56~1.7倍，故间歇治疗活性高。利福喷丁作用机制与利福平相同。口服利福喷丁2~3小时达峰浓度，吸收迅速而完全，有效血药浓度维持5~6日，明显长于利福平，体内分布同利福平，但其在骨皮质和网状结构的浓度均较利福平高。利福喷丁经肝代谢并形成肝肠循环，由胆汁和尿排出。利福喷丁半衰期32.8小时，比利福平明显延长，是利福平的4.05倍。

（2）使用原则。

1）治疗各系统、各种类型的初治、复治结核病，以及其他非结核分枝杆菌病，对骨与关节结核的疗效尤为突出。

2）需与其他抗结核药物联合应用。

3）也适用于对利福类尚敏感的耐药病例。

（3）用法及用量。成人体重≥ 55kg 者，600mg，每周 1 次；体重＜ 55kg 者，450mg，每周 2 次，顿服。

4. 吡嗪酰胺（Pyrazinamide，PZA，Z）

（1）特点。抗菌作用受环境因素的限制，在酸性环境中有较强的杀菌作用，在 pH5.5 时杀菌作用最强，是目前杀灭酸性环境中缓慢生长的结核分枝杆菌的最佳药物。作用机制尚不明了，可能与吡嗪酰胺转化为吡嗪酸或干扰脱氢酶并阻止脱氢，妨碍结核分枝杆菌对氧的利用有关。服药后 2 小时达峰浓度，广泛分布于全身各组织，并可透过血脑屏障，经肾排出。

（2）使用原则。用于治疗各系统、各类型的结核病。常与异烟肼、利福平联合用于初治结核病的强化期，起到协同杀菌作用，是肺结核短程化疗的主要用药之一，亦是结核性脑膜炎除异烟肼以外的必选药物。与其他抗结核药物无交叉耐药。

（3）用法及用量。成人口服一次 0.25~0.5g，一日 3 次，一日量 0.75~1.5g。

5. 乙胺丁醇（Ethambutol，EMB，E）

（1）特点。对结核分枝杆菌有较强的抑菌作用，仅对处于生长繁殖状态的结核分枝杆菌有作用。MIC 为 5μg/ml，与异烟肼、利福平、链霉素、吡嗪酰胺联合应用则有延缓其耐药性产生的作用，与其他抗结核药物无交叉耐药。作用机制尚未阐明，主要是阻碍核糖核酸的合成，抑制结核分枝杆菌的生长。服药后 2 小时达峰浓度，脑膜炎时脑脊液中的含量可达到足够治疗的浓度。自肾排出，肾功能障碍时可引起蓄积。

（2）使用原则。

1）适用于各型肺结核和肺外结核，联合其他抗结核药物可增强化疗效果和延缓耐药性的产生。

2）在化疗方案中可取代链霉素，适用于不能耐受链霉素注射的患者。

3）禁用于各种原因致视神经损害者。

（3）用法及用量。口服剂量，体重≥ 55kg 者 1.0g，体重＜ 55kg 者 0.75g，每日量 1 次顿服。采用间歇治疗时 1.0~1.25g，一次顿服，每周 2~3 次。

6. 链霉素（Streptomycin，Sm，S）

（1）特点。广谱抗生素，对吞噬细胞外结核分枝杆菌作用较强。其作用机制为阻碍结核分枝杆菌蛋白质合成的多个环节而致细菌死亡。肌注后 2 小时达峰浓度，可渗入胸膜腔、腹膜腔、心包腔、关节腔等体液中，脑膜炎时脑脊液中可达到有效浓度。链霉素易透过胎盘进入胎儿循环，胎血药物浓度为母血药物浓度的 50%，经肾排出体外。当肾功能减退时排出量大为减少。

（2）使用原则。

1）主要用于治疗各系统的各类型结核病，采用短程化疗时多用于强化期。

2）适用于对该药尚敏感的耐药病例的治疗。

3）慎用于肾功能不佳者，禁用于婴幼儿及对该药有过敏史者。

4）因注射类药物的相互交叉耐药，其用药顺序为链霉素、卡那霉素或阿米卡星，也可是卷曲霉素、卡那霉素或阿米卡星。

（3）用法及用量。成人 0.75g，一日 1 次，疗程 2~3 个月，视具体情况可延长疗程。60 岁以上老年人用量酌减，为 0.5g，每日 1 次，或 0.75g，隔日 1 次。

7. 卡那霉素（Kanamycin，Km）

（1）特点。对结核分枝杆菌有杀菌作用，通过干扰蛋白质的合成阻止细菌生长。主要作为链霉素耐药病例方案的配伍用药。肌注后 1 小时达峰浓度，可维持 12 小时。可渗入胸膜腔、腹膜腔、心包腔，不易透过血脑屏障。由肾脏排出，肾功能减退时其排出量明显减少。

（2）使用原则。

1）治疗各种类型结核病，尤其对链霉素已耐药者。

2）可用于对本药仍敏感的复治、耐药病例的治疗。

3）不可用于听神经障碍及肾功能减退者。禁止与强利尿剂并用，禁止做胸腔、腹腔和椎管注射，以避免引发呼吸抑制。

4）禁用于氨基糖苷类药物过敏者。

（3）用法及用量。

1）成人结核病，常规用量 0.75g，肌内注射，一日 1 次，每日剂量不能超过 15mg/kg。老年患者用量酌减，0.5g，一日 1 次，或 0.75g，肌内注射，隔日 1 次。儿童每日用量 7mg/kg。

2）注意需深部肌内注射。

8. 阿米卡星（Amikacin，Am）

（1）特点。氨基糖苷类广谱抗生素，具有较强的抗结核分枝杆菌作用，通过干扰蛋白质的合成阻止细菌生长。静脉滴注 7.5mg/kg 后，1.5 小时达峰浓度，维持 12 小时，可广泛分布于组织和体液中，可进入胸、腹膜腔，但不能透过血脑屏障。经肾排出，肾功能障碍者排出量显著减少。

（2）使用原则。

1）治疗各类型结核病，主要用于链霉素耐药者。

2）适用于对该药尚敏感的复治、耐药结核病的治疗。

3）因与卡那霉素交叉耐药，故不可用于卡那霉素耐药病例。

4）不宜用于孕妇及肾功能不良者。

5）慎用，禁用于肾功能减退、脱水、使用强利尿剂者，特别是老年患者。

6）本品绝对禁止静脉推注。

（3）用法及用量。

1）常规用量 400mg，肌内注射，或 400mg 溶于生理盐水 100ml，静脉滴注，一日 1 次。老年人酌减。儿童每日用量为 4~8mg/kg。

2）注意需深部肌内注射，或静脉滴注。

9. 卷曲霉素（Capreomycin，Cm）

（1）特点。多肽类药物，对结核分枝杆菌具有杀菌作用。肌内注射后1~2小时达峰浓度，迅速分布到全身组织和体液中，并可进入胸膜腔、腹膜腔，但不能透过血脑屏障，可通过胎盘进入胎儿循环，大部分药物从肾脏排出。与卡那霉素有一定的交叉耐药作用。

（2）使用原则。

1）适用于复治、耐药结核病治疗。

2）可用于对链霉素、卡那霉素、阿米卡星已耐药而对本品敏感者。

3）禁止应用于有听力障碍或肾功能障碍、重症肌无力、帕金森症的患者。禁用于妊娠和哺乳期妇女。禁用于对本品过敏者。

4）有电解质平衡失调的患者需在电解质获得纠正后使用。

（3）用法及用量。每日用量0.75~1.0g，肌内注射。

10. 氟喹诺酮类药　目前常用于治疗结核病的药物包括氧氟沙星（Ofloxacin，Ofx，O）、左氧氟沙星（Levofloxacin，Lfx，V）、莫西沙星（Moxifloxacin，Mfx，M）、加替沙星（Gatifloxacin，Gfx，G）。

（1）特点。氟喹诺酮类药物对结核分枝杆菌具有不同程度的杀菌活性，主要通过作用于结核分枝杆菌脱氧核糖核酸（DNA）旋转酶（拓扑异构酶Ⅱ），阻止DNA的复制、转录而杀菌。对结核分枝杆菌的MIC，加替沙星和莫西沙星（MIC为900.25μg/ml）优于左氧氟沙星（MIC为0.5μg/ml）、氧氟沙星（MIC为1.0μg/ml），其抗菌活性是左氧氟沙星的2倍、氧氟沙星的4倍。当2倍于MIC时即为MBC，在巨噬细胞内司帕沙星和莫西沙星（MBC为0.5μg/ml）明显强于左氧氟沙星（MBC为2μg/ml）和氧氟沙星（MBC为4μg/ml）。氟喹诺酮类药物与其他抗结核药物无交叉耐药性。口服氟喹诺酮吸收良好，1~2小时达峰浓度，杀菌活性可持续24小时。能迅速分布至全身组织、器官和体液，并可渗入吞噬细胞和深层组织。其半衰期司帕沙星为16小时，左氧氟沙星为12小时，氧氟沙星为7小时。氟喹诺酮类药物经肝代谢，部分药物可形成肝肠循环，经肠排出，部分由肾排出。

（2）使用原则。

1）适用于复治、各类型耐药结核病的治疗。

2）需与其他抗结核药物联合应用，并可产生相加效应。

3）18岁以下青少年不适宜选择应用本品。

4）适宜非结核分枝杆菌病的治疗。

5）有精神病史者、癫痫病史者禁用该药。

6）应用此品时，注意不要与含铝、镁、铁、锌制剂同服，以防止干扰氟喹诺酮吸收。亦不与茶碱、咖啡因同服，以防止茶碱中毒。

7）与抗结核药物联合应用时，需注意中枢神经系统、造血系统、肌肉骨骼、肝肾功能的损害以及出现过敏反应和光敏反应。

（3）用法及用量。

1）口服或静脉注射。口服成人每日用量：氧氟沙星每日600~800mg，左氧氟沙星500~800mg，加替沙星400mg，莫西沙星400mg，一次或分次口服。

2）静脉滴注剂量。同口服量。

11. 对氨基水杨酸钠（Sodium Para-aminosalicylate，PAS）

（1）特点。对氨基水杨酸钠对结核分枝杆菌有抑菌作用，MIC为1μg/ml，与异烟肼、链霉素联合应用可加强后两者的抗结核作用，并延缓其耐药产生的时间，通过干扰结核分枝杆菌的代谢，最终影响其蛋白质合成。口服极易吸收，1.5~2小时达高峰血浓度，分布至全身组织器官和体液，也能分布到胸膜腔、腹膜腔，但不易渗入细胞内和通过血脑屏障，经肾脏排出，肾衰竭时排出延迟。

（2）使用原则。

1）必须与其他抗结核药物配伍应用，与杀菌药联合可延缓其耐药性的产生。

2）适用于复治、耐药结核病。

3）肝肾功能减退者慎用。

4）本品片剂可干扰利福平的吸收，与之联用时两者给药时间宜间隔 8~12 小时。

（3）用法及用量。一般不适宜间歇用药的方法。本品有多种剂型，各种剂型每日剂量不同。

1）成人每日用量。片剂，8g，分 3 次服用；粉针剂，4~8g 用生理盐水或 5% 葡萄糖液稀释成 3% ~4% 的浓度，需新鲜配制并避光保存，静脉滴注时应在避光下 2~3 小时完成，药液变色后不能使用；胸腔内注射，用 10% ~20% 溶液，每次 10~20ml。

2）儿童每日用量。200~300mg/kg，分 3~4 次口服。

12. 环丝氨酸（Cycloserine，Cs）

（1）特点。对结核分枝杆菌有抑制作用，对结核分枝杆菌的 MIC 为 5~20μg/ml。通过抑制 D- 丙氨酸消旋酶的活性，阻碍细胞壁合成。口服后吸收良好，3~4 小时达峰浓度。可广泛分布于全身体液和组织中，可通过胎盘，脑脊液中浓度与血药浓度近似。主要经肾脏排出，当肾功能减退时，排出量减少，可产生蓄积而中毒。

（2）使用原则。

1）主要用于复治、耐药、耐多药和广泛耐多药结核病的治疗。

2）必须与其他抗结核药物配伍，并可延缓其耐药性的产生。

3）癫痫或患精神障碍者、乙醇中毒和卟啉病患者及肾功能衰竭者禁用。妊娠、哺乳者慎用。

（3）用法及用量。

1）通常首剂 250mg/12h，连用 2 周。根据血药浓度和反应增加给药剂量，此后每日最大给药剂量为 500mg。有条件者应监测血药浓度，浓度维持在

25~30μg/ml，避免高于30μg/ml。每日服药量超过1g时会出现急性中毒症状，超过500mg则可能发生慢性中毒症状。

2）儿童每日10mg/kg，分2~4次服用。

3）伴肾脏疾病的患者慎用，必须应用时减少剂量。

4）有精神疾患或癫痫病患者禁用。乙醇增加癫痫发作，服环丝氨酸者需忌酒。

5）异烟肼、乙硫异烟胺（丙硫异烟胺）可促使环丝氨酸血药浓度升高，加重中枢神经系统不良反应的发生率，故应调整剂量，并密切观察。与苯妥英钠联合，促使其代谢减慢、毒性作用增强。

13. 丙硫异烟胺（Prothionamid，Pto）

（1）特点。丙硫异烟胺是异烟肼的衍生物，对结核分枝杆菌有抑菌作用，对结核分枝杆菌的MIC为0.6μg/ml，通过阻碍结核分枝杆菌细胞壁的合成而抑菌。口服后2~3小时达高峰血浓度，能迅速而广泛地分布至全身组织和体液，可透过血脑屏障进入蛛网膜下腔并达到有效浓度，亦可进入胸膜腔和干酪病灶，经肾排出体外。能抑制异烟肼在肝内的乙酰化，增加异烟肼的抗结核作用。

（2）使用原则。

1）治疗各类型的结核病，但需与其他抗结核药物联合应用。

2）适用于复治、耐药结核病或用于不能耐受其他药物治疗者。

3）适用于非结核分枝杆菌病的治疗。

4）慎用于慢性肝病者，不能用于精神障碍者、妊娠妇女和12岁以下的儿童。

（3）用法及用量。

1）一般不适宜间歇用药。成人每日用量600mg，剂量过大可引起直立性低血压。儿童每日用量10~20mg/kg，分3次口服。

2）因胃肠反应不能耐受者，可酌情减量或从小剂量开始，逐步递增用量。同时并用抗酸药、解痉药等减轻胃肠反应。

14. 克拉霉素（clarithromycin，Clr）

（1）特点。克拉霉素对结核分枝杆菌有抑菌作用，其 MIC 为 1.5~10μg/ml，生物利用度高于红霉素，口服后 2~3 小时达峰浓度。其组织浓度高，分布广，巨噬细胞内可达有效浓度，脑膜炎时可透过血脑屏障，经肾脏或肠道排出。

（2）使用原则。

1）必须与其他抗结核药物，尤其是杀菌药联合使用。

2）在耐药、耐多药结核病治疗中，其他药物难以组成方案时可选择应用本品。

3）禁止与特非那定合用，以避免引起心律失常。与抗心律失常药丙吡胺联合用药可引起心脏传导减慢、抑制，有此种联合时必须慎重，注意观察病情变化。

4）注意避免肝损害。

（3）用法及用量。每日用量 250~500mg，口服。

15. 对氨基水杨酸异烟肼片

（1）特点。异烟肼和对氨基水杨酸组成的大分子化合物，每片含异烟肼 47.3mg、对氨基水杨酸 52.7mg，具有抗结核分枝杆菌的活性。该药所含的对氨基水杨酸有阻止异烟肼乙酰化的作用，故可加强异烟肼的抗结核作用。有效血药浓度可维持 12 小时以上，毒性作用较单独服用异烟肼低。

（2）使用原则。主要用于复治结核病，可试用于不能耐受异烟肼治疗的病例。

（3）用法及用量。

1）口服每日用量 3~4 片，3 次 / 日。

2）需联合杀菌药组成治疗方案。

16. 阿莫西林 / 克拉维酸（Amoxicillin，Amx/Clv）

（1）特点。阿莫西林通过与细菌主要青霉素结合蛋白（PBPS）结合，干扰细菌细胞壁的合成而起抗菌作用。克拉维酸的作用机制为与 β - 内酰胺酶结合，发挥竞争性抑制作用。通过克拉维酸分子结构中的 β - 内酰胺羧基部位，使 β -

内酰胺酶乙酰化，并且 β-内酰胺酶与克拉维酸形成的乙酰化酶水解非常缓慢，不能很快释放出活性酶，从而保护酶的作用底物 β-内酰胺类抗生素不被酶水解灭活。本药的抗结核作用机制尚不明确。

（2）使用原则。主要作为二线抗结核药品，用于耐多药结核病的治疗，但疗效不确切。

（3）用法及用量。

1）成人及大于 12 岁的儿童：一次 1g，2~3 次 / 日，口服。

2）肾功能受损患者：轻度肾功能受损（肌酐清除率＞ 30ml/min）患者一般不要求减少剂量；严重肾功能受损（肌酐清除率＜ 30ml/min）患者应适当减少剂量，延长给药间隔；血液透析患者在透析结束后应加服 1 次。

3）静脉滴注：1 次 1.2g，2~3 次 / 日，严重感染可增加到 4 次 / 日。

17. 氯法齐明（Clofazimine，Cfz）

（1）特点。通过干扰分枝杆菌的核酸代谢，抑制依赖 DNA 的 RNA 聚合酶，阻止 RNA 的合成，从而抑制细菌蛋白的合成，发挥抗菌作用。本药的抗炎作用可能与稳定细胞溶酶体膜有关。

（2）使用原则。

1）与氨苯砜合用治疗瘤型麻风。

2）与利福平等合用治疗耐砜类药品麻风患者。

3）亦可与其他抗结核药品合用，治疗艾滋病并发非结核分枝杆菌感染患者。

4）与其他抗结核药品联用，治疗耐多药结核病，但疗效不确切。

（3）用法及用量。成人每次 100~200mg，口服，1 次 / 日，日最大剂量不超过 300mg。

18. 利奈唑胺（Linezolid，Lzd）

（1）特点。本品为合成的噁唑酮类抗菌药品。通过结合 50S 核糖体亚基的 23srRNA 抑制细菌早期核蛋白体的合成。

（2）使用原则。

1）可用于耐多药结核病，但疗效不确切。

2）空腹或饭后服用，需避开高脂饮食。

3）高血压患者使用本品应注意观察。

4）本品有单胺氧化酶抑制作用，禁忌联用拟肾上腺素药品和 5-HT 再摄取抑制剂，禁用含酪胺食物（干酪、风干肉、泡菜、啤酒、酱油、红酒等）和某些含醇饮料，以免引起体位性血压异常升高。

（3）用法及用量。

1）口服。成人每次 600mg，1 次 / 日。

2）静脉滴注。成人每次 600mg，1 次 / 日。

19. 亚胺培南 / 西司他丁钠（Imipenenm/cilastatin sodium hydrate，Ipm/Cin）

（1）特点。亚胺培南为新型 β - 内酰胺类抗生素，既有极强的广谱抗菌活性，又有 β - 内酰胺酶抑制作用。本品可以与结核分枝杆菌中的 PBPs 中的 94、82、52、35kDa 结合，造成细胞壁缺失。

（2）使用原则。

1）抗敏感菌所致感染。

2）有报道用于耐多药结核病的治疗，但疗效不确切。

（3）用法及用量。静脉滴注，成人每次 1g，2 次 / 日。

三、固定剂量复合剂和抗结核板式组合药

（一）固定剂量复合剂（FDC）

1. 异烟肼 + 利福平

（1）特点。参考异烟肼、利福平。

（2）使用原则。适用于各种敏感结核病。

（3）剂量及剂型。

1）异福片：450mg（含异烟肼 150mg、利福平 300mg）。

2）异福胶囊：225mg（含异烟肼 75mg、利福平 150mg）；250mg（含异烟肼 100mg、利福平 150mg）。

（4）用法及用量。饭前 30 分钟或饭后 2 小时服用。体重大于 50kg 者，1 次 / 日，一次口服相当于异烟肼 300mg 的药量。

2. 异烟肼 + 利福平 + 吡嗪酰胺

（1）特点。参考异烟肼、利福平、吡嗪酰胺。

（2）使用原则。主要用于结核病短程化疗的强化期。

（3）剂量及剂型。

1）异福酰胺：450mg（含异烟肼 80mg、利福平 120mg、吡嗪酰胺 250mg）。

2）异福酰胺胶囊：225mg（含异烟肼 40mg、利福平 60mg、吡嗪酰胺 125mg）；450mg（含异烟肼 80mg，利福平 120mg，吡嗪酰胺 250mg）。

（4）用法及用量。饭前 1~2 小时顿服，1 次 / 日。体重 30~39kg，每日口服相当于异烟肼 240mg 的药量；体重 40~49kg，每日口服相当于异烟肼 320mg 的药量；体重 50kg 以上，每日口服相当于异烟肼 400mg 的药量。

3. 异烟肼 + 利福平 + 乙胺丁醇 + 吡嗪酰胺

（1）特点。参考异烟肼、利福平、乙胺丁醇、吡嗪酰胺。

（2）使用原则。适用于各种敏感结核病。

（3）剂量及剂型。乙酰吡嗪利福异烟片，900mg（每片含异烟肼 75mg、利福平 150mg、盐酸乙胺丁醇 275mg、吡嗪酰胺 400mg）。

（二）抗结核板式组合药

1. 异烟肼 + 利福平 + 乙胺丁醇 + 吡嗪酰胺　异烟肼 0.6g、利福平 0.6g、吡嗪酰胺 2.0g、乙胺丁醇 1.25g，置于同一塑封板上，用药方便，避免漏服，保证疗效，通常用于结核病强化期治疗。其作用机制、代谢、注意事项、不良反应与各组分相同。

2. 异烟肼 + 利福平 + 盐酸乙胺丁醇

异烟肼 0.12g、利福平 0.12g、盐酸乙胺丁醇 0.25g，置于同一塑封板上，用药方便，避免漏服。通常用于结核病急性期治疗后的巩固治疗。其作用机制、代谢、注意事项、不良反应与各组分相同。

3. 异烟肼 + 利福平

异烟肼 0.6g、利福平 0.6g，置于同一塑封板上，用药方便，避免漏服。通常用于结核病急性期治疗后的巩固治疗。其作用机制、代谢、注意事项、不良反应与各组分相同。

第三节　抗结核药不良反应及护理对策

药品不良反应是指合格药品在正常用法、用量下，出现的与用药目的无关的或意外的有害反应。诱发药品不良反应的原因复杂，按与药理作用有无关联，将药品不良反应分为 A、B 两型。A 型药品不良反应又称剂量相关的药品不良反应，是药理作用增强所致，常和剂量有关，容易预测，其发生率高且死亡率低。药品的副作用、毒性反应均属 A 型反应，继发反应、首剂效应、撤药综合征等由于和常规药理作用有关，也属 A 型反应范畴。B 型药品不良反应又称剂量不相关的药品不良反应，是一种和正常药理作用无关的异常反应，难以预测，其发生率低而死亡率高。药品变态反应和特异质反应均属 B 型反应。

抗结核药品引发的药品不良反应在临床上常见表现包括副作用、毒性反应、超敏反应、特异质反应、后遗效应、致畸作用以及二重感染。

（1）副作用。也称副反应，指在正常剂量情况下出现的与用药目的无关的反应，即药品在正常用法、用量情况下，伴随其治疗作用而出现的其他不期望的作用。副作用不是药品不良反应的同义词，两词的含义不尽相同，副作用只是药品不良反应的一部分。药品的副作用比较常见，一种药品常有多种副作用。一般说来，副作用比较轻微，多为可逆性变化，停药后通常很快消退。

（2）毒性反应。指药品引起机体发生生理、生化功能异常或组织结构病理变化的反应。大多数药品都有或多或少的毒性。该反应可在各个系统、器官或组织出现。药品的毒性反应一般都是药理作用的延伸，其反应程度和剂量相关，剂量加大，则毒性反应增强。药品导致的毒性反应会造成持续性的功能障碍或器质性病变，停药后恢复较慢，甚至终身不愈。毒性反应是抗结核药品所引起的各种药品不良反应中最常见的一种，可以表现在全身各个系统及给药部位。

（3）超敏反应。指有特异体质的患者使用某种药品后所产生的轻重不一的变态反应，它本质上属于一类免疫反应。几乎每种抗菌药品均可能引起变态反应，最常见者为皮疹，其他如过敏性休克、血清病型反应、药物热、血管神经性水肿、嗜酸性粒细胞增多症、溶血性贫血。抗菌药品所致的过敏反应主要是由抗原和相应的抗体相互作用而引起的超敏反应。各种抗结核药品也均可引起程度不同的超敏反应。

（4）特异质反应。指有些人服用某些药品后出现的与药品本身药理作用无关，也和一般人群不同的反应（俗称意外反应）。这些反应的出现往往与这些人的先天性、遗传性因素有关。例如，肝细胞内缺乏乙酰化酶的患者，服用异烟肼等药品后容易出现多发性神经炎。

（5）后遗效应。指停药后血药浓度已降至阈浓度以下时残存的生物学效应。后遗效应可能比较短暂，如服用巴比妥类催眠药后次晨的宿醉现象；也可能比较持久，如长期应用肾上腺素皮质激素，一旦停药后肾上腺皮质功能低下，数月内难以恢复。少数药品可以导致永久性器质性损害，如链霉素引起的永久性耳聋。

（6）致畸作用。有文献报道，利福平对大、小白鼠有明显致畸作用，因此，孕妇在怀孕的前 3 个月内应禁用利福平。有时可有 2 种或 2 种以上不同类型的药品不良反应同时存在或相互重叠，难以区分。

（7）二重感染。也称菌群交替症（或称菌群失调），是抗菌药品应用过程中出现的新的感染。抗菌药品应用过程中，敏感菌群受到抑制，而未被抑制者则大量繁殖。在肠道、呼吸道等部位，未被抑制的细菌及外来细菌均可乘虚而入，导致二重感染。二重感染的病原菌主要是革兰阴性杆菌、真菌、葡萄球菌属等，可引起口腔、呼吸道、肺部、消化道、尿路及血行感染等，发生率为2%~3%。近年来真菌性败血症的发病率明显上升。二重感染的病原菌对多种抗菌药品耐药，病死率较高。

一、抗结核药的不良反应及护理

（一）全身反应

1. 临床表现　服用抗结核药后，少数患者瞬间可出现不良反应，表现为过敏性休克、喉头水肿、瘙痒、皮疹，进而发展为剥脱性皮炎，同时伴有高热、黄疸、腹泻、血尿等。

2. 护理

（1）建立良好的护患关系，做好用药指导，鼓励患者讲出服药后的感受，并认真听取患者的主诉。

（2）在应用抗结核药物前应详细询问患者有无药物和食物的过敏史。

（3）严密观察服药后的反应。

（4）发现不良反应，遵医嘱停用所有正在服用的药物（既往长期服用的药物除外）及食物，去除一切可能引起不良反应的因素。

（5）出现不良反应时，患者大多精神紧张，表现出恐惧心理。陪伴并安慰患者，消除其恐惧心理，取得患者的信任，主动配合治疗。

（6）伴有高热的患者，做好高热的护理。

（7）监测肝肾功能，检查血、尿常规，及时发现不良反应。

（8）遵医嘱应用肾上腺皮质激素，以提高机体应激水平及减少过敏介质的形成。

（9）遵医嘱应用抗组胺药以减少组织液渗出、水肿，减轻瘙痒等症状。

（10）做好生活指导，建议患者穿着宽松的棉质衣服，避免使用刺激性强的洗涤剂，皮肤瘙痒时勿用手搔抓，避免皮肤感染。

（二）胃肠道反应

1. 临床表现　由于抗结核药物治疗原则为联合用药，患者一次服药量较多，刺激胃肠道，常出现纳差、恶心、呕吐、腹泻。

2. 护理

（1）做好用药指导，讲解所用抗结核药的副作用，使患者了解，便于自我监测。

（2）观察患者服药后的反应，认真听取患者主诉，遵医嘱定期监测肝功能，注意观察并区分肝损害所致的胃肠道反应。

（3）有些抗结核药物空腹服用胃肠道反应大，可遵医嘱改为饭后服用（利福平不能改）或分次服用。对于不能耐受口服给药的患者，可遵医嘱改为静脉给药。

（4）对于服药后即刻发生呕吐的患者，注意观察其呕吐物内是否混有药物，如混有药物，注意补服。对于胃肠道反应严重的患者，遵医嘱给予胃黏膜保护剂及止吐药。

（5）对于腹泻的患者，注意观察粪便的性状，是否为水样便、脓血便和柏油便等以及排便次数，排除进不洁食物及菌群失调的可能，并监测水及电解质的情况，遵医嘱给予相关药物治疗。

（6）做好饮食指导，根据患者口味给予清淡、富含营养、易消化食物。对发生呕吐的患者，指导患者少食多餐和食用易消化食物。

（三）肝损害

在抗结核药引发的不良反应中，肝损害最常见。一般抗结核药引发肝损害多发生在治疗的最初 2 个月，个别也可发生在治疗 6 个月时，应引起足够重视。

1. 临床表现　抗结核药物主要经肝脏代谢，故转氨酶升高较常见，偶见黄疸。由于抗结核药物造成肝损害的机制是毒性作用与变态反应，严重者表现为重症肝炎，故需积极进行治疗和护理。

2. 护理

（1）观察抗结核药物引起的肝损害症状，并及时通知医师。

（2）去除病因，遵医嘱停用导致肝损害的药物。

（3）卧床休息，减少消耗，减轻肝脏负担。

（4）遵医嘱每日补充足够的液量和热量。

（5）如肝功能轻度异常，可遵医嘱用肝损害小的药物替代肝损害大的药物。

（6）加速肝细胞解毒，促进肝细胞恢复，遵医嘱应用保肝药物。

（7）给予正确的饮食指导，嘱患者饮食以蛋、奶等优质蛋白为宜。肝损害患者易出现腹胀，注意不食用产气食品。

（8）定期监测肝功能变化。

（9）做好心理护理，告知患者积极配合肝损害的治疗，待肝功能恢复正常后加用肝功能损害小的抗结核药继续治疗，帮助患者进行心理调适，增加战胜疾病的信心。

（四）肾功能损害

1. 临床表现　常表现为蛋白尿，极少数发生肾衰竭，可见于全身不良反应的一部分，也可单独存在。

2. 护理

（1）向患者讲解肾功能损害的临床表现，以加强自我监测能力。

（2）遵医嘱停用引起肾功能损害的药物。

（3）记录 24 小时液体出入量，保持出入量平衡。如发现尿量减少，及时通知医师，可遵医嘱适当应用利尿剂。

（4）当出现急性肾损伤时应选用透析疗法，以尽快排出有害物质，保护肾功能。

（5）重症患者可出现大量蛋白尿，导致低蛋白血症，遵医嘱给予静脉补充白蛋白，以改善营养状态。

（6）定期监测肾功能变化。

（7）做好饮食护理，指导患者每日适量进食优质（动物）蛋白，尽可能不食用植物蛋白（如豆制品）。

（五）血液系统症状

1. 临床表现　多表现为白细胞、血小板降低。轻症者可无症状，或仅表现为疲乏无力、多汗、失眠、头晕；严重者可有不同程度的贫血和不同部位的出血倾向；偶有急性溶血性贫血。

2. 护理

（1）向患者讲解出现不良反应的临床表现及引起症状的原因。

（2）卧床休息，减少耗氧量，缓解疲乏等症状。

（3）白细胞减少，感染概率增加，有条件的应对患者采取保护性隔离，住单人房间，加强病房消毒，减少探视，严密监测体温，必要时预防性给予抗生素。

（4）血小板降低时应注意预防出血，嘱患者少活动、慢活动，协助做好生活护理；如患者出现头痛、恶心等症状，应警惕颅内出血，及时处理。

（5）当患者出现严重造血功能障碍时，需遵医嘱少量输新鲜血或成分血以尽快缓解症状。

（6）定期检查血常规。

（六）神经、精神系统症状

1. 临床表现　异烟肼、丙硫异烟胺可引起各种各样的神经、精神系统表现，如兴奋、失眠、嗜睡、抑郁、躁狂，严重者可致精神分裂症。异烟肼还可致末梢神经炎。

2. 护理

（1）在应用异烟肼、丙硫异烟胺等抗结核药前详细询问有无精神、神经系统方面的病史，向患者讲解隐瞒病史可造成的严重后果，使患者配合。

（2）做好用药后的病情观察，发现患者出现精神异常及时报告医师，特别是发现患者有自杀倾向时应加强护理，去除危险因素，及时与家属联系。

（3）一旦患者出现精神症状，应遵医嘱停药，严重者可加用抗抑郁或躁狂的药物。

（4）对于异烟肼所致的末梢神经炎，可遵医嘱补充B族维生素，如维生素B_6（10mg，3次/日，口服）、腺苷钴胺（肌内注射）等以缓解症状。

二、常用抗结核药不良反应及服药注意事项

（一）异烟肼

1. 不良反应

（1）末梢神经炎。四肢感觉异常、肌肉痉挛等。

（2）中枢症状。欣快感、兴奋、记忆力减退、抑郁、中毒性脑病、癫痫发作等。

（3）肝损害。表现为转氨酶升高，极少有黄疸出现，发生急性重型肝炎或肝萎缩者更为罕见。

（4）内分泌失调。男性乳房增大、库欣综合征、月经失调、阳痿等。

（5）血液系统。贫血及白细胞、血小板减少等。

（6）变态反应。皮疹、药物热等。

（7）胃肠道反应。恶心、呕吐、腹泻、便秘等。

2. 注意事项

（1）常规剂量无须加用维生素B_6（在试验中维生素B_6能减低异烟肼的抑菌力），以免降低异烟肼的抗菌活力。

（2）对血行播散性结核病，可适当增加剂量，疗程延长至1~1.5年，密切观察肝功能变化。肝功能减退者、孕妇、嗜酒者需慎用。

（3）异烟肼能引起神经、精神系统症状，故用药前仔细询问有无神经、精神

系统方面的病史，避免引起不良后果。

（4）主张异烟肼一日量空腹顿服，以提高其血药浓度。由于抗酸药，如氢氧化铝等有抑制其吸收的作用，故不宜同服。

（5）异烟肼可抑制双香豆素类抗凝血药、苯妥英类药物的代谢，导致这些药物血药浓度增高，作用增强；皮质激素可降低异烟肼的药效，故二者并用时需酌情调整用药剂量；异烟肼可升高氨茶碱血药浓度，两药并用时应注意观察氨茶碱的毒性反应。

（二）利福类

1. 不良反应

（1）肝损害。多为一过性转氨酶升高，可出现黄疸，亦可引起急性坏死性肝炎。

（2）胃肠道反应。恶心、呕吐、腹痛、腹泻等。

（3）变态反应。表现为流感样综合征等。

（4）血液系统反应。骨髓抑制（白细胞、血小板减少）、急性溶血性贫血。

（5）神经系统。头晕、头痛、疲倦等。

（6）其他副作用。血压升高、心律失常、关节肿胀等。

2. 注意事项

（1）胃内食物影响利福平吸收，故必须空腹服用，宜于用药后 2 小时进餐。

（2）定期监测肝功能变化。

（3）利福平为肝微粒体酶诱导剂，可加速双香豆素类抗凝血药、降糖药、洋地黄类、皮质激素、氨苯砜及避孕药的代谢，使其作用降低，与上述药物并用时，需调整其剂量。

（4）对氨基水杨酸钠、巴比妥类、氯氮䓬等药物，可降低利福平的吸收和血药浓度，利福平与以上其中任意一种药物合用应相隔 8 小时。

（5）利福喷丁宜进食后服用，也可空腹服用。但因其具有脂溶性的特点，进食后可促进药物的吸收。

（6）服药后尿液、汗液、唾液等排泄物可呈橘红色，尤以尿液更为明显。服药前向患者做好解释，以免引起不必要的误会或恐慌。

（三）吡嗪酰胺（PZA）

1. 不良反应

（1）肝损害。吡嗪酰胺的肝毒性与剂量、疗程有关。用量大、疗程长、毒副反应较多见，表现为肝大、压痛、转氨酶升高，偶有因肝坏死而造成死亡。

（2）关节痛。吡嗪酰胺的代谢产物吡嗪酸能抑制肾小管对尿酸的清除作用，使尿酸升高，停药 48 小时内恢复正常。

（3）胃肠道反应。食欲缺乏、恶心、呕吐。

（4）过敏反应。偶见发热、皮疹、对光过敏、皮肤暴露部位呈鲜红色。

2. 注意事项

（1）吡嗪酰胺必须与异烟肼、利福平等药物联合应用，单用易产生耐药性。与异烟肼合用可促进和加强其杀菌、灭菌作用，使组织中结核分枝杆菌失去增殖能力；与氟喹诺酮类药物联合有协同杀菌作用。

（2）做好用药指导，服药期间嘱患者增加饮水量，如已出现关节疼痛，遵医嘱口服别嘌呤醇以增加尿酸排泄，还可口服阿司匹林缓解疼痛症状。

（3）吡嗪酰胺的毒性作用与药物剂量相关，故成人每日剂量以不超过 1.5g 为宜。

（4）定期监测肝功能和做血尿酸检查。

（四）乙胺丁醇（EMB）

1. 不良反应

（1）视神经炎。是乙胺丁醇最多见的副作用，表现为视力下降、视野缩小、眼球运动疼痛、干燥感、异物感、辨色力减弱等。

（2）其他神经系统反应。周围神经炎，表现为下肢麻木、异物爬行感、感觉过敏及活动障碍，个别可出现听神经损害、听力障碍、声带麻痹等。

（3）过敏反应。皮疹（严重的可致剥脱性皮炎）、血小板减少性紫癜、支气管痉挛（导致呼吸困难）、过敏性休克等。

（4）其他副作用。关节痛、低钙血症、消化道反应、阿 - 斯综合征、帕金森病等。

2. 注意事项

（1）抗结核治疗中需与其他抗结核药物配伍用，以增加疗效，减少耐药性的发生。

（2）定期做视力、视野、眼底、色觉的检查。老年人、糖尿病患者和营养不良者应增加检查次数。治疗中出现视觉障碍应视情况减量或停药，发生视神经炎时应立即停药，并予大剂量 B 族维生素治疗。

（3）氢氧化铝能减少乙胺丁醇的吸收，故两药不宜同时应用。

（五）链霉素（S）

1. 不良反应

（1）耳毒性。以前庭损害较多见，耳蜗损害较迟发生。表现为眩晕、运动失调、耳鸣、耳聋。

（2）肾毒性。多见蛋白尿、管型尿，少数出现肾功能减退。

（3）变态反应。皮疹、发热、嗜酸性粒细胞增多、血管神经性水肿、剥脱性皮炎、过敏性休克等。

（4）口唇、面或四肢麻木，与链霉素本身及所含杂质有关。

2. 注意事项

（1）用于抗结核治疗时必须与其他抗结核药物联合应用，以延缓耐药性的产生，多用于强化期的抗结核治疗。

（2）用药前必须做链霉素皮肤过敏试验，有链霉素过敏史者禁用。

（3）链霉素不易透过血 - 脑脊液屏障，不能作为鞘内注射用药，避免引起椎管的粘连和堵塞。

（4）老年人和慢性肾衰竭者，易造成蓄积中毒，需慎用，必须应用时酌情减少用量或间歇应用，并定期检查尿常规和测定肾功能。

（5）由于链霉素在碱性条件下有较好的杀菌、抑菌作用，故可在经碱性溶液冲洗后的胸腔内注入，治疗结核性脓胸。

（6）用药前向患者讲解此药的不良反应，用药期间严密观察头晕、耳鸣、听力减退等反应，如有异常及时停药。

（六）卡那霉素（Km）及阿米卡星（Am）

1. 不良反应

（1）耳毒性。很少损害前庭器，主要损害耳蜗，听力减退，耳聋多为双侧，少数为永久性耳聋。

（2）肾毒性。卡那霉素应用早期即可出现，常持续存在，停药后可迅速消失。

（3）过敏反应。嗜酸细胞增多多见，药物热、皮疹不常见，偶可见过敏性休克。

（4）其他副作用。卡那霉素可暂时损害舌咽神经，表现为舌后 1/3 味觉丧失，也有可能阻滞神经肌肉接头，偶可引起白细胞减少，凝血酶时间延长。

2. 注意事项

（1）用于抗结核治疗时，需与其他抗结核药物配伍，由于与链霉素等氨基糖苷类有单向交叉耐药，故需注意临床用药顺序。链霉素耐药时再考虑采用本药。

（2）其他注意事项同链霉素。

（七）卷曲霉素（Cm）

1. 不良反应

（1）听神经损害。耳鸣、听力下降、耳聋，很少影响前庭功能。

（2）肾毒性。表现为蛋白尿、血尿、尿中白细胞增多、血尿素氮和肌酐升高，肾损害为可逆性。

（3）电解质平衡失调。低血钾、低血镁、低血钙、碱中毒。

（4）其他副作用。麻木、恶心、呕吐、食欲减退、一过性转氨酶升高、皮疹、过敏性休克、神经肌肉接头阻滞作用等。

2. 注意事项

（1）用药中注意定期检查电解质。

（2）必须与其他抗结核药联合应用。

（3）其他注意事项同氨基糖苷类药物。

（八）对氨基水杨酸钠（PAS）

1. 不良反应

（1）胃肠道反应。恶心、呕吐、食欲缺乏、上腹疼痛或灼热感、腹胀、腹泻，甚至胃溃疡及出血。

（2）变态反应。皮疹、药物热、剥脱性皮炎、流感样综合征、淋巴结肿大、过敏性肺炎、过敏性休克、嗜酸细胞增多、白细胞增多或类白血病反应、肺结核病灶周围炎等。

（3）肝肾损害。转氨酶轻、中度增高，严重者可引起急性重型肝炎。蛋白尿、腰痛、尿频、尿痛，少数出现肾衰竭。

2. 注意事项

（1）需与异烟肼、链霉素等其他抗结核药物配伍应用。

（2）可干扰利福平的吸收，与之联用时两者给药时间宜间隔 8 小时。

（3）水溶液不稳定，遇热可分解，遇光迅速变色，静脉滴注时应在避光下进行，药液变色后不宜使用。溶液需新鲜配制，避免分解成间位氨基酸引起溶血。

（4）发生变态反应时，需立即停药并进行抗变态反应治疗。

（5）定期做肝肾功能检查。

（九）丙硫异烟胺（Pto）

1. 不良反应

（1）胃肠反应。多见纳差、恶心、呕吐、反酸、腹部不适、腹泻。

（2）肝损害。转氨酶升高、黄疸。

（3）少数患者有糙皮病表现，如舌炎、口角炎、角膜炎。

（4）多发性神经炎。表现为蚁走感、抽搐、复视等。

（5）精神障碍。表现为抑郁、失眠。

（6）内分泌改变。偶可引起痤疮、色素沉着、脱发、皮疹、紫癜、男性乳房发育、甲状腺增生、月经失调等。

（7）其他。大剂量应用偶可引起直立性低血压。

2. 注意事项

（1）胃肠反应不能耐受者，可同时采用抗酸药、解痉药等减轻胃肠反应。

（2）营养不良、糖尿病和酗酒者慎用，长期服用者应定期检测肝功能。

（3）询问有无神经、精神系统方面的病史，注意用药禁忌。

（十）环丝氨酸（Cs）

1. 不良反应

（1）中枢神经系统反应。头晕、头痛、记忆力减退、抑郁、嗜睡，严重者出现抽搐、惊厥、意识模糊、精神失常。

（2）其他毒性反应。胃肠道反应和药物热。

2. 注意事项

（1）用药中严密观察有无发生不良反应，及时做出处理。

（2）必须与其他抗结核药联合应用。

（3）与异烟肼联合用药时，加重该药中枢神经系统不良反应的程度，注意观察神经、精神系统的反应，该药与苯妥英钠联合用药可增加后者作用。

（十一）喹诺酮类药物

1. 不良反应

（1）胃肠道反应。恶心、呕吐、腹部不适或腹痛、腹泻等。

（2）神经系统反应。头痛、头晕、失眠等。

（3）超敏反应。皮疹、瘙痒、药物热等。

（4）骨骼肌肉系统反应。主要表现为肌肉酸痛，肌腱疼痛，甚至断裂，影响骨骺形成，故儿童、孕妇禁用。

（5）光敏性皮炎。表现为红斑、大疱疹。

2. 注意事项

（1）用药后避免日光照射，也可涂抹防晒霜以预防光敏毒性。

（2）避免与含铝、镁、铁、锌制剂同服，防止干扰喹诺酮吸收。

（3）喹诺酮干扰细胞色素 P450 系而减少茶碱在体内的消除，故同时应用茶碱类药时应注意调整剂量或做血药浓度监测，预防茶碱中毒。

（4）注意询问病史，有精神病史、癫痫病史者禁用。

三、不良反应的预防

（1）在抗结核治疗前，护理人员应向患者或患儿的家长介绍所用抗结核药品的不良反应的表现，并告知出现不良反应及时向护理人员汇报，以便护理人员给予相应的处理。

（2）在治疗前，护理人员应了解患者及其家属的药品过敏史，避免使用已知的可引起严重不良反应的同类药品。同时了解患者肝肾功能、血尿常规及一般状况。

（3）护理人员应重视患者主诉，详细告知患者所用药物的不良反应，鼓励患者主动配合监测药品不良反应。

（4）掌握抗结核药品不良反应的高危人群，在不影响疗效的前提下，根据患者的体重及全身的营养状况等适当调整药品剂量和药品，即高危人群抗结核治疗的合理个体化。

（5）对于药品不良反应的高危人群合理使用预防性措施，如肝损害的高危人群给予保肝治疗，肾损害者不选用氨基糖苷类和卷曲霉素等。

（6）避免与其他增加抗结核药品不良反应的药品联用，如正在应用异烟肼、利福平和吡嗪酰胺药，同时再联合应用红霉素和乙酰氨基酚类药（感冒、发热时），以免增加肝毒性反应。

（7）在经过停药及处理不良反应后，各脏器功能恢复正常，重新开始化疗时，应从产生不良反应可能性最小的药品试起，在密切观察下逐一加药。可疑利福平过敏者应避免使用，以防发生严重不良反应。所建立的新方案应除去可能引起严重不良反应的药品。

（8）对高危人群，肝肾功能、血尿常规等监测指标的频率要比非高危人群高。

（9）护理人员，特别是督导员要经过培训，了解抗结核药品常见的不良反应，将可疑患者及时转至上级医疗机构诊治。

（聂菲菲）

参考文献

[1] 马玙，朱莉贞，潘毓萱.结核病.北京：人民卫生出版社，2006.

[2] 王丽娟.实用结核病护理学.北京：科学出版社，2008.

[3] 李亮，李琦，许绍发，等.结核病治疗学.北京：人民卫生出版社，2013.

[4] 屠德华，万利亚，王黎霞.现代结核病控制理论与实践.北京：军事医学科学出版社，2013.

[5] 黄哲梅，曹丽红.护理实践与研究，2010，7（3）：19.

[6] 李亚琴，马苑，陈蔚.复治肺结核患者服药依从性影响因素分析.护理研究，2011，25（10）：2649-2651.

[7] 蒋璐.肺结核患者用药依从性的国内研究进展.传染病信息，2012，25（1）：55-57.

[8] 匡美雄.影响肺结核患者服药依从性的相关因素及应对措施.中外医疗，2012，15：189-191.

[9] 何平平，李东霞.52 例住院耐多药肺结核患者服药依从性影响因素分析.中国临床医生，2013，41（3）：46.

附　录

结核分枝杆菌消毒技术规程及感染控制

当前，医院感染已经成为一个严重的公共卫生问题，医院既是诊治疾病和促进健康的场所，又是感染源和易感宿主集中的场所。为了有效地预防和控制医院内结核分枝杆菌感染，减少护理人员职业暴露，必须遵循相关的消毒隔离制度。消毒是指清除或杀灭传播媒介上的病原微生物，达到无害化的处理。隔离是将传染源传播者和高度易感人群安置在指定地点和特殊环境中，暂时避免和周围人群接触，对前者采取传染源隔离，对具有传染性的分泌物、排泄物、用品等进行集中消毒处理，防止传染病病原体向外传播，对后者采取保护性隔离，保护高度易感人群免受感染。隔离技术可预防微生物在患者、护理人员及媒介物中播散，正确运用结核病的消毒隔离技术可控制结核病传染源、切断传播途径，同时保护易感人群。

第一节　医疗卫生机构消毒灭菌基本方法

一、消毒因子作用的水平

根据消毒因子的适当剂量（浓度）或强度和作用时间对微生物的杀灭能力不

同，消毒灭菌有 4 个不同作用水平的方法。

1. 灭菌　可杀灭一切微生物（包括细菌芽胞），达到灭菌保证水平。包括热力灭菌、电离辐射灭菌、微波灭菌、等离子体灭菌等物理灭菌方法，以及用甲醛、戊二醛、环氧乙烷、过氧乙酸、过氧化氢等消毒剂进行灭菌的方法。

2. 高水平消毒　可以杀灭各种微生物，对细菌芽胞杀灭达到消毒效果。这类消毒方法应能杀灭一切细菌繁殖体（包括结核分枝杆菌）、病毒、真菌及其孢子和绝大多数细菌芽胞。包括热力、电离辐射、微波和紫外线等，以及用含氯、过氧乙酸、过氧化氢、含溴消毒剂、臭氧、二溴海因等甲基乙内酰脲类化合物和一些复方配制的消毒剂等消毒因子进行消毒的方法。

3. 中水平消毒　可以杀灭和去除细菌芽胞以外的各种病原微生物，包括超声波、碘类消毒剂、醇类、醇类和氯乙定的复方、醇类和季铵盐类化合物的复方、酚类等消毒剂进行消毒的方法。

4. 低水平消毒　只能杀灭细菌繁殖体（分枝杆菌除外）和亲脂病毒的化学消毒剂及通风换气、冲洗等机械除菌法。如单链季铵盐类消毒剂（苯扎溴铵等）、双胍类消毒剂如氯乙定、植物类消毒剂和汞、银、铜等金属离子消毒剂等进行消毒的方法。

二、医用物品对人体的危险性分类

医用物品对人体的危险性是指物品污染后造成危害的程度。根据危害程度，医用物品分为 3 类。

1. 高度危险性物品　这类物品是穿过皮肤或黏膜而进入人体无菌组织或器官内部的器材，或与破损的组织、皮肤、黏膜密切接触的器材和用品，一旦被微生物污染，具有极高感染风险，如手术器械、穿刺针、输血器材、输液器材、注射的药物和液体、透析器、血液和血液制品、导尿管、膀胱镜、腹腔镜、活检钳、心脏导管及脏器植入物等。

2. 中度危险性物品 这类物品仅和破损皮肤、黏膜相接触，而不进入无菌的组织内，如呼吸机管道、胃肠道内镜、气管镜、麻醉机管道、避孕环、压舌板、喉镜、体温表等。

3. 低度危险性物品 虽有微生物污染，但在一般情况下无害，只有受到一定量的病原微生物污染时才造成危害的物品。这类物品和器材仅直接或间接地与健康无损的皮肤相接触，包括生活卫生用品和患者、护理人员生活和工作环境中的物品，如毛巾、痰杯、地面、便器、桌面、床面、被褥，以及一般诊疗用品（听诊器、血压计袖带等）。

三、微生物对消毒因子的敏感性

一般认为，微生物对消毒因子的敏感性从高到低的顺序如下。

（1）亲脂病毒（有脂质膜的病毒），如乙型肝炎病毒、流感病毒等。

（2）细菌繁殖体。

（3）真菌。

（4）亲水病毒（无脂质膜的病毒），如甲型肝炎病毒、脊髓灰质炎病毒等。

（5）分枝杆菌，如结核分枝杆菌。

（6）细菌芽胞，如炭疽杆菌芽胞、枯草杆菌芽胞。

（7）朊毒（感染性蛋白质）。

四、选择消毒、灭菌方法的原则

（一）根据物品污染后的危害程度选择消毒、灭菌方法

（1）高度危险性物品必须选用灭菌方法处理。

（2）中度危险性物品一般情况下达到消毒即可，可选用中水平或高水平消毒法。但中度危险性物品的消毒要求并不相同，如内镜必须采用高水平消毒法消毒。

（3）低度危险性物品一般可用低水平消毒方法，或只做一般的清洁处理即

可。如有病原微生物污染时，必须针对所污染病原微生物的种类选用有效的消毒方法。

（二）根据物品所污染微生物的种类、数量和危害性选择消毒、灭菌方法

（1）对受到细菌芽胞、真菌孢子、分枝杆菌和经血传播病原体（乙型肝炎病毒、丙型肝炎病毒、HIV 等）污染的物品，选用高水平消毒法或灭菌法。

（2）对受到真菌、亲水病毒、螺旋体、支原体、衣原体和病原微生物污染的物品，选用中水平以上的消毒方法。

（3）对受到一般细菌和亲脂病毒等污染的物品，可选用中水平或低水平消毒法。

（4）对存在较多有机物的物品消毒时，应加大消毒剂的使用剂量和（或）延长消毒作用时间。

（5）消毒物品的微生物污染特别严重时，应加大消毒剂的使用剂量和（或）延长消毒作用时间。

（三）根据消毒物品的性质选择消毒方法

（1）耐高温、耐湿的物品和器材，应首选压力蒸汽灭菌；耐高温的玻璃器材、油剂类和干粉类等可选用干热灭菌。

（2）不耐高温、不耐湿，以及贵重物品，可选择环氧乙烷或低温蒸汽甲醛气体消毒、灭菌。

（3）器械的浸泡灭菌，应选择对金属基本无腐蚀性的消毒剂。

（4）选择表面消毒方法时，应考虑表面性质，光滑表面可选择紫外线消毒器近距离照射，或液体消毒剂擦拭；多孔材料表面可采用喷雾消毒法。

（四）消毒、灭菌基本程序

被甲类传染病患者以及肝炎、结核、艾滋病、炭疽病等患者的排泄物、分泌物、血液等污染的器材和物品，应先消毒再清洗，再按物品危险性的种类，选择

合理的消毒、灭菌方法进行消毒或灭菌处理。普通患者用过的物品，可先清洗后消毒。

（五）消毒工作中的个人防护

消毒因子大多对人体是有害的，因此，在进行消毒时，工作人员一定要有自我保护意识并采取自我保护措施，以防止消毒事故的发生和因消毒操作方法不当可能对人体造成的伤害。

（1）干热灭菌时应防止燃烧；压力蒸汽灭菌时应防止发生爆炸事故及可能造成的人员灼伤事故。

（2）紫外线、微波消毒应避免对人体的直接照射。

（3）气体化学消毒剂应防止有毒有害消毒气体的泄漏。

（4）液体化学消毒剂应防止过敏和可能对皮肤、黏膜的损伤。

（5）处理锐利器械和用具应采取有效防护措施，以避免可能对人体的刺、割等伤害。

第二节 结核分枝杆菌的消毒灭菌方法

结核分枝杆菌属分枝杆菌属，是致病力较强的革兰阳性需氧菌，它是一种具有复杂细胞壁的小型棒状杆菌。结核分枝杆菌生长缓慢，适宜生长的 pH 是 6.7~7.0，温度是 37℃。细胞壁及 DNA 脂类含量高，具有蜡质外膜和疏水性，有比较强的坚韧性和弹性。结核分枝杆菌对消毒因子的抵抗力较一般细菌强，仅次于芽胞。

一、结核分枝杆菌对理化因素的抵抗力

1. 环境　结核分枝杆菌在干燥环境中存活时间较长，在室温和暗处的干痰内

可生存 6~8 个月，飞扬于空气尘埃中的结核分枝杆菌 8~10 天才死亡。-8~-6℃下可存活 4~5 年。因此，常在低温下保存菌株。

2. 干热　结核分枝杆菌对干热抵抗力较强，在 100℃干燥箱内 4~5 小时才能杀死痰内结核分枝杆菌，160~180℃需 1~2 小时。

3. 湿热　湿热对结核分枝杆菌有较强的杀伤力，煮沸消毒和压力蒸汽灭菌是杀灭结核分枝杆菌最安全有效的方法。湿热对结核分枝杆菌纯培养物的杀灭时间见附表 1。

附表 1　湿热对结核分枝杆菌纯培养物的杀灭时间

温度 /℃	60	70	80	95	100
杀灭时间 / 分钟	30	10	5	1	即刻

实际消毒过程中，消毒效果受有机物等因素影响，消毒时间应延长。对痰液及污染医疗器械进行煮沸消毒，应持续 10 分钟以上。85℃巴氏消毒法可用于杀灭牛奶中的结核分枝杆菌。121℃压力蒸汽 20 分钟、132℃预真空压力蒸汽 4 分钟可用于所有耐湿热物品的灭菌首选。

4. 光线和射线　结核分枝杆菌对光线和射线敏感，痰内结核分枝杆菌在阳光直射下 2 小时可死亡，紫外线照射下 10~20 分钟死亡。结核病房常用紫外线进行空气和物体表面消毒。因紫外线穿透力较弱，不适合物体内部和液体的消毒。

5. 酸、碱　结核分枝杆菌对酸、碱的抵抗力较强，15%~30%硫酸或 10%~15%苛性钠溶液作用 30 分钟不能杀死结核分枝杆菌。

6. 化学消毒剂　结核分枝杆菌对化学消毒剂抵抗力较一般细菌强，有些对普通细菌有较强杀灭效果的消毒剂对结核分枝杆菌作用很差甚至无效。因此，在进行消毒剂的杀菌效果监测时，应同时进行对普通细菌和结核分枝杆菌杀灭效果的监测。实际应用过程中，应选择对结核分枝杆菌有效的中高效消毒剂，且消毒液浓度和作用时间应较一般细菌污染加倍。常用的消毒剂有戊二醛、含氯消毒剂、过氧化物类、乙醇、碘伏以及复方皮肤消毒剂安尔碘等。

二、空气消毒

1. 通风 可选择自然通风和机械通风。自然通风是一种最简单的环境控制防护措施。通过室内外空气流通，降低飞沫的浓度，控制结核分枝杆菌感染。结核病房不宜安置中央空调，有条件的可采用负压病房。

负压病房是指在特殊装置之下，病房内的气压低于病房外的气压，空气只能是外面的新鲜空气流进病房，病房内被患者污染过的空气通过专门的通道及时排放到固定的地方。在无负压病房的条件下，可利用建筑物内外空气的密度差引起的热压或风压，促使空气流动而进行通风换气。室内定时通风的最佳时间为上午9时、下午3时左右，一般通风时间为30分钟。

2. 紫外线灯照射消毒

（1）消毒原理。紫外线属电磁波辐射，其杀菌机制是使细菌DNA链上相邻的胸腺嘧啶形成二聚体，从而干扰DNA的复制、转录，使细菌变异死亡。紫外线根据波长分为A波、B波、C波和真空紫外线。消毒使用的紫外线是C波紫外线，其波长范围是200~275nm。结核分枝杆菌对紫外线具敏感性，但紫外线的穿透力比较弱，难以透入固体物质内部和液体深层，因此，它常适用于室内空气和物体表面的消毒。

（2）紫外线消毒灯的要求。

1）紫外线消毒灯在相对湿度为60%、温度为20℃时，253.7nm紫外线的辐射强度应不低于70μW/cm^2。

2）应定期监测消毒紫外线的辐射强度，当辐射强度低到要求值以下时，应及时更换。

3）应保持紫外线灯表面清洁，每周用乙醇擦拭一次，发现灯管表面有灰尘、油污等时，应随时擦拭。

（3）使用方法及注意事项。

1）在室内无人的状态下，采用紫外线灯悬吊式或移动式直接照射消毒。灯管吊装高度距离地面1.8~2.2m。安装紫外线灯的数量为平均不小于1.5W/m^3，照射时间不少于30分钟。

2）紫外线直接照射消毒空气时，关闭门窗，保持消毒空间内环境清洁、干燥。消毒空气的适宜温度20~40℃，相对湿度低于80%。

3）采用紫外线消毒物体表面时，应使消毒物品表面充分暴露于紫外线中。

4）不应使紫外线光源直接照射到人。

3. 循环风紫外线空气消毒器（机） 采用循环风紫外线消毒器（机），可在有人的场所定时或持续对室内空气进行消毒，安全有效，对人体无害。消毒器（机）由高强度紫外线灯和过滤系统组成，其作用原理是将室内空气吸入机器内部，通过多层过滤网和杀菌能力极强的C波段紫外线灯管照射，有效地杀灭空气中的病毒、细菌，同时过滤掉空气中的尘埃，防止通过空气传播的各种疾病，改善空气质量。与传统紫外线灯相比，其杀菌能力提高3~4倍，产生的负离子能使空气保持清新。使用时应关闭门窗，进风口和出风口避免物品遮挡或覆盖。有条件的医院应在每间病房内安置循环风紫外线消毒器（机），定时进行空气消毒，一般每天2次，每次1小时。

4. 化学消毒液喷雾 化学消毒液喷雾消毒需在无人且相对密闭的环境中进行（消毒时关闭门窗），消毒完毕后方可打开门窗通风。可采用化学消毒液熏蒸或喷雾消毒，每周1~2次。常用的化学消毒液浓度及方法如下。

（1）含氯消毒液。对结核分枝杆菌有较强的杀灭作用。用含有效氯2000mg/L的消毒液均匀喷洒，作用时间超过60分钟。喷洒后有强烈的刺激性气味，人员应离开现场。

（2）过氧乙酸。将过氧乙酸稀释成0.5%~1%水溶液，在相对湿度60%~80%、室温条件下，过氧乙酸用量按1g/m^{3}计算，加热蒸发2小时。

（3）过氧化氢复方空气消毒液。一般用量按50mg/m^{3}过氧化氢计算，采用喷雾法，在相对湿度 60%~80%、室温条件下作用 30 分钟。

（4）季铵盐类消毒液。采用双链和单链季铵盐，配以增效剂和稳定剂制成的空气消毒液。按 1.2ml/m^3 喷洒量（折合药物浓度 10mg/m^3 左右），作用 30 分钟。

三、物体表面及地面消毒

1. 物体表面消毒

（1）紫外线直接照射消毒。可采取紫外线灯悬吊式照射或使用便携式紫外线消毒器近距离移动照射，小件物品可放于紫外线消毒箱内照射。被消毒物品应充分暴露于紫外线灯下，照射 30 分钟可达到消毒目的。

（2）含有效氯 2000mg/L 消毒液喷洒消毒。含氯消毒液属高效消毒液，具有广谱、速效、低毒或无毒、对金属有腐蚀性、对织物有漂白作用，受有机物影响很大，粉剂稳定而水剂不稳定等特点。对一般污染的物品表面，用 1000mg/L 的消毒液均匀喷洒，作用 30 分钟以上，对经血液传播病原体、结核分枝杆菌等污染的表面的消毒，用含有效氯 2000mg/L 的消毒液均匀喷洒，作用 60 分钟以上。

2. 地面消毒　地面采取湿式拖扫，每日用含有效氯 2000mg/L 的消毒液拖地 1~2 次。

3. 用品、仪器等表面消毒　病床、桌、椅、柜、门（门把手）、窗、病历夹、医用仪器设备（有特殊要求的除外）等物体表面可用 2000mg/L 有效氯消毒液擦拭消毒。不宜用含氯消毒液擦拭的物品可用 75% 乙醇进行擦拭消毒。

四、其他物品消毒

（1）呼吸治疗装置使用前应当进行灭菌或高水平消毒。尽量使用一次性管道。重复使用的各种管道应当在使用后立即用 2000mg/L 有效氯消毒液浸泡 30 分钟后再清洗，然后进行消毒灭菌处理（环氧乙烷灭菌）。

（2）每个诊室、病房备单独的听诊器、血压计、体温计等物品，每次使用前后用 75%乙醇擦拭消毒或用紫外线照射消毒。

（3）护理人员使用后的口罩、帽子、手套、鞋套及其他医疗废弃物均按医疗废物进行焚烧处理。护理人员最好使用一次性 N95 口罩，若是纱布口罩，可采用煮沸消毒或高压灭菌消毒。

（4）75%乙醇能使结核分枝杆菌细胞蛋白质变性凝固，从而起到杀菌作用。护理人员可选用 75%乙醇或含乙醇的快速手消毒剂进行手卫生消毒，揉搓 2~3 分钟即可杀灭结核分枝杆菌。

（5）可重复使用的医疗器具及实验室物品的灭菌，可采用高温高压蒸汽灭菌法，它是最有效、最可靠的方法，在 121.3℃（$1.05kg/cm^2$）下持续 30 分钟。

五、患者分泌物及用物消毒

1. 痰液消毒

（1）含氯消毒液。每张病床须设置加盖容器，装足量含 2000~5000mg/L 有效氯的消毒液，用作排泄物、分泌物（痰）随时消毒，作用时间超过 30 分钟。

（2）焚烧。患者的痰液可用密封袋装送焚烧处理。

（3）苯酚溶液。主要通过破坏结核分枝杆菌细胞膜使细胞质内容物漏出，使菌体蛋白质变性凝固而杀死细菌。2%苯酚 5 分钟、5%苯酚 1 分钟能杀死结核分枝杆菌培养物。用 5%苯酚溶液与等量的痰液混合，需 24 小时才能杀灭结核分枝杆菌。

（4）84 消毒液。主要成分是氯，氯是一种氧化剂，能使菌体的酶失活，还能与蛋白质的氨基结合，使菌体蛋白氧化，代谢功能障碍，使细菌死亡。5%的 84 消毒液 15 分钟可杀死结核分枝杆菌培养物，但对在蛋白质混合液中的结核分枝杆菌几乎无效。

（5）甲醛。使菌体蛋白变性凝固，从而杀死细菌。1%甲醛处理结核分枝杆菌 5 分钟，可使细菌死亡。5%甲醛与等量痰液混合，处理 12 小时以上才能达到杀菌目的。

2. 生活垃圾处理　患者的生活垃圾按医疗废物进行焚烧处理。

3. 餐具、用具消毒　湿热对结核分枝杆菌杀伤力强，80℃ 5 分钟、95℃ 1 分钟或煮沸 5 分钟即可杀死结核分枝杆菌。患者使用后的餐具、用具等耐热物品可采用煮沸的方法灭菌，煮沸 5 分钟可达消毒灭菌效果。干热对结核分枝杆菌的杀伤力较弱，100℃干热灭菌需要 4~5 小时才能达到灭菌效果。也可采用微波消毒方法，700W 功率的微波炉，高温 4~7 分钟即可达到杀灭结核分枝杆菌效果。微波消毒的物品应浸入水中或用湿布包裹。

4. 棉絮消毒　患者使用后的棉絮置于太阳下暴晒 2~3 小时，可杀灭结核分枝杆菌。

六、结核病患者家庭消毒隔离方法

肺结核是慢性呼吸道传染病，主要通过呼吸道传染，也可通过被结核分枝杆菌污染的食物或食具感染。肺结核治疗时间长、恢复慢，绝大多数患者急性期过后均需要在家中进行长期治疗。因此，做好肺结核患者的家庭消毒，直接关系到肺结核患者及其家人的健康。

1. 隔离

（1）排菌期间患者应单独居住，无条件者可分床睡或分头睡。

（2）患者不要近距离面对他人咳嗽、高声谈笑、打喷嚏；咳嗽时要用手或纸巾遮盖口鼻。在病情许可的情况下，患者应佩戴口罩，以减少传播机会，保护家人。

（3）患者要注意个人卫生，勤洗手，严禁随地吐痰，可将痰吐在纸上烧掉，或吐在盛有消毒液的专用加盖痰杯中浸泡 30 分钟后倒入下水道。

（4）患者的餐具最好单独使用，家庭采用分餐制。

（5）患者尽量少去公共场所。

2. 消毒

（1）居室消毒。居室每日开窗通风是最简单有效的空气消毒方法，一般早晚各开窗通风1小时，以保持室内空气新鲜；有条件的每天对居室用化学消毒液如过氧乙酸进行喷雾消毒，也可用食醋煮沸熏蒸消毒或用艾叶燃烧熏蒸消毒。消毒时室内人员必须离开房间，消毒后开窗通风30分钟后再进入。屋内采取湿式清扫。

（2）痰具消毒。肺结核患者最好将痰吐在带盖的专用痰杯内。有条件的在痰杯内加2000mg/L含氯消毒液，每日更换1次，无条件的将痰液煮沸15~20分钟后倒弃。应急情况下可将痰吐在纸上，并连同擦拭口鼻分泌物的纸张烧掉，不要随处乱扔。痰杯用流水冲净，煮沸消毒20分钟，或用含2000mg/L的有效溴或有效氯的消毒溶液浸泡30分钟。一次性痰杯用后可焚烧处理。

（3）餐具消毒。患者的餐具应该专人专用，定位单独放置。用过的餐具在开水中煮沸5分钟后晾干，剩余食物煮沸20分钟后倒弃。每天将洗漱用品在含有2000mg/L有效溴或有效氯的消毒溶液中浸泡30分钟并冲洗晾干备用。

（4）用物消毒。患者的被褥要经常在日光下暴晒消毒，一般每次直接日光暴晒2~3小时。小的物品如棉质床单、枕巾、衣服、口罩等可煮沸5~10分钟，或用0.5%过氧乙酸浸泡消毒0.5~1小时。化纤织物只能用消毒液浸泡消毒。家具、陈设品、墙壁和地面可用含氯消毒液擦拭。门把手、水龙头、门窗、洗手池、卫生间、便池等很容易受到污染的物体表面，每天用含氯消毒液消毒，再用洁净水擦拭干净。

3. 家庭成员的消毒　家属直接接触排菌患者时应戴口罩；护理患者后及时认真洗手消毒，也可用75%乙醇或含乙醇的消毒液擦拭双手进行手卫生消毒。

第三节　标准预防

在肺结核患者明确诊断前，护理人员应采取标准预防措施，预防院内交叉感染及结核病职业暴露。标准预防是针对医院所有患者和护理人员使用的一种预防措施，将患者的血液、体液、分泌物及排泄物均视为具有传染性，需进行隔离，不论是否有明显的血迹污染、是否接触非完整的皮肤与黏膜，接触上述物质者，均必须采取预防措施。

一、标准预防的基本特点

（1）强调双向预防既要防止疾病从患者传至护理人员，又要防止疾病从护理人员传至患者。

（2）防止血源性疾病的传播。

（3）防止非血源性疾病的传播。

（4）根据疾病的主要传播途径，采取隔离措施，如接触隔离、空气隔离、飞沫隔离。

二、标准预防操作原则

（1）标准预防针对所有为患者实施操作的全过程。

（2）不论患者是否确诊或可疑感染传染病，均应采取标准预防措施。

（3）包括洗手、戴手套、穿隔离衣、戴防护眼镜和面罩等基本措施。

（4）进行可能接触患者体液、血液的操作时必须戴手套。

（5）操作完毕脱去手套后应洗手，必要时进行手消毒。

（6）有可能发生血液、体液飞溅到护理人员面部的情况时戴具有防渗透性的口罩、防护眼镜。

（7）有可能发生血液、体液大面积飞溅污染身体的情况时穿戴具有防渗透性的隔离衣或者围裙。

（8）手部皮肤破损、有可能接触患者血液或体液时戴双层手套。

（9）戴手套操作时，应避免已经污染的手套触摸清洁区域或物品。

（10）进行侵袭性诊疗、护理操作过程中要保证充足的光线，特别注意防止被针头、缝合针、刀片等锐器刺伤、划伤。

（11）预防被使用后的锐器刺伤。将锐器直接放入耐刺、防渗漏的锐器盒；使用具有安全性能的注射器、输液器；禁止将使用后的一次性针头重新套上针头套；禁止用手直接接触使用后的针头、刀片锐器。

（12）立即清洁被污染的环境。

（13）保证废弃物的正确处理。运输废弃物的人必须戴厚质乳胶清洁手套。处理体液废弃物必须戴防护眼镜。

三、标准预防措施

1. 洗手　接触血液、体液、排泄物、分泌物后可能污染时，脱手套后，要洗手或使用快速手消毒液洗手。

2. 戴手套　当接触血液、体液、排泄物、分泌物及破损的皮肤黏膜时应戴手套。手套可以防止护理人员把自己手上的菌群转移给患者；可以预防护理人员变成传染微生物的媒介，即防止护理人员将从患者或环境中污染的病原体在人群中传播。在两个患者之间一定要更换手套。戴手套不能代替洗手。

3. 戴面罩、护目镜和口罩　戴口罩及护目镜可以减少患者的体液、血液、分泌物等液体中的传染性物质飞溅到护理人员的眼睛、口腔及鼻腔黏膜。

4. 穿隔离衣　穿隔离衣是为了防止被传染性的血液、分泌物、渗出物、飞溅的水和大量的传染性材料污染。脱去隔离衣后应立即洗手，以避免污染其他患者和环境。

5. 可重复使用的设备

（1）可重复使用的医疗用品和医疗设备，在用于下一患者时根据需要进行消毒或灭菌处理。

（2）处理被血液、体液、分泌物、排泄物污染的仪器设备时，要防止工作人员皮肤和黏膜暴露、工作服被污染，以致将病原微生物传播给患者和污染环境。

（3）需重复使用的利器，应放在防刺的容器内，以便运输、处理和防止刺伤。

（4）一次性使用的利器，如针头等，放置在防刺、防渗漏的容器内进行无害化处理。

6. 物体表面、环境、衣物与餐饮具的消毒

（1）对医院普通病房的环境，物体表面包括床档、床边、床头桌、椅、门把手等经常接触的物体表面定期清洁，遇污染时随时消毒。

（2）在处理和运输被血液、体液、分泌物、排泄物污染的被服、衣物时，要防止护理人员皮肤暴露、污染工作服和环境。

（3）可重复使用的餐饮具应清洗、消毒后再使用，对隔离患者尽可能使用一次性餐饮具。

（4）重复使用的衣服置于专用袋中，运输至指定地点进行清洗、消毒，并防止运输过程中的污染。

7. 避免口对口人工呼吸　急救场所出现可能需要复苏的情况时，用简易呼吸囊（复苏袋）或其他通气装置代替口对口人工呼吸方法。

8. 正确处理医疗废物　医疗废物应按照国家颁布的《医疗废物管理条例》及相关法律法规进行无害化处理。

四、医院标准预防制度

1. 一级预防　适用于发热门（急）诊的护理人员。

（1）严格遵守标准预防的原则，遵守消毒、隔离的各项规章制度。

（2）工作时应穿工作服、隔离衣，戴工作帽和防护口罩，必要时戴乳胶手套。严格执行洗手与手消毒制度。

（3）下班时进行个人卫生处置，并注意呼吸道与黏膜的防护。

2. 二级预防　适用于呼吸道传染性疾病的留观室、隔离区的护理人员。

（1）严格遵守标准预防的原则，根据传染性疾病的传播途径，采取相应的隔离措施，并严格遵守消毒、隔离的各项规章制度。

（2）进入隔离区和专门病区的护理人员必须戴防护口罩，穿工作服、防护服或隔离衣，戴鞋套、手套、工作帽。严格按照清洁区、半污染区和污染区的划分，正确穿戴和脱摘防护用品，并注意呼吸道、口腔、鼻腔黏膜和眼睛的卫生与保护。

3. 三级防护　适用于为患者实施吸痰、气管插管和气管切开的护理人员。除二级防护外，还应当加戴面罩或全面型呼吸防护器。

第四节　医院隔离技术规范

一、隔离的管理要求

（1）在新建、改建与扩建时，建筑布局应符合卫生学要求，并应具备隔离预防的功能，区域划分应明确、标识清楚。

（2）应根据国家的有关法规，结合本医院的实际情况，制定隔离预防制度并实施。

（3）隔离的实施应遵循标准预防和基于疾病传播途径的预防的原则。

（4）应加强传染病患者的管理，包括隔离患者，严格执行探视制度。

（5）应采取有效措施，管理感染源、切断传播途径和保护易感人群。

（6）应加强护理人员隔离与防护知识的培训，为其提供合适、必要的防护用品，正确掌握常见传染病的传播途径、隔离方式和防护技术，熟练掌握操作规程。

（7）护理人员的手卫生应符合 WS/T 313。

（8）隔离区域的消毒应符合国家有关规定。

二、建筑布局与隔离要求

1. 呼吸道传染病区的建筑布局与隔离要求

（1）适用于经呼吸道传播疾病患者的隔离。

（2）建筑布局。应设在医院相对独立的区域，分为清洁区、潜在污染区和污染区，设立两通道和三区之间的缓冲间。缓冲间两侧的门不应同时开启，以减少区域之间的空气流通。经空气传播疾病的隔离病区，应设置负压病室，病室的气压宜为 -30Pa，缓冲间的气压宜为 -15Pa。

（3）隔离要求。

1）应严格服务流程和三区的管理，各区之间界线清楚、标识明显。

2）病室内应有良好的通风设施。

3）各区应安装适量的非手触式开关的流动水洗手池。

4）不同种类传染病患者应分室安置。

5）疑似患者应单独安置。

6）受条件限制的医院，同种疾病患者可安置于一室，两病床之间的距离不少于 1.1m。

2. 负压病室的建筑布局与隔离要求

（1）适用于经空气传播疾病患者的隔离。

（2）建筑布局。应设病室及缓冲间，通过缓冲间与病区走廊相连。病室采用负压通风，上送风、下排风；病室内送风口应远离排风口，排风口应置于病床床头附近，排风口下缘靠近地面但应高于地面 10cm。窗应保持关闭。

1）病室送风和排风管道上宜设置压力开关型的定风量阀，使病室的送风量、排风量不受风管压力波动的影响。

2）负压病室内应设置独立卫生间，有流动水洗手和卫浴设施。配备室内对讲设备。

（3）隔离要求。

1）送风应经过初、中效过滤，排风应经过高效过滤处理，每小时换气 6 次以上。

2）应设置压差传感器，用来检测负压值，或用来自动调节不设定风量阀的通风系统的送、排风量。病室的气压宜为 -30Pa，缓冲间的气压宜为 -15Pa。

3）应保障通风系统正常运转，做好设备日常保养。

4）1 间负压病室宜安排 1 个患者，无条件时可安排同种呼吸道感染疾病患者同室，并限制患者到本病室外活动。

5）患者出院所带物品应消毒处理。

三、护理人员防护用品的使用

1. 使用原则　防护用品应符合国家相关标准，在有效期内使用。

2. 口罩的使用

（1）口罩的作用。口罩可预防经空气、飞沫传播的疾病，戴口罩还可减少患者的血液、体液等传染性物质溅入护理人员的口及鼻腔；同时防止护理人员将病原体传染给患者。

（2）常用口罩分类。常用的口罩可分为纱布口罩、外科口罩、医用防护口罩等。

（3）常用口罩的特点。

1）纱布口罩。纱布口罩起机械阻挡作用，可阻止一部分病毒侵袭，但其结构与人面部密合性差，不能达到一定颗粒过滤效率。

2）外科口罩。标准的外科口罩分 3 层，外层有阻水作用，可防止飞沫进入口罩里面；中层有过滤作用；内层有吸湿作用。外科口罩的阻水、滤过、吸湿作用，能阻止血液、体液和飞溅物传播，可阻隔空气中超过 90% 的直径 5μm 的颗粒。

3）医用防护口罩。如 N95 型口罩，N95 型是美国国家职业安全卫生研究所

（NIOSH）认证的。“N”是指非油性的颗粒物；“95”是指在 NIOSH 标准规定检测条件下，过滤率达到 95%，有较好的密合性，适合人脸形的口罩。N95 口罩能阻止直径≤ 5μm 的感染因子的空气传播或近距离（< 1m）接触的飞沫传播的疾病感染。

（4）口罩的应用指征。

1）应根据不同的操作要求选用不同种类的口罩。

2）纱布口罩。一般诊疗活动，如配液、晨间护理等可佩戴纱布口罩。

3）外科口罩。手术室工作或护理免疫功能低下患者、进行有创操作时应戴外科口罩。一般诊疗活动，如配液、晨间护理等也可佩戴一次性外科口罩。

4）医用防护口罩。接触经空气传播或近距离接触经飞沫传播的呼吸道传染病，如肺结核、SARS、甲型 H1N1 流感等患者时，应戴医用防护口罩。

（5）口罩使用的注意事项。

1）掌握口罩的正确佩戴方法，使口罩与面部有良好的密合，保证防护效果。

2）外科口罩应一次性使用。

3）口罩一旦潮湿应马上更换。

4）口罩受到患者血液、体液污染后应立即更换。

5）防护口罩（N95 型）可累计使用 8 小时更换，外科口罩应 4 小时更换。

6）纱布口罩应保持清洁，4~8 小时更换，定期清洗与消毒。可用煮沸或高压灭菌消毒。

3. 防护镜（护目镜）、防护面罩的使用

（1）护目镜、防护面罩的作用。护理人员为患者进行诊疗护理过程中，佩戴护目镜或防护面罩可有效防止患者的血液、体液等物质溅入护理人员的眼睛、面部皮肤和黏膜。

（2）防护镜的选择要求。选择防护镜应符合《医用防护镜技术要求（DB 11/188—2003）》中的标准，如顶焦度、棱镜度偏差、色泽、可见光透射比、抗冲击性能、耐腐蚀和消毒性能等应符合规定。防护镜及防护面罩应有弹性佩戴装置。

（3）护目镜或防护面罩的应用指征。

1）在进行诊疗、护理操作，可能发生患者血液、体液、分泌物等喷溅时。

2）近距离接触经飞沫传播的传染病患者时。

3）为呼吸道传染病患者进行气管切开、气管插管等近距离操作，可能发生患者血液、体液、分泌物喷溅时，应使用全面型防护面罩。

（4）注意事项。

1）在佩戴防护镜或防护面罩前应检查有无破损，佩戴装置有无松懈。

2）防护镜或防护面罩使用后应清洁与消毒。

4. 手套的使用

（1）手套的作用。

1）预防护理人员将手上的病原微生物传染给患者。

2）预防患者身体的病原微生物传染给护理人员。

3）预防护理人员手上的病原微生物污染环境。

（2）手套的分类。医用手套大多由天然胶乳制成。医用手套均经过严格灭菌，属于无菌手套，一次性使用。按使用环境的不同，可以分为手术手套与检查手套两大类。根据操作目的不同，可分为清洁手套和无菌手套两类。

（3）手套的选择及应用指征。

1）应根据不同操作的需要，选择合适种类和规格的手套。

2）清洁手套应用指征。接触患者的血液、体液、分泌物、排泄物、呕吐物及污染物品时。

3）无菌手套应用指征。护理人员进行手术等无菌操作时；接触患者破损皮肤、黏膜时；接触机体免疫力极度低下的患者时。

（4）无菌手套正确的戴脱方法。

1）戴手套的方法。打开手套包，一只手掀起口袋的开口处，另一只手捏住一只手套的翻折部分（内面），取出手套，对侧手对准五指戴上。用尚未戴手套的手掀起口袋的另一侧，以戴着无菌手套的手指插入另一只手套的翻边内面，将另一只手戴上手套。分别将对侧手套的翻转处套在工作服衣袖外面。

2）脱手套的方法。一手捏住对侧手套的污染面边缘将手套脱下。脱下手套的手捏住另一只手套清洁面（内面）的边缘，将手套脱下。

（5）手套使用注意事项。

1）诊疗护理不同的患者之间必须更换手套。

2）操作完成后脱去手套，必须洗手，戴手套不能替代洗手，必要时进行手消毒。

3）戴手套操作中，如发现手套有破损时应立即更换。

4）戴无菌手套时应防止手套污染。

5. 防护服的使用

（1）防护服的作用。预防护理人员受到患者血液、体液和分泌物的污染，同时预防患者间的感染和特殊易感患者受到感染。

（2）防护服的分类。根据材质和使用方法的不同，防护服可分为一次性防护服和可重复使用的隔离衣。

（3）防护服的选择要求。选择一次性防护服应符合《医用一次性防护服技术要求（GB 19082—2009）》的规定，防护服应具有良好的防水性、抗静电性、过滤效率和无皮肤刺激性，穿脱方便，结合部严密，袖口、脚踝口应为弹性收口。棉布隔离衣应后开口，身长超过工作服或长及膝，清洗消毒后可重复使用。

（4）防护服的应用指征。

1）隔离衣应用指征。接触经接触传播的感染性疾病患者，如传染病患者、多重耐药菌感染患者等时；对患者实行保护性隔离时，如大面积烧伤、骨髓移植等患者的诊疗、护理操作时；可能受到患者血液、体液、分泌物及排泄物喷溅时。

2）防护服应用指征。临床护理人员在接触甲类或按甲类传染病管理的传染病患者时；接触经空气传播或飞沫传播的传染病患者，可能受到患者血液、体液、分泌物、排泄物喷溅时。

（5）防护服的正确穿脱方法。

1）布制隔离衣的穿脱方法。布制隔离衣一般一用一消毒，如果条件有限，也可多次使用后再行消毒。

穿法：右手提衣领，左手伸入袖内，右手将衣领向上拉，使左手露出；换左手持衣领，右手伸入袖内，使右手露出，避免衣袖触及面部；两手持衣领，由领子中央顺领边向后系好颈带；扎好双侧袖口；将隔离衣一侧处（腰下 5cm）向前拉，见到后背开口边缘，捏住；同样方法捏住对侧后背开口边缘；双手在身体背后将衣边对齐；向一侧折叠，一手按住折叠处，另一手将腰带拉至背后折叠处，将腰带在背后交叉，回到前面将带子系好。

脱法：解开腰带，在前面打一活结；解开两侧袖带，将袖带塞入袖襻内，充分暴露双手，进行手消毒；消毒双手后，解开颈后带子，双手持带将隔离衣从胸前向下拉；右手伸入左手腕部袖内，拉下袖子过手；用遮盖着的左手握住右手隔离衣袖子的外面，将右侧袖子拉下；双手转换，渐从袖管中退出，脱下隔离衣；左手捏住领子，右手将隔离衣两边对齐，若挂在污染区，污染面向外，否则污染面向里。如为一用一消毒的隔离衣，则可直接将污染面向里，放入污衣袋送去清洗消毒。

2）一次性防护服穿脱方法。

穿法：先穿下衣，再穿上衣，然后戴好帽子，最后拉上拉链。

脱法：脱分体防护服时，应先将拉链拉开；向上提拉帽子，使头部脱出；脱袖子、脱上衣，将污染面向里放入医疗废物袋；脱下衣，由上向下边脱边向内卷，污染面向里，脱下后放入医疗废物袋。脱连体防护服时，先将拉链拉到底；向上提拉帽子，使头部脱离帽子，脱袖子；从上向下边脱边卷；脱下衣，将污染面向里脱下后，放入医疗废物袋内。

（6）使用防护服的注意事项。

1）穿防护服前要检查防护服有无破损。

2）穿防护服后只限在规定区域内进行操作。

3）在操作过程中，防护服有破损应立即更换。

4）穿多次使用再消毒的隔离衣时，注意避免衣袖触及面部及衣领。

5）脱防护服时，注意避免污染。

四、不同传播途径疾病的隔离与预防

1. 隔离原则

（1）在标准预防的基础上，医院应根据疾病的传播途径（接触传播、飞沫传播、空气传播和其他途径传播），结合本院的实际情况，制定相应的隔离与预防措施。

（2）一种疾病可能有多种传播途径时，应在标准预防的基础上，采取相应传播途径的隔离与预防。

（3）隔离病室应有隔离标志，并限制人员的出入。黄色为空气传播的隔离，粉色为飞沫传播的隔离，蓝色为接触传播的隔离。

（4）传染病患者或可疑传染病患者应安置在单人隔离房间。

（5）受条件限制的医院，同种病原体感染的患者可安置于一室。

（6）建筑布局符合相应的规定。

2. 飞沫传播的隔离与预防　接触经飞沫传播的疾病，如百日咳、白喉、流行性感冒、病毒性腮腺炎、流行性脑脊髓膜炎等，在标准预防的基础上，还应采用飞沫传播的隔离预防。

（1）患者的隔离。

1）应减少转运，当需要转运时，护理人员应注意防护。

2）病情允许时，患者应戴外科口罩，并定时更换。限制患者的活动范围。

3）患者之间、患者与探视者之间距离在1m以上，探视者应戴外科口罩。

4）加强通风，或进行空气消毒。

（2）护理人员的防护。

1）应严格按照区域流程，在不同的区域穿戴不同的防护用品，离开时按要求摘脱，并正确处理使用后的物品。

2）与患者近距离（＜1m）接触时，应戴帽子、医用防护口罩；进行可能产生喷溅的诊疗操作时，应戴护目镜或防护面罩，穿防护服；当接触患者及其血液、体液、分泌物、排泄物等物质时应戴手套。防护用品按规定使用。

3. 空气传播的隔离与预防　接触经空气传播的疾病，如肺结核、水痘等，在标准预防的基础上，还应采用空气传播的隔离与预防。

（1）患者的隔离。

1）无条件收治时，应尽快转送至有条件收治呼吸道传染病的医疗机构进行收治，并注意转运过程中护理人员的防护。

2）当患者病情允许时，应戴外科口罩，定期更换，并限制其活动范围。

3）应严格进行空气消毒。

（2）护理人员的防护。

1）应严格按照区域流程，在不同的区域穿戴不同的防护用品，离开时按要求摘脱，并正确处理使用后的物品。

2）进入确诊或可疑传染病患者房间时，应戴帽子、医用防护口罩；进行可能产生喷溅的诊疗操作时，应戴护目镜或防护面罩，穿防护服；当接触患者及其血液、体液、分泌物、排泄物等物质时应戴手套。

4. 其他传播途径疾病的隔离与预防　应根据疾病的特性，采取相应的隔离与防护措施。

附表2以肺结核为例，介绍传染源、传播途径及隔离预防的相关措施。

附表 2　肺结核隔离预防措施表

疾病名称	传染源	传播途径		隔离预防				
		空气	飞沫	口罩	帽子	手套	护目镜	隔离衣
肺结核	开放性肺结核患者	++	+	+	+	+	±	+

注：1. 在传播途径一列中，"+" 指传播途径之一；"++" 指主要传播途径。

2. 在隔离预防一列中，"+" 指应采取的防护措施；" ± " 指依据工作需要可采取的防护措施。

第五节　飞沫隔离标准操作规程

飞沫传播是一种近距离（< 1m）的传播方式，具有传染性的患者通过说话、打喷嚏、咳嗽或在进行支气管镜检查等时，使带有微生物的飞沫核（≥ 5μm）在空气中移行短距离（< 1m），喷溅到易感者的鼻、口等部位，从而传播疾病。

一、飞沫隔离基本原则

适用于预防通过飞沫传播的感染源，如 SARS、百日咳、流感病毒、腺病毒、鼻病毒、脑膜炎双球菌及 A 群链球菌（特别是使用抗菌药物治疗 24 小时内）等，无论是疑似或确诊感染或定植的患者都应隔离。

二、患者安置

1. 将患者安置于单人病房　条件受限时，应遵循如下原则。

（1）优先安置重度咳嗽且有痰的患者。

（2）将感染或定植相同感染源的患者安置于同一病房。

（3）当需与其他不同感染源的患者安置于同一病房时，应遵循以下原则。

1）避免与感染后可能预后不良或容易传播感染的患者安置于同一病房，例如，免疫功能不全或可能长期住院的患者。

2）床间距应不小于1m，并拉上病床边的围帘。

3）不论同一病房的患者是否都需采取飞沫隔离，接触同一病房内不同患者时，均应更换个人防护装备及执行手卫生。

2. 门、急诊患者安置　应尽快将患者安置于检查室或分隔间，并且建议患者遵循呼吸卫生（咳嗽）礼仪。

三、个人防护装备

（1）进入病房或分隔间应戴口罩。

（2）密切接触患者时，除了口罩以外，不建议常规佩戴护目装备，如护目镜或防护面罩。

（3）针对疑似或确诊SARS、禽流感或流感大流行的患者应遵循最新感染控制指南。

四、患者转运

（1）除非必要，应限制患者在病房外活动及转运。

（2）确需转运时，应指导患者佩戴口罩，并遵循呼吸卫生（咳嗽）礼仪。

（3）如患者已戴口罩，负责转运患者的人员不必戴口罩。

附：呼吸卫生（咳嗽）礼仪

呼吸卫生（咳嗽）礼仪是预防呼吸道传染病传播最有效的手段之一，分3个步骤。

1. 咳嗽时礼仪　当你要咳嗽或打喷嚏时，无论你是否为患者，均应采用餐巾纸、手绢捂住口鼻部，以防止病菌扩散。情急之下，也可用衣服袖管的内侧遮掩住口鼻部。

2. 咳嗽后礼仪　咳嗽、打喷嚏后应立即洗手，否则手部的病菌可以通过互相握手、接触把手、电脑键盘等方式，转移到这些物体的表面。

3. 有症状时的礼仪　当你患上呼吸道感染时，尤其是发病初期症状较轻，外出时应自觉佩戴口罩，以防止病菌借咳嗽、喷嚏而传播。

第六节　空气隔离标准操作规程

空气传播是由长期停留在空气中的含有病原微生物的飞沫颗粒（≤ 5μm）或含有传染因子的尘埃引起。

一、空气隔离基本原则

适用于预防通过空气传播的感染源，如麻疹病毒、水痘病毒、结核分枝杆菌、播散性带状疱疹病毒等，无论是疑似或确诊感染或定植的患者都应隔离。

二、患者安置

1. 将患者安置于负压病房　负压病房应达到以下要求。

（1）空气交换不少于 6 次 / 小时（现存病房）或不少于 12 次 / 小时（新建或改建病房）。

（2）病房空气可直接排至室外，若排入邻近空间或空气循环系统，需经高效过滤。

（3）每日监测、记录负压值，并通过烟柱、飘带等肉眼观察压差。

（4）病房门应随时保持关闭。

2. 转送　当负压病房不足时，应尽快将患者转送至有条件的医疗机构。

三、门诊、急诊

（1）应建立预分诊制度，及时发现通过空气传播疾病的患者或疑似患者。

（2）应将患者安置于负压病房，条件受限时，应指导患者佩戴外科口罩并安置于专用隔离诊室。当患者离开以后，应将房间空置至少 1 小时。

（3）应指导患者佩戴外科口罩并遵守呼吸卫生（咳嗽）礼仪。除了在负压病房内，患者需持续佩戴外科口罩。

四、人员限制

应尽可能安排具有特异性免疫的护理人员进入病房。

五、个人防护装备

护理人员无论是否具有特异性免疫，进入病房时，均应佩戴经过密合度测试的 N95 型呼吸防护器或医用防护口罩。

六、医用防护口罩（N95 型）佩戴方法

（1）一手托住防护口罩，有鼻夹的一面向外。

（2）用防护口罩罩住口鼻及下巴，鼻夹部位向上紧贴面部。

（3）用另一只手将下方系带拉过头顶，放于颈后双耳下。

（4）再将上方系带拉至头顶。

（5）将双手指尖放在金属鼻夹上，从中间位置开始，用手指向内按鼻夹，并分别向两侧移动和按压，根据鼻梁的形状塑造鼻夹。

（6）佩戴完成后进行密闭性检查，轻按口罩，做深呼吸，气体不从口罩边缘泄漏，吸气时口罩中央略凹陷，这样就符合医用防护口罩的佩戴要求。

七、患者转运

（1）应限制患者在病房外活动及转运。

（2）确需转运时，应指导患者佩戴外科口罩，并遵循呼吸卫生（咳嗽）礼仪。

（3）应覆盖水痘、天花或结核性等皮肤损伤。

第七节 护理人员手卫生与洗手消毒规程

一、护理人员手卫生规范

（一）术语和定义

1. 手卫生 为护理人员洗手、卫生手消毒和外科手消毒的总称。

2. 洗手 护理人员用肥皂（皂液）和流动水洗手，去除手部皮肤污垢、碎屑和部分致病菌的过程。

3. 卫生手消毒 护理人员用速干手消毒剂揉搓双手，以减少手部暂居菌的过程。

4. 外科手消毒 外科手术前护理人员用肥皂（皂液）和流动水洗手，再用手消毒剂清除或者杀灭手部暂居菌和减少常居菌的过程。使用的手消毒剂可具有持续抗菌活性。

5. 常居菌 能从大部分人体皮肤上分离出来的微生物，是皮肤上持久的寄居菌，不易被机械摩擦清除，如凝固酶阴性葡萄球菌、棒状杆菌类、丙酸菌属、不动杆菌属等。一般情况下，常居菌不致病。

6. 暂居菌 寄居在皮肤表层，常规洗手容易被清除的微生物。直接接触患者或被污染的物体表面时可获得，可随时通过手传播，与医院感染密切相关。

7. 手消毒液 用于手部皮肤消毒，以减少手部皮肤细菌的消毒液，如乙醇、异丙醇、氯己定、聚维酮碘（碘伏）等。

8. 速干手消毒液 含有醇类和护肤成分的手消毒液，包括水剂、凝胶型和泡沫型。

9. 手卫生设施　用于洗手与手消毒的设施，包括洗手池、水龙头、流动水、清洁剂、干手用品、手消毒液等。

（二）手卫生的管理与基本要求

（1）医疗机构应制定并落实手卫生管理制度，配备有效、便捷的手卫生设施。

（2）医疗机构应定期开展手卫生的全员培训，护理人员应掌握手卫生知识和正确的手卫生方法，保障洗手与手消毒的效果。

（3）手消毒效果应达到相应要求：卫生手消毒，监测的细菌菌落总数 $\leqslant 10cfu/cm^2$；外科手消毒，监测的细菌菌落总数 $\leqslant 5cfu/cm^2$。

（三）手卫生设施

（1）设置流动水洗手设施。

（2）手术室、产房、导管室、层流洁净病房、骨髓移植病房、器官移植病房、重症监护病房、新生儿室、母婴室、血液透析病房、烧伤病房、感染疾病科、口腔科、消毒供应中心等重点部门应配备非手触式水龙头。有条件的医疗机构在诊疗区域均宜配备非手触式水龙头。

（3）应配备清洁剂。肥皂应保持清洁与干燥；盛放皂液的容器宜为一次性使用；重复使用的容器应每周清洁与消毒；皂液有混浊或变色时及时更换，并清洁、消毒容器。

（4）应配备干手物品或者设施，避免二次污染。

（5）应配备合格的速干手消毒液。

（6）手卫生设施的设置应方便护理人员使用。

（7）卫生手消毒液应符合下列要求：应符合国家有关规定；宜使用一次性包装；护理人员对选用的手消毒液应有良好的接受性；手消毒液无异味、无刺激性等。

（四）洗手与卫生手消毒

1. 洗手与卫生手消毒应遵循的原则

（1）当手部有血液或其他体液等肉眼可见的污染时，应用肥皂（皂液）和流动水洗手。

（2）手部没有肉眼可见污染时，宜使用速干手消毒液消毒双手代替洗手。

2. 手卫生的五大指征

（1）接触患者之前。

（2）无菌操作之前。

（3）接触患者体液后。

（4）接触患者之后。

（5）接触患者周围环境及物品后。

3. 护理人员洗手方法（附图 1）

（1）在流动水下，使双手充分淋湿。

（2）取适量肥皂（皂液），均匀涂抹整个手掌、手背、手指和指缝。

（3）认真揉搓双手至少 15 秒，应注意清洗双手所有皮肤，包括指背、指尖和指缝。具体揉搓步骤为：掌手相对，手指并拢，相互揉搓；手心相对，双手交叉指缝，相互揉搓，交换进行；掌心相对，双手交叉指缝，相互揉搓；弯曲手指，使关节在另一手掌心旋转揉搓，交换进行；右手握住左手大拇指旋转揉搓，交换进行；将 5 个手指尖并拢放在另一手掌心旋转揉搓，交换进行。

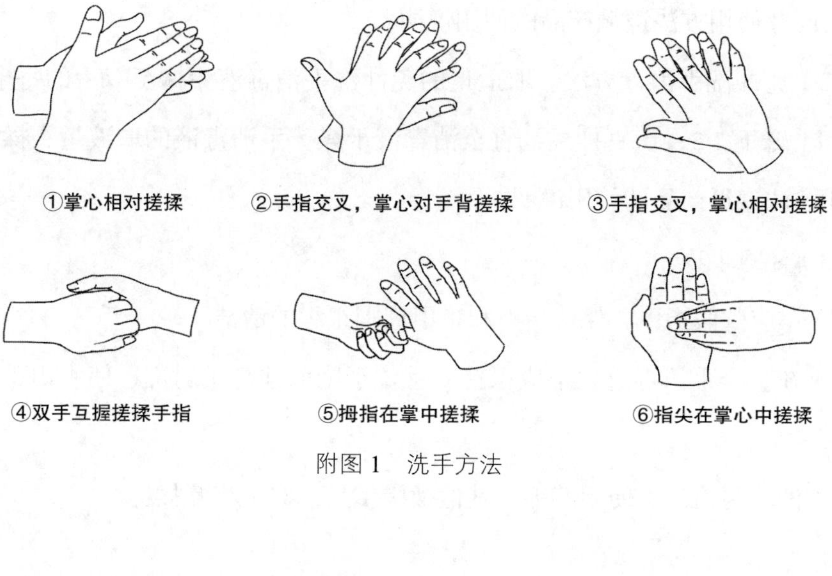

附图 1 洗手方法

（4）在流动水下彻底冲净双手，用干手设施（擦手纸、风干机）擦干。

（五）外科手消毒

1. 外科手消毒应遵循的原则

（1）先洗手，后消毒。

（2）不同患者手术之间、手套破损或手被污染时，应重新进行外科手消毒。

2. 洗手方法与要求

（1）洗手之前应先摘除手部饰物，并修剪指甲，长度应不超过指尖。

（2）取适量的清洁剂清洗双手、前臂和上臂下 1/3，并认真揉搓。

（3）清洁双手时，应注意清洁指甲下的污垢和手部皮肤的褶皱处。

（4）流动水冲洗双手、前臂和上臂下 1/3。

（5）使用干手物品擦干双手、前臂和上臂下 1/3。

3. 外科手消毒方法

（1）冲洗手消毒方法。取适量的手消毒剂涂抹至双手的每个部位、前臂和上臂下 1/3，并认真揉搓 2~6 分钟，用流动水冲净双手、前臂和上臂下 1/3，用无菌巾彻底擦干。流动水应达到 GB 5749 的规定。特殊情况下，水质达不到要求时，手术医师在戴手套前，应用醇类手消毒液消毒双手后戴手套。手消毒液的取液量、揉搓时间及使用方法遵循产品的使用说明。

（2）免冲洗手消毒方法。取适量的免冲洗手消毒液涂抹至双手的每个部位、前臂和上臂下 1/3，认真揉搓，直至消毒液干燥。手消毒液的取液量、揉搓时间及使用方法遵循产品的使用说明。

（3）注意事项。

1）不应戴假指甲，保持指甲和指甲周围组织的清洁。

2）在整个手消毒过程中应保持双手位于胸前并高于肘部，使水由手部流向肘部。

3）洗手与消毒可使用海绵、其他揉搓用品或双手相互揉搓。

4）术后摘除外科手套后，应用肥皂（皂液）清洁双手。

5）使用后的清洁指甲用具、揉搓用品，如海绵、手刷等，应放到指定的容器中；揉搓用品应每人使用后消毒或者一次性使用；清洁指甲用品应每日清洁与消毒。

（六）手卫生效果的监测

1. 监测要求　医疗机构应每季度对手术室、产房、导管室、层流洁净病房、骨髓移植病房、器官移植病房、重症监护病房、新生儿室、母婴室、血液透析病房、烧伤病房、感染疾病科、口腔科等部门工作的护理人员的手进行消毒效果的监测；当怀疑医院感染暴发与护理人员的手卫生有关时，应及时进行监测，并进行相应致病性微生物的检测。

2. 监测方法

（1）采样时间。在接触患者、进行诊疗活动前采样。

（2）采样方法。被检者五指并拢，用浸有含相应中和剂的无菌洗脱水液浸湿的棉拭子在双手指曲面从指跟到指端往返涂擦 2 次，一只手涂擦面积约 $30cm^2$，涂擦过程中同时转动棉拭子；将棉拭子接触被检者的部分剪去，投入 10ml 含相应中和剂的无菌洗脱液试管内，及时送检。

（3）检测方法。将采样管在混匀器上振荡 20 秒或用力振打 80 次，用无菌吸管吸取 1.0ml 待检样品接种于灭菌平皿，每一样本接种 2 个平皿，平皿内加入已熔化的 45~48℃的营养琼脂 15~18ml，边倾注边摇匀，待琼脂凝固，置于 36℃ ±1℃温箱培养 48 小时，计菌落数。

（4）细菌菌落总数计算方法：细菌菌落总数（cfu/cm^2）= 平板上菌落数 × 稀释倍数 / 采样面积（cm^2）。

3. 手卫生合格的判断标准

（1）卫生手消毒，监测的细菌菌落总数≤ $10cfu/cm^2$。

（2）外科手消毒，监测的细菌菌落总数≤ $5cfu/cm^2$。

第八节　环境清洁标准操作规程

一、环境表面分类

医疗机构内的环境表面主要分为以下两大类。

1. 医疗表面　如医疗仪器按钮或把手、推车、牙床等。

2. 卫生表面　如地板、墙面、桌面等。

二、医疗表面的清洁标准操作规程

（1）操作者进行医疗表面清洁前，应穿戴好个人防护装备。

（2）每天工作开始前和结束后均应对医疗表面进行湿式擦拭，可以适当加入清洁剂。

（3）特殊的仪器要提供维护和保养说明，内容必须包括仪器适合使用的消毒剂、是否防水、一旦污染如何去除等内容，粘贴在仪器表面显眼的位置。

（4）一般的低危医疗仪器（如听诊器、血压计、仪器按钮和把手等）首先进行清洁，之后可以使用低效或中效消毒液，如 60%~90%乙醇或异丙醇。

（5）推荐覆盖保护方法。当在不同患者之间，医师戴着手套操作仪器或者仪器表面，如牙医治疗台和灯把手，很可能被患者血液、体液污染或仪器表面很难清洁时，医疗仪器表面可以覆盖一次性使用的薄膜、锡纸、防水纸等，要求一患者一更换。每个患者诊疗结束后，护理人员在手套摘除前，将覆盖物丢弃；在下一个患者的诊疗工作前，医师进行完手部卫生后、戴手套之前，铺上新的覆盖物。

（6）发现医疗表面有明显的血液、体液污染时，应先采取覆盖消毒后，再采用清水擦抹清洁。

（7）清洁医疗表面的抹布应做到每清洁一个单位物品（物品表面）一清洗。不同区域的抹布应做到专区专用。

三、卫生表面的清洁操作规程

（1）卫生表面分为两大类，一是手很少接触的表面，如地面和天花板；二是手经常接触的表面，如桌面、门把手、床栏杆、灯开关、病房厕所的墙面、窗帘的边缘等。

（2）进行卫生表面清洁时，穿戴个人防护装备。

（3）卫生表面每日进行常规的清洁和除尘工作。采用湿式打扫，必要时可采用清洁剂。日常不需要对卫生表面进行消毒。患者病床以及周围家具，不论其是否为感染性疾病患者，出院后，均应采用清水进行彻底清洁，必要时还需消毒。

（4）洗拖把与抹布的水池应以高低水池加以区分；需要采用水桶盛水来洗涤抹布时，该水桶更换清水的指标不是视水的混浊度，而以清洁一个单位物品为更换依据，必要时同一个清洁单位可以多次更换水。不同区域的抹布和拖把应做到专区专用，并用颜色加以标记；用后洗净，必要时还需消毒后再洗净，悬挂晾干，备用。

（5）根据卫生表面的分类，清洁工作的频率可以视患者的接触程度进行适当调整，如手经常接触的卫生表面，可每隔 2~4 小时清洁 1 次；而非手经常接触的卫生表面，如墙面、天花板等，可每隔 1 周清洁 1~2 次。

（曾志耘　马　丽　段振兰　陈国庆　高翠红　李彦春）

参考文献

[1] 卫生部 . 医疗卫生机构医疗废物管理办法 .2003：10.

[2] 卫生部 . 中国结核病防治规划实施工作指南（2008 年版）.

[3] 卫生部 .WS/T 311—2009.12 医院隔离技术规范 .

[4] 卫生部 . WS/T 313—2009 医务人员手卫生规范 .

[5] 卫生部 . WS/T 368—2012 空气净化指南 .

[6] 卫生部 . WS/T 367—2012 医院消毒技术规范 .
[7] 钱培芬，倪语星 . 医院感染监控与管理 . 北京：军事医学科学出版社，2008.
[8] 朱丹，周力 . 手术室护理学 . 北京：人民卫生出版社，2008.
[9] 鄢秀英 . 结核患者自我保健知识 . 成都：四川省科技出版社，2011.
[10] 唐神结，高文 . 临床结核病学 . 北京：人民卫生出版社，2011.
[11] 沈伟 . 医用防护服与防护口罩阻隔性能研究 . 中国消毒学杂志 .2005，22（4）：386-390.
[12] 王素萍 . 多耐药结核病的医院感染管理 . 中华医院感染学杂志，2010，20（9）：1294-1295.
[13] 何广学，熊勇超，侯月云，等 . 国内外结核感染控制现状与对策 . 结核病与肺部健康杂志，2012，1（1）：52-54.
[14] 程海燕 .ICU 病房医院感染的原因及控制和预防措施 . 中国药物经济学，2012，3：395-396.
[15] 李梅 . 产科护理管理在控制医院感染中的作用 . 求医问药，2012，10（7）：776-777.
[16] 何广学，熊勇超，赵建忠，等 . 各级医疗卫生机构结核病感染控制现况调查 . 中国感染控制杂志，2012，11（4）：247-251.
[17] 张弛，张翠玲 . 结核专科医院对耐多药结核患者的院感管理 . 中国实用医药，2012，7（30）：261-262.
[18] 商春文 . 医务人员如何预防结核病的院内感染 . 中国实用医药，2012，7（29）：266.
[19] Guideline for Isolation Precautions：Preventing Transmission of Infectious Agents in Healthcare Settings，2007.